健康医疗人工智能指数报告 2021

HEALTH AI INDEX REPORT 2021

主　编　詹启敏　董尔丹

副主编　张路霞　杜　建

科学出版社

北　京

内 容 简 介

健康医疗人工智能（Health AI）是全球医疗领域研究的新热点。本书是继2020年首次正式发布之后的第2个年度报告，由北京大学健康医疗大数据国家研究院的专家根据健康医疗人工智能领域已发表的科学出版物和已注册的临床试验为基础数据撰写。内容涵盖科学研究概览、科学技术交叉、科学社会交互、人类-机器协同4个方面，从而得到研究结论。该报告与首版相比拓展了健康医疗人工智能科学出版物和注册临床试验的数据集，更全面系统地回顾分析了健康医疗人工智能领域2009～2020年全球科学研究和临床试验的规模、结构和发展趋势，并结合中国的情况进行比较研究，对该领域的现状进行了全面地阐释和解读。在我国健康医疗人工智能领域的研发布局、战略规划、人才培养及学科交叉方面具有重要的参考价值。

本书可供健康医疗人工智能相关的临床医护人员、疾病防控人员、健康产业人员、前沿科学技术研究人员、健康大数据相关工作人员及国家卫生管理部门借鉴使用。

图书在版编目（CIP）数据

健康医疗人工智能指数报告.2021 / 詹启敏，董尔丹主编；张路霞，杜建副主编. —北京：科学出版社，2022.7
ISBN 978-7-03-072508-0

Ⅰ.健… Ⅱ.①詹… ②董… ③张… ④杜… Ⅲ.人工智能－应用－医疗保健事业－研究报告－中国－ 2021 Ⅳ.① R199.2-39

中国版本图书馆 CIP 数据核字（2022）第 101123 号

责任编辑：王海燕 肖 芳 徐卓立 / 责任校对：张 娟
责任印制：赵 博 / 封面设计：

科 学 出 版 社 出版
北京东黄城根北街 16 号
邮政编码：100717
http://www.sciencep.com

北京画中画印刷有限公司 印刷

科学出版社发行 各地新华书店经销

*

2022 年 7 月第 一 版 开本：720×1000 1/16
2022 年 7 月第一次印刷 印张：7
字数：91 000

定价：88.00 元
（如有印装质量问题，我社负责调换）

编著者名单

主　编　詹启敏　董尔丹

副主编　张路霞　杜　建

编著者　（按姓氏汉语拼音排序）

白永梅　北京大学公共卫生学院

董尔丹　北京大学第三医院

杜　建　北京大学健康医疗大数据国家研究院

李鹏飞　浙江省北京大学信息技术高等研究院（杭州）

史轩宇　北京大学健康医疗大数据国家研究院

吴静依　浙江省北京大学信息技术高等研究院（杭州）

詹启敏　北京大学医学部

张路霞　北京大学健康医疗大数据国家研究院

本报告特邀咨询专家组成员名单

（按姓氏汉语拼音排序）

邓志鸿　北京大学

段会龙　浙江大学

付　君　哈尔滨医科大学

蒋　云　北京大学信息技术高等研究院·浙江

金　海　华中科技大学

孔桂兰　北京大学

匡　铭　中山大学

李　姣　北京协和医学院

马　婷　鹏城实验室

施秉银　西安交通大学

汤步洲　哈尔滨工业大学·深圳

王海波　中山大学

王耀刚　天津医科大学

王志锋　北京大学

詹思延　北京大学

赵明辉　北京大学

序

    很高兴看到由詹启敏院士、董尔丹院士担任主编，北京大学健康医疗大数据国家研究院组织撰写的我国首部全球性《健康医疗人工智能指数报告》正式出版。

    健康医疗人工智能这一创新领域对接着两大国家战略：一是健康中国，是落实习近平总书记强调的"科技创新要面向人民生命健康"的具体体现；二是科技强国，健康医疗人工智能已成为我国科技优先布局的战略前沿领域之一。近年来，我国对于优质医疗资源可及化、均衡化的追求催生着医疗人工智能覆盖面不断扩展、内涵不断深化，对于医学模式的变革正在起到不可替代的驱动作用。在新的医疗服务模式方面，通过人工智能手段学习或借力先进疾病管理和临床诊疗经验，并向基层医疗卫生机构推广，对于解决医疗资源分配不均衡的问题具有重要意义。另外，对于医学科研而言，医学和健康作为典型的数据密集型科研领域，"假设驱动、实验验证"和"数据驱动、发现知识"两种医学科研范式共同促进着医学科技进步，而人工智能正是数据驱动的医学科研最关键的方法和技术之一。

    本报告中，至少有两点让人印象深刻。一是坚持需求导向。报告分析了健康医疗人工智能的技术谱和疾病谱，这可能会引发大家的思考，人工智能到底应该聚焦那些负担最重的疾病，还是应该聚焦它可能发挥最大影响的地方？对于高负担疾病，如心血管疾病、恶性肿瘤等，人工智能将在疾病智能诊疗方面发挥重要价值；同时，人群健康管理又是人工智能发挥最大影响力的领域，充分将预防理念融入大健康，所以两者并不矛盾。二是体现了循证思维。报告结合了数据和证据，坚持客观理性，并特别强调了需要将循证理念引入健康医疗人工智能的疗效和安全性评价，需要严格规范的人工智能相关临床研究设计和临床报告规范指南。这是促进健康医疗人工智能高质量证据积累，最终促进其落地应用，发挥其真正价值的关键。同时，报告也以"将健康医疗领域划归为与 AI 有契约的'应许之地'"的观点，考虑到人文关怀在医学中至关重要且无法被任何技术系统替代的价值，为报告增添了一丝丝温情。

　　总体上，该报告提供了健康医疗人工智能领域基础研发、临床试验等方面的客观数据和证据，也分析了我国的表现，相信一定能为我国在该领域相关的战略规划、研发布局和临床应用方面提供重要参考。同时期待后续系列性、持续性的报告发布，成为服务国家健康医疗人工智能基础研发和创新应用的重要智库品牌，为健康中国的实现、为广大人民的健康保障助力！

中国工程院院士
中国科学技术协会全国委员会副主席
北京大学常务副校长、医学部主任
北京大学第三医院院长
2021 年 5 月

（本文为乔杰院士于 2021 年 5 月为《健康医疗人工智能指数报告》2020 年版作的序）

前　言

在中国医院协会健康医疗大数据应用管理专业委员会指导下，北京大学健康医疗大数据国家研究院（专业委员会秘书处所在单位）联合浙江省北京大学信息技术高等研究院、北京大学人工智能研究院智慧公众健康研究中心、Digital Science 公司发布《健康医疗人工智能指数报告 2021》（Health AI Index 2021）。该报告是继 2020 年首次发布后的第 2 个年度报告。

《健康医疗人工智能指数报告 2021》（后简称《报告》）继续从科学研究概览、科学技术交叉、科学社会交互、人类 - 机器协同 4 个方面，基于已发表的健康医疗人工智能科学出版物和已注册的临床试验数据，回顾分析健康医疗人工智能领域 2009 ～ 2020 年全球科学研究和临床试验的规模、结构和发展趋势，并分析中国的表现。

与 2020 年报告相比，本《报告》拓展了健康医疗人工智能科学出版物数据集。北京大学健康医疗大数据国家研究院与 Nature 旗下的 Digital Science 公司合作，基于科学大数据分析系统 Dimensions 平台，利用其研究领域（Field of Research）分类编码体系，系统采集了健康医疗人工智能全球科学出版物、基金资助项目、申请专利、注册临床试验等数据，并与研究院基于医学主题词（MeSH）构建的数据集进行融合，重新构建健康医疗人工智能研发和应用的语料库，共筛选出 63 000 多篇科学出版物和 3600 多项注册临床试验。再通过文本挖掘方法，提取语料库文本中的医学主题词，利用医学主题词的树状结构，将人工智能分为决策规则、知识库（含本体）、机器学习（含深度学习）、自然语言处理和机器人五大技术领域，进而展开分析。

《报告》中显示，我国健康医疗人工智能领域科学出版物总量已位居全球第二，仅次于美国；但 Dimensions 数据库统计的基础研究资助金额与发达国家相比差距仍较大。我国在该领域中目前的专利申请量和临床试验注册量均已位居世界首位，且呈持续增长势头。

在聚焦的健康医疗问题领域方面，我国的人工智能主要解决临床研究、神经科学、公共卫生、肿瘤、心肺血液疾病等领域的需求，尤其是新型冠状病毒肺炎（新冠）疫情发生以来，公共卫生领域的人工智能研究与应用数量显著增加。

在聚焦的人工智能技术细分领域方面，我国的机器学习是主要技术领域，占比尤其明显（＞80%；国际上这一份额为 68%）；而在医疗机器人、知识库、医学自然语言处理等领域的研究积累相对不足。

《报告》还首次绘制了医企合作图谱，分析了合作较多的医院和企业名单及其关注的领域。数据显示，自 2016 年国务院发布《关于促进和规范健康医疗大数据应用发展的指导意见》以来，医企合作显著增加，主要涉及大型三级甲等（简称"三甲"）医院和知名互联网企业。

与 2020 年报告相比，本《报告》拓展了注册 AI 临床试验的数据来源，在 Clinicaltrials.gov 基础上，增加了中国、日本、印度、澳大利亚等 11 个国家 / 地区的临床试验注册平台。数据显示，AI 临床试验注册量与疾病负担呈正相关，与国家医疗可及性与质量（HAQ）指数也呈正相关。这一结果提示：医疗服务可及性越高的国家，AI 临床试验的数量越多；而负担越重的疾病，AI 临床试验的数量也越多。然而，在 3600 多项注册的临床试验中，仅有 4.7% 的试验报告了结果。

《报告》首次借鉴英国国家卫生与临床优化研究所（NICE）2021 年更新的数字医疗技术功能分类和证据质量评估框架，对已正式发表的 AI 临床试验结果进行了分析和评估。在人工智能技术功能分类方面，数据主要集中于诊断和治疗（分别占 43% 和 42%），其次是预防性行为改变（5.8%）、疾病风险的自动计算（4.2%）、自我健康管理（3.2%）和主动监测（1.6%）。基于 NICE 框架对研究证据进行的评价结果，显示仅有 30.7% 的研究证据达标，其中 16.9% 满足最高标准（Best Practice）；13.8% 满足最低标准（Minimum），近 2/3 的研究未达标。究其原因主要包括样本量未经过统计学效度计算、研究设计不达标、相比对照组临床结局没有提升、没有对照组等。因此提示，健康医疗领域人工智能的转化和落地应用还有很长的路要走。

《报告》继续强调了健康医疗人工智能领域尚需完善和发展的诸多方面，如人工智能相关的临床试验研究设计及报告等均处于起步摸索阶段且需要进一步规范。同时指出，为了充分发挥人工智能的潜力，医师、科研人员和人工智能科学家应紧密合作，基于可靠的方法、遵循伦理的准则，力争在医疗实践中不断完善应用、评估和改进人工智能技术。

北京大学健康医疗大数据国家研究院、北京大学人工智能研究院、中国医院协会健康医疗大数据应用管理专业委员会将一如既往地响应国家在新一代人工智能发展方面的号召，支持人工智能在健康医疗领域的发展，坚持深入挖掘健康医疗大数据的价值。

今后，将有更多的系列报告出台，通过深入分析每年健康医疗人工智能领域基础研发及临床试验等方面的客观数据，进一步系统呈现相关领域的规模、结构和发展趋势，为我国在该领域相关的战略规划、研发布局和临床应用方面提供重要参考。

詹启敏　董尔丹

2021 年 11 月

目 录

第1章
界定与分类

目前，学界对于健康医疗人工智能（Health AI）的界定尚未建立标准和共识。通过对科学出版物的分析可帮助我们系统、清晰地了解该领域及其子领域所涵盖的内容和知识结构，本报告首先讨论该领域科学出版物数据集的界定方案。

一、数据集界定

用于界定的数据集由两部分来源的数据组成。

1. 第一部分　来自北京大学健康医疗大数据国家研究院。采用医学领域权威的知识组织体系——医学主题词表（Medical Subject Headings，MeSH）切入，通过 PubMed 数据库对健康医疗人工智能科学出版物进行检索。

为减少数据噪声，本报告采用主要主题词（MeSH Major Topic），即该文章最核心的研究内容检索出版物。一般情况下，每篇 PubMed 论文会标注 10 条左右的 MeSH 主题词，我们从中再遴选出 3 ～ 5 个最能代表这篇论文核心内容的主题词，标注为主要主题词。如果一篇论文被标注的主要主题词中同时含有医疗保健和人工智能两个方面，则被视为健康医疗人工智能（Health AI）科学出版物。其中"医疗保健"采用"Diseases"或"Health Care"或"Mental Disorders"及其所有下位术语来表示；"人工智能"则采用"Artificial Intelligence"或"Big Data"或"Medical Records Systems, Computerized"及其所有下位术语来表示。

2. 第二部分　来自 Digital Science。Digital Science 旗下所属的 Dimensions 平台是世界上最大的科学研究关联信息平台之一。本报告采用研究领域（Field

of Research，FOR）方式切入，通过 Dimensions 平台检索健康医疗人工智能相关领域的科学出版物。

在 Dimensions 平台中，每篇科学出版物均被标注了对应的研究领域。如果一篇论文被标注的研究领域中同时含有医疗保健和人工智能两个方面，则被视为健康医疗人工智能科学出版物。其中，"医疗保健"采用"Medical and Health Sciences"及其下位研究领域来表示；"人工智能"采用"Artificial Intelligence and Image Processing"及其下位研究领域来表示。

我们对两个来源提供的数据集进行融合，结果见图 1-1，融合之后的数据集作为本报告界定的健康医疗人工智能科学出版物语料库，进而展开分析。本次报告主要关注 2009 ～ 2020 年健康医疗人工智能的发展趋势，经过年份筛选，我们最终获取了 63 216 篇科学出版物。

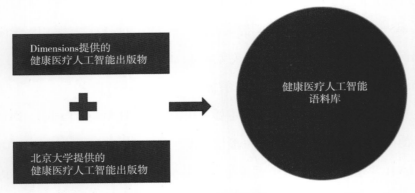

图 1-1　健康医疗人工智能科学出版物数据集语料库的界定方法

二、研究领域分类

由于本报告的数据集内容以科学出版物为主，且首先聚焦健康医疗领域，因此我们考虑仍先采用医学主题词表这一术语体系对健康医疗人工智能研究领域进行分类。在总数据集中，其中 46 362 篇被 PubMed 收录，含自动标注的 MeSH 术语；剩余 16 854 篇科学出版物并未被 PubMed 收录，未标注 MeSH

主题词；对于这部分科学出版物，采用文本挖掘工具——Medical Text Indexer（MTI）再将标题和摘要文本进行自动映射并标注 MeSH 主题词，我们给每一段文本自动分配一个独立识别编号，用于后续返回结果的处理及与科学出版物对应。得到 MTI 结果后，通过 Python 程序提取 MeSH 主题词及对应科学出版物。

本报告重点关注以下两个研究领域的分类情况。

1. 健康医疗问题分类　健康医疗人工智能涉及健康医疗问题领域的分类是本报告重点关注的方面之一。

这里我们仍采用医学主题词表这一术语体系对健康医疗人工智能涉及的疾病进行分类。考虑到大部分科学出版物标注的医学主题词都是比较精细的下位词，而医学主题词呈树状层级结构，因此我们采用 2 位数的 MeSH 词进行分类，即将比较精细的下位词向上映射，以确保分类的精度。前面我们在数据集界定中提到，采用"Diseases"或"Mental Disorders"或"Health Care"及其所有下位术语来表示"医疗保健"，故我们在本研究中采用上面所说的 Diseases、Health Care 及 Mental Disorders 的一级下位术语进行分类，详见表 1-1。

表 1-1　健康医疗领域分类 MeSH 对应表

	Infections [C01]	感染
	Neoplasms [C04]	肿瘤
	Musculoskeletal Diseases [C05]	肌肉骨骼疾病
	Digestive System Diseases [C06]	消化系统疾病
	Stomatognathic Diseases [C07]	口颌疾病
疾病 Diseases[C]	Respiratory Tract Diseases [C08]	呼吸道疾病
	Otorhinolaryngologic Diseases [C09]	耳鼻咽喉疾病
	Nervous System Diseases [C10]	神经系统疾病
	Eye Diseases [C11]	眼疾病
	Urogenital Diseases [C12]	泌尿生殖系统疾病
	Cardiovascular Diseases [C14]	心血管疾病
	Hemic and Lymphatic Diseases [C15]	血液和淋巴系统疾病

续表

疾病 Diseases[C]	Congenital, Hereditary, and Neonatal Diseases and Abnormalities [C16]	先天性遗传性新生儿疾病和畸形
	Skin and Connective Tissue Diseases [C17]	皮肤和结缔组织疾病
	Nutritional and Metabolic Diseases [C18]	营养和代谢性疾病
	Endocrine System Diseases [C19]	内分泌系统疾病
	Immune System Diseases [C20]	免疫系统疾病
	Disorders of Environmental Origin [C21]	环境因素诱发疾病
	Animal Diseases [C22]	动物疾病
	Pathological Conditions, Signs and Symptoms [C23]	病理状态、体征和症状
	Occupational Diseases [C24]	职业病
	Chemically-Induced Disorders [C25]	化学诱导疾病
	Wounds and Injuries [C26]	创伤和损伤
精神障碍 Mental Disorders[F03]	Mental Disorders [F03]	精神障碍
卫生保健 Health Care[N]	Population Characteristics [N01]	人口特征
	Health Care Facilities, Manpower, and Services [N02]	卫生保健设施、人力和服务
	Health Care Economics and Organizations [N03]	卫生保健经济学和组织
	Health Services Administration [N04]	卫生服务管理
	Health Care Quality, Access, and Evaluation [N05]	卫生保健质量、获取和评价
	Environment and Public Health [N06]	环境和公共卫生

MeSH 词语的中文翻译基于 CMeSH 中文医学主题词

2. 技术细分领域分类　此外，健康医疗人工智能涉及的技术细分领域分类也是本报告重点关注的方面。鉴于本报告的数据集重点关注聚焦于健康医疗人工智能领域的科学出版物，故在这一领域中我们亦考虑采用医学主题词表这一术语体系对该领域进行分类。

在 MeSH 树状结构表中，人工智能（Artificial Intelligence）位于信息科学（Information Science）大类下，具体的层级结构为：

- Information Science [L] 信息科学
  - Information Science [L01] 信息科学
    - Computing Methodologies [L01.224] 计算机方法学
      - Algorithms [L01.224.050] 算法
        - Artificial Intelligence [L01.224.050.375] 人工智能

"Artificial Intelligence" 这一术语的 MeSH 编码为 L01.224.050.375，拥有 8 个一级下位术语，包括计算机启发式、专家系统、模糊逻辑、知识库、机器学习、自然语言处理、神经网络和机器人。这些 Artificial Intelligence 与其 8 个一级下位术语具体的层级结构为：

- Artificial Intelligence [L01.224.050.375] 人工智能
  - Computer Heuristics [L01.224.050.375.095] 计算机启发式
  - Expert Systems [L01.224.050.375.190] 专家系统
  - Fuzzy Logic [L01.224.050.375.250] 模糊逻辑
  - Knowledge Bases [L01.224.050.375.480] 知识库
    - Biological Ontologies [L01.224.050.375.480.500] 生物学本体
      - Gene Ontology [L01.224.050.375.480.500.500] 基因本体
  - Machine Learning [L01.224.050.375.530] 机器学习
    - Deep Learning [L01.224.050.375.530.250] 深度学习
    - Supervised Machine Learning [L01.224.050.375.530.500] 有监督机器学习
      - Support Vector Machine [L01.224.050.375.530.500.500] 支持向量机
    - Unsupervised Machine Learning [L01.224.050.375.530.750] 无监督机器

学习

- Natural Language Processing [L01.224.050.375.580] 自然语言处理

- Neural Networks, Computer [L01.224.050.375.605] 神经网络，计算机

  - Deep Learning [L01.224.050.375.605.500] 深度学习

- Robotics [L01.224.050.375.630] 机器人

考虑到上述 8 个一级下位术语间存在交叉，在咨询医学信息学和医疗人工智能领域专家意见后，经反复研判，按照如下规则对其进行重组分类：

（1）将 Computer Heuristics、Fuzzy Logic、Expert Systems 合并，统一称为决策规则类，这是因为它们都提供了具有解释性的预测模型。

（2）将 Neural Networks Computer 与 Machine Learning 合并，统一称为机器学习（含深度学习）类。

处理后，共计 5 个大类。值得注意的是，这 5 大类技术并非完全相互独立，而是存在一定交叉的。例如机器学习大类的下位术语深度学习、神经网络，也往往被用于自然语言处理；但本分类基本可以反映健康医疗人工智能的技术分类概况。具体聚焦技术的 MeSH 分类见表 1-2。

表 1-2　聚焦技术细分领域分类

	类别名称	MeSH 术语与编码
1	决策规则	• Fuzzy Logic [L01.224.050.375.250] 模糊逻辑 • Computer Heuristics [L01.224.050.375.095] 计算机启发式 • Expert Systems [L01.224.050.375.190] 专家系统
2	知识库	• Knowledge Bases [L01.224.050.375.480] 知识库 　• Biological Ontologies [L01.224.050.375.480.500] 生物学本体 　　• Gene Ontology [L01.224.050.375.480.500.500] 基因本体

续表

	类别名称	MeSH 术语与编码
3	机器学习 （含深度学习）	• Machine Learning [L01.224.050.375.530] 机器学习 　• Deep Learning [L01.224.050.375.530.250] 深度学习 　• Supervised Machine Learning [L01.224.050.375.530.500] 有监督机器学习 　　• Support Vector Machine [L01.224.050.375.530.500.500] 支持向量机 　• Unsupervised Machine Learning [L01.224.050.375.530.750] 无监督机器学习 • Neural Networks, Computer [L01.224.050.375.605] 神经网络，计算机 　• Deep Learning [L01.224.050.375.605.500] 深度学习
4	自然语言处理	• Natural Language Processing [L01.224.050.375.580] 自然语言处理
5	机器人	• Robotics [L01.224.050.375.630] 机器人

第2章
科学研究概览

一、数据与指标

（一）数据来源

根据第 1 章所界定的数据集，我们获得两部分来源的数据，将其整合，再利用术语体系获取要分析的科学出版物语料库。本章的数据来源见图 2-1。

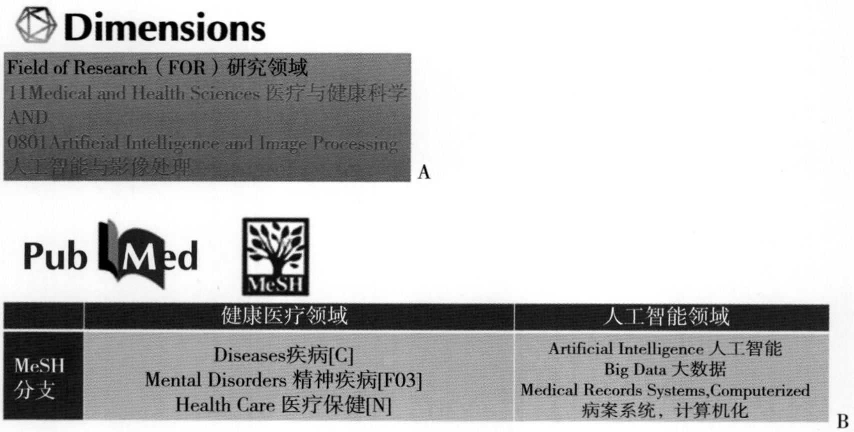

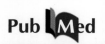

Dimensions

Field of Research（FOR）研究领域
11Medical and Health Sciences 医疗与健康科学 AND 0801Artificial Intelligence and Image Processing 人工智能与影像处理　　　　　　　　A

Pub Med　**MeSH**

	健康医疗领域	人工智能领域
MeSH 分支	Diseases疾病[C] Mental Disorders 精神疾病[F03] Health Care 医疗保健[N]	Artificial Intelligence 人工智能 Big Data 大数据 Medical Records Systems,Computerized 病案系统、计算机化　　　　　　B

图 2-1　健康医疗人工智能科学出版物数据来源

A.Dimensions 数据库研究领域采用 FOR 分类；B.PubMed 数据库采用医学主题词表检索方法

从图中可以看出：

1. 第一部分　源自大型、综合研究数据库 Dimensions，通过该数据库对健康医疗人工智能科学出版物进行界定。为降低数据噪声，采用 FOR 分类（Field

of Research）检索的方式筛选相关的科学出版物（图 2-1A）。如果一篇科学出版物的研究领域同时包含医学健康科学和人工智能，则视为健康医疗人工智能科学出版物。其中医学健康科学采用的 FOR 分类为 "11 Medical and Health Sciences"；人工智能则采用 "0801 Artificial Intelligence and Image Processing" 作为其 FOR 分类。

2. 第二部分　采用医学领域权威的知识组织体系——医学主题词表（MeSH），通过 PubMed 数据库获得健康医疗人工智能科学出版物（图 2-1B）。为减少数据噪声，本报告采用主要主题词（MeSH Major Topic），即用该文章最核心的研究内容来检索科学出版物。如果一篇论文被标引的主要主题词同时含有人工智能大数据和疾病健康两个方面，则视为健康医疗人工智能科学出版物。其中 "人工智能" 和 "大数据" 采用 "Artificial Intelligence" 或 "Big Data" 或 "Medical Records Systems, Computerized" 及其所有下位术语表示；"医疗保健" 采用 "Diseases" 或 "Mental Disorders" 或 "Health Care" 及其所有下位术语来表示。

对两部分数据进行融合，融合后的语料库含有 63 216 篇与健康医疗人工智能主题有关的科学出版物，所有相关数据均基于 Digital Science 的 Dimensions 平台进行获取，使用 Python 软件进行后续数据分析。

（二）分析指标

1. 科研产出及影响力指标　主要使用发文量（Scholarly Output）指标。该发文量统计了被评估主体发表的包含期刊论文、会议文集、综述文章、发表丛书的所有文章的数量。代表了被评估主体在某一个固定时间段内的科研产出。

2. 机构科研产出及影响力指标　该评价指标包括发文量和被引次数。被引次数（Citation）是指在某一个固定时间段内被评估主体所发表文章的所有被引用次数，在一定程度上反映被评估主体发表文章的学术影响力。但评估同时也需考虑到，发表时间较近的文章相比于年份较久的文章会由于积累时间较少而导致总被引用次数较少。本次分析文章的所有被引用次数统计截至 2021 年 9 月 29 日。

3. 高科学影响力出版物分析　采用论文的被引用次数评价其相应的科学影响力，分析被引用次数排名前 10 位的论文特征。

4. 健康医疗问题分类　　根据科学出版物对应的 MeSH 主题词，将其对应到健康领域二级术语进行分类统计，详见表 1-1。

5. 聚焦技术细分领域分类　　根据科学出版物对应的 MeSH 主题词，将其对应到聚焦技术细分领域术语进行分类统计，详见表 1-2。

6. 科学出版物获基金资助金额　　通过 Dimensions 平台获取健康医疗人工智能科学出版物获得的基金资助金额，并按照所属国家的分布进行趋势分析。

二、分析结果

（一）科学出版物分析结果通览

1. 健康医疗人工智能科学出版物发表数量变化趋势　　2009～2020 年，健康医疗人工智能科学出版物全球总量及排名前 5 位国家的科学出版物发表数量随时间的变化趋势情况见图 2-2。

图中可见，2020 年，科学出版物发表数量排名前 5 位的国家依次是美国、中国、英国、印度和德国。可喜的是 2009～2020 年，我国的健康医疗人工智能科学出版物总量位居全球第二，主要是 2016 年后呈现逐渐攀升的势态。

2. 高科学影响力出版物　　高科学影响力出版物排名前 10 位的研究如表 2-1 所示。

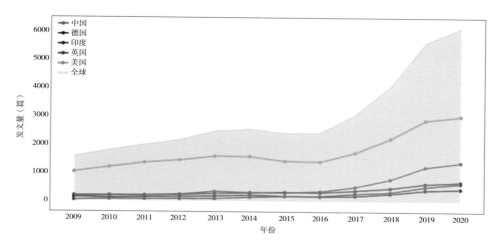

图 2-2　2009 ～ 2020 年全球 Health AI 科学出版物发表数量随时间的变化趋势

表 2-1　2009 ～ 2020 年 Health AI 高科学影响力出版物排名情况（按被引次数统计）

排名	出版物标题	发表年份	国家	研究机构名称	被引次数	期刊 / 会议
1	The weirdest people in the world? 世界上最奇怪的人？	2010	加拿大	University of British Columbia	4925	Behavioral and Brain Sciences
2	Dermatologist-level classification of skin cancer with deep neural networks 使用深度神经网络对皮肤癌进行皮肤科医生级别的分类	2017	美国	VA Palo Alto Health Care System, Stanford University	4709	Nature
3	Development and Validation of a Deep Learning Algorithm for Detection of Diabetic Retinopathy in Retinal Fundus Photographs 用于检测视网膜眼底照片中糖尿病视网膜病变的深度学习算法的开发和验证	2016	美国，哥斯达黎加，印度	EyePACS LLC, Aravind Eye Hospital, Brigham and Womens Hospital, Sankara Nethralaya, The University of Texas at Austin, Google, University of California, Berkeley, Harvard University, Verily Life Sciences	2776	JAMA

续表

排名	出版物标题	发表年份	国家	研究机构名称	被引次数	期刊/会议
4	Detecting influenza epidemics using search engine query data 使用搜索引擎查询数据检测流感流行	2009	美国	Google, Centers for Disease Control and Prevention	2683	Nature
5	Decoding tumour phenotype by noninvasive imaging using a quantitative radio-mics approach 使用定量放射组学方法通过无创成像解码肿瘤表型	2014	荷兰,加拿大,美国	Dana-Farber Cancer Institute, Brigham and Women's Hospital, Harvard Medical School, Dana-Farber Cancer Institute, Moffitt Cancer Center, University of Toronto, Maastricht University, Radboud University Nijmegen Medical Centre, VU University Medical Center, Dana-Farber Cancer Institute, Brigham and Women's Hospital, Harvard Medical School	2411	Nature Communications
6	MutationTaster evaluates disease-causing potential of sequence alterations MutationTaster 评估序列改变的致病潜力	2010	德国	Charité-University Medicine Berlin	2050	Nature Methods
7	Multi-column Deep Neural Networks for Image Classi-fication 用于图像分类的多列深度神经网络	2012	瑞士	Dalle Molle Institute for Artificial Intelligence Research	2033	2012 IEEE conference on Computer Vision and Rattern Recognition

续表

排名	出版物标题	发表年份	国家	研究机构名称	被引次数	期刊 / 会议
8	A million spiking-neuron integrated circuit with a scalable communication net-work and interface 具有可扩展通信网络和接口的一百万个尖峰神经元集成电路	2014	美国，日本	Cornell University, IBM	1843	Science
9	Reach and grasp by people with tetraplegia using a neurally controlled robotic arm 使用神经控制的机械臂让四肢瘫痪的人接触和抓握	2012	德国，美国	Brown University, Massachusetts General Hospital, Harvard University, Rehabilitation Research and Develop-pment Service, German Aerospace Center	1590	Nature
10	Efficient multi-scale 3D CNN with fully connected CRF for accurate brain lesion segmentation 用于准确的脑部病变分割的具有全连接 CRF 的高效多尺度 3D CNN	2016	英国	University of Camb-ridge, Imperial College London	1528	Medical Image Analysis

　　由表 2-1 中可见，高科学影响力出版物的研究内容提示，健康医疗人工智能技术被广泛应用于"癌症和脑部疾病"的研究中，其中深度学习和神经网络是主要算法。在被引用次数排名前 10 位的研究中，有 5 项研究涉及图像识别技术，主要用来辅助疾病相关检测及诊断与分类领域。这说明医学图像分析是当前健康医疗人工智能的研究热点，从被引用规模上也能体现出该领域学术共同体的庞大规模。

　　此外，高科学影响力的研究分别来自 9 个国家，主要集中在欧美地区，其中以美国的影响力最大。10 项研究分别发表在 6 类学术期刊上，以 Springer Nature 发表的相关研究最多。而被引用次数最多的文章是 2010 年在 Cambridge

University Press（CUP）上发表的"The weirdest people in the world?"由加拿大的 University of British Columbia 组织撰写，被引用次数达到 4925 次。

3. 发文量排名前 10 位的科研机构　发文量排名前 10 位的全球科研机构及中国科研机构的科研产出情况见表 2-2。

表 2-2　全球和中国 Health AI 高产出科研机构排名前 10 位机构情况

排名	科研机构（全球）	发文量（篇）	科研机构（中国）	发文量（篇）
1	Harvard University 哈佛大学	1486	Shanghai Jiao Tong University 上海交通大学	246
2	Brigham and Women's Hospital 布莱根妇女医院	750	Zhejiang University 浙江大学	224
3	Stanford University 斯坦福大学	642	Tsinghua University 清华大学	186
4	Mayo Clinic 梅奥医疗中心	633	Sun Yat-sen University 中山大学	179
5	University of Pennsylvania 宾夕法尼亚大学	595	Sichuan University 四川大学	151
6	University of Michigan-Ann Arbor 密歇根大学安娜堡分校	539	Fudan University 复旦大学	148
7	Massachusetts General Hospital 麻省总医院	532	Beihang University 北京航空航天大学	143
8	Johns Hopkins University 约翰·霍普金斯大学	531	University of Chinese Academy of Sciences 中国科学院大学	143
9	University of Washington 华盛顿大学	506	Peking University 北京大学	141
10	University of Toronto 多伦多大学	483	Harbin Institute of Technology 哈尔滨工业大学	131

由表 2-2 中可见，全球发文量排名最高的科研机构为哈佛大学（1486 篇），而中国发文量排名最高的科研机构为上海交通大学（246 篇），但其仍未能进入全球发文量排名前 10 位的行列。分析中国发文量排名前 10 位的科研机构及其

发文量数据，可以发现我国科研机构的发文量数据之间的差别比较小，提示我国的科研机构发展水平相对比较均衡，尚存有巨大的潜力可以挖掘。

4. 中国按区域的发文量分布　按照我国省（自治区、直辖市）的区域划分（统计数据不包括我国港、澳、台地区），分析中国科研机构在健康医疗人工智能领域发文量的分布情况，结果见表 2-3。

表 2-3　2009 ～ 2020 年中国 Health AI 发文量按区域排名情况

分布地区	发文量（篇）
北京	2443
上海	1184
广东	1124
江苏	708
浙江	591
四川	447
湖北	412
陕西	397
辽宁	338
山东	318
湖南	284
黑龙江	261
天津	218
安徽	213
福建	177
重庆	175
河南	160
吉林	145
河北	64
江西	60
山西	59
云南	56
广西	56
甘肃	55

分布地区	发文量（篇）
贵州	29
新疆	28
内蒙古	23
宁夏	12
青海	8
海南	5
西藏	1

由表 2-3 中可见，我国有关健康医疗人工智能领域内发文数量，排名前 5 位的区域分别是北京市（2443 篇）、上海市（1184 篇）、广东省（1124 篇）、江苏省（708 篇）、浙江省（591 篇）。这些区域中的科研机构发表了健康医疗人工智能领域大多数出版物，但同时在我国其他区域内的科研机构也在此领域内有数量不等的产出，但分布不十分均匀。

（二）健康医疗问题领域分析结果

1. 全球情况　2009 ～ 2020 年全球健康医疗人工智能的健康医疗问题领域发文量及内容随时间变化的趋势见图 2-3，而同时段全球该领域份额分布见图 2-4。

观察图 2-3 我们可以发现，健康医疗人工智能有关健康医疗问题的发文量大致呈上升趋势，其中"环境和公共卫生""卫生保健质量、获取和评价"及"肿瘤"领域发文量增加明显。由此可见，人工智能技术在这些问题的解决中起到了比较好的作用。尤其在新冠疫情发生后的 2019 ～ 2020 年，"感染""呼吸道疾病"等领域的发文量显著增加，吸引了较多的人工智能研究者的关注，说明健康医疗人工智能技术在对抗新冠疫情时起着重要作用。

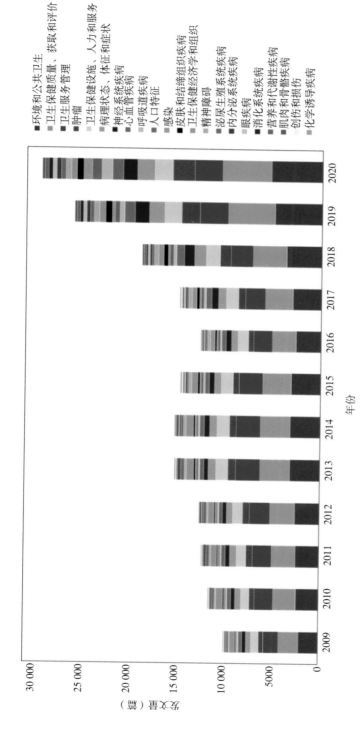

图 2-3　2009 ~ 2020 年全球 Health AI 健康医疗问题领域发文量及内容随时间变化趋势

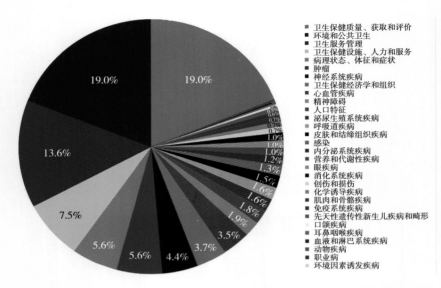

图 2-4　2009 ～ 2020 年全球 Health AI 健康医疗问题领域的份额分布

观察图 2-4 我们可以发现，在全球范围内，健康医疗人工智能技术主要用于解决"环境和公共卫生""卫生保健质量、获取和评价"及"卫生服务管理"等领域的相关问题。其中"卫生保健质量、获取和评价"与"环境和公共卫生"领域占比最高，均为 19.0%；排名第 3 位的是"卫生服务管理"领域，占比 13.6%。这说明人工智能技术在处理这几类问题方面有较多的应用。

2. 中国情况

（1）发文量和内容随时间变化趋势和份额占比：2009 ～ 2020 年中国健康医疗人工智能健康医疗问题领域发文量与内容随时间变化的趋势见图 2-5，而同时段有关健康医疗问题领域的份额分布见图 2-6。

观察图 2-5 我们可以发现，我国健康医疗人工智能发文量大致呈上升趋势，且近几年攀升速度较快，说明我国近几年有关健康医疗人工智能的研究和技术发展迅速。其中发文最多的领域与全球高度同步，"环境和公共卫生""卫生保健质量、获取和评价"及"肿瘤"领域发文量增加明显，这也印证了人工智能技术在这些问题的解决中起到了比较好的支撑作用。在新冠疫情发生后

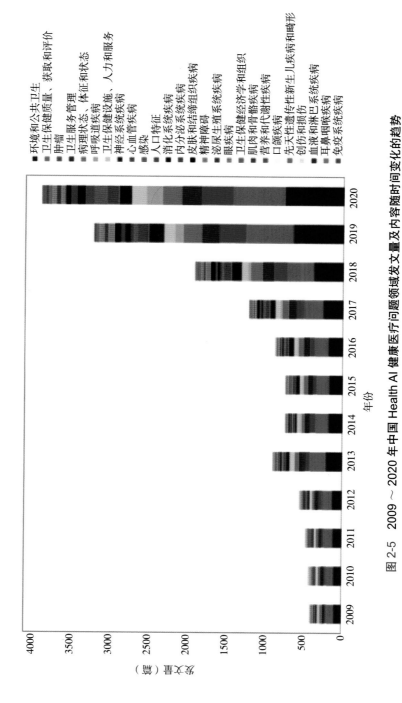

图 2-5　2009～2020 年中国 Health AI 健康医疗问题领域发文量及内容随时间变化的趋势

的 2019 ～ 2020 年，其变化与全球也较相似，表现在"环境和公共卫生""感染""呼吸道疾病"等领域的发文量显著增加，吸引了较多人工智能研究者的关注，说明健康医疗人工智能技术在对抗新冠疫情时也起着重要作用。

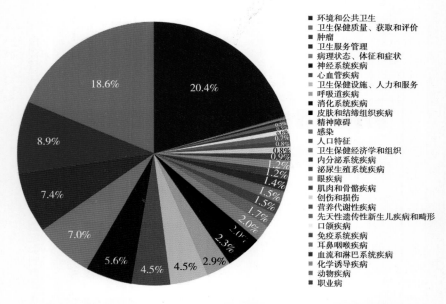

图 2-6 2009 ～ 2020 年中国 Health AI 健康医疗问题领域的份额分布

观察图 2-6 我们可以发现，在我国，健康医疗人工智能技术主要解决的问题领域也与全球同步，包括"环境和公共卫生""卫生保健质量、获取和评价"及"肿瘤"领域的相关问题。其中份额占比排名前 3 位的问题也与全球相似，"环境和公共卫生"领域占比为 20.4%；"卫生保健质量、获取和评价"领域占比为 18.6%；"肿瘤"领域占比为 8.9%。说明我国的健康医疗人工智能技术在处理这些领域的问题上也产出较多，尤其是肿瘤领域，突破较大。

（2）高产出科研机构分析结果：按健康医疗问题中不同疾病的分类情况，我国排名前 5 位的研究机构及其发文量见表 2-4。

表 2-4　2009 ～ 2020 年中国健康医疗问题领域分类发文量排名前 5 位的

高产出科研机构及发文量

健康医疗问题	研究机构	发文量
血液和淋巴系统疾病	四川大学华西医院	3
	四川大学	3
	上海交通大学	3
	上海交通大学医学院附属仁济医院	2
	上海市胸科医院	2
营养和代谢性疾病	IBM 中国研究院	6
	上海交通大学	6
	南京医科大学	5
	北京理工大学	4
	厦门大学	4
肿瘤	上海交通大学	48
	中山大学	45
	复旦大学	43
	四川大学	40
	南方医科大学	40
肌肉和骨骼疾病	上海交通大学	9
	浙江大学	5
	北京协和医院	5
	中国医学科学院北京协和医学院	5
	南京医科大学	5
职业病	华中科技大学	2
	遵义医科大学	1
	中国疾病预防控制中心职业卫生与中毒控制所	1
	北京友谊医院	1
	首都医科大学	1
耳鼻咽喉疾病	中山大学	13
	中山大学肿瘤防治中心	9
	南方医科大学	8
	香港大学	4
	四川大学	4

续表

健康医疗问题	研究机构	发文量
精神障碍	上海交通大学	20
	深圳大学	10
	北京师范大学	8
	上海大学	8
	中国科学院大学	8
神经系统疾病	上海交通大学	28
	首都医科大学	28
	浙江大学	22
	复旦大学	22
	香港理工大学	18
眼疾病	清华大学	14
	首都医科大学附属北京同仁医院	13
	首都医科大学	12
	中山大学	11
	北京工业大学	9
皮肤和结缔组织疾病	中山大学	10
	中山大学肿瘤防治中心	8
	四川大学	8
	中国医学科学院北京协和医学院	8
	华中科技大学	7
病理状态、体征和症状	浙江大学	32
	上海交通大学	30
	复旦大学	27
	中山大学	26
	清华大学	24
环境和公共卫生	浙江大学	105
	中山大学	77
	上海交通大学	75
	中国科学院大学	70
	四川大学	61

续表

健康医疗问题	研究机构	发文量
消化系统疾病	南方医科大学	21
	北京航空航天大学	15
	上海交通大学	13
	中山大学	12
	浙江大学	12
泌尿生殖系统疾病	中山大学	10
	四川大学	10
	北京大学	9
	江苏省人民医院	8
	中国人民解放军总医院	8
感染	华中科技大学	12
	首都医科大学	12
	中国科学院大学	11
	香港大学	9
	四川大学	8
心血管疾病	中国人民解放军总医院	32
	浙江大学	28
	上海交通大学	19
	首都医科大学	19
	中山大学	18
呼吸道疾病	上海交通大学	19
	华中科技大学	14
	复旦大学	14
	中国科学院大学	13
	首都医科大学	13
口颌疾病	中山大学	12
	中山大学肿瘤防治中心	9
	四川大学	6
	北京大学	6
	中国科学院大学	6

续表

健康医疗问题	研究机构	发文量
卫生服务管理	浙江大学	53
	中国人民解放军总医院	36
	哈尔滨工业大学	29
	四川大学	28
	中山大学	27
卫生保健质量、获取和评价	浙江大学	98
	中山大学	75
	上海交通大学	70
	中国科学院大学	63
	四川大学	57
卫生保健设施、人力和服务	香港理工大学	27
	浙江大学	27
	中国人民解放军总医院	26
	上海交通大学	22
	中国医学科学院北京协和医学院	22
卫生保健经济学和组织	哈尔滨工业大学	11
	浙江大学	9
	武汉大学	7
	中山大学	7
	北京大学	6
化学诱导疾病	香港医院管理局	2
	香港理工大学	2
	大连理工大学	2
	澳门大学	1
	香港大学	1
动物疾病	厦门大学	2
	北京航空航天大学	2
	温州医科大学	2
	四川大学	1
	四川大学华西医院	1

续表

健康医疗问题	研究机构	发文量
创伤和损伤	西安交通大学	8
	南方医科大学	7
	北京积水潭医院	6
	上海交通大学	6
	北京航空航天大学	5
内分泌系统疾病	上海交通大学	11
	中国医学科学院北京协和医学院	11
	浙江大学	9
	北京协和医院	9
	四川大学	7
免疫系统疾病	上海交通大学	5
	云南师范大学	4
	首都医科大学	3
	中国科学技术大学	2
	安徽医科大学	2
先天性遗传性新生儿疾病和畸形	中国人民解放军总医院	7
	四川大学	7
	上海交通大学	5
	浙江大学	5
	中国科学院大学	3
人口特征	华中科技大学	11
	中国科学院大学	8
	北京大学	8
	香港中文大学	7
	北京航空航天大学	7

　　表 2-4 中详细展示了我国在健康医疗问题领域不同疾病分类条件下排名前 5 位的高产出科研机构及其发文量。综合分析可以看出，中山大学、上海交通大学等科研机构在多类健康医疗问题领域均有高产出。通过此表，我们还可以对医疗人工智能领域中各个健康医疗问题分支下我国科研机构的发文量及其研究

方向有一定的了解。

（三）聚焦技术细分领域分析结果

1. 全球情况 2009 ～ 2020 年全球健康医疗人工智能聚焦技术细分领域的发文量及内容随时间变化的趋势见图 2-7，而同阶段全球该领域的分类份额见图 2-8。

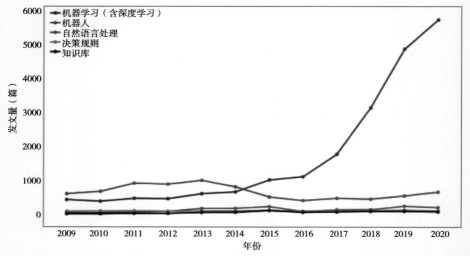

图 2-7 2009 ～ 2020 年全球 Health AI 聚焦技术细分领域发文量及内容随时间的变化趋势

观察图 2-7 的曲线变化，我们可以看出在"自然语言处理""决策规则""知识库"3 个领域，文章发表数量总体相对稳定，仅部分年份有小幅度的波动。而在"机器学习"这一细分领域中，发文量在过去 5 年中呈指数增长，上升速度十分惊人。而在"机器人"这一细分领域中，发文量自 2013 年以后开始下降，只是在近几年才略有回升的趋势。

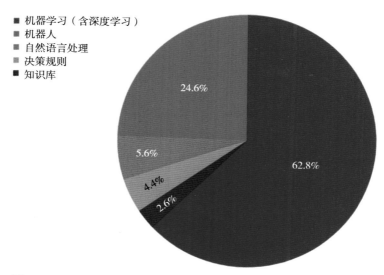

图 2-8　2009 ～ 2020 年全球 Health AI 聚焦技术细分领域的份额分布

　　观察图 2-8 我们可以发现"机器学习"是最主要的技术领域,份额占比最大,达到 62.8%,说明应用在健康医疗人工智能方面的机器学习技术已较为成熟。其次,占比大的是"机器人"的研究,占 24.6%,而在"自然语言处理""决策规则"及"知识库"等方面的研究相对不足。

　　2. 中国情况　2009 ～ 2020 年中国健康医疗人工智能有关聚焦技术细分领域发文量及内容随时间的趋势变化见图 2-9,而同阶段我国该领域的分类份额占比见图 2-10。

　　观察图 2-9 的曲线变化,我们可以看出,在"医疗机器人""知识库""决策规则""自然语言处理"领域,文章发表数量总体相对稳定,仅在部分年份有小幅度波动。与全球相比各领域变化相似,只是发文数量的排名略有不同而已。而在"机器学习"这一细分领域中,变化仍与全球趋势一致,发文量在过去 5年中呈指数增长,上升十分迅速;但与全球略不同的是,在 2009 ～ 2020 年,"机器学习"一直是我国健康医疗人工智能聚焦技术细分领域的重点。

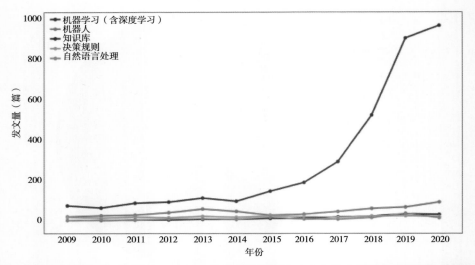

图 2-9　2009 ～ 2020 年中国 Health AI 聚焦技术细分领域发文量及内容随时间的变化趋势

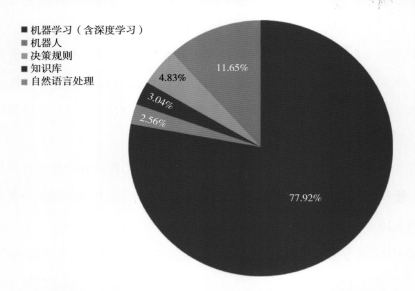

图 2-10　2009 ～ 2020 年中国 Health AI 聚焦技术分类的份额分布

　　观察图 2-10 我们可以发现，"机器学习"是占比最多的主要技术领域，达到 77.9%，相对于全球来说，我国聚焦"机器学习"这一现象更为突出，说明我国的研究者更青睐利用机器学习技术来解决健康医疗人工智能的相关问题。而相对于该技术来说，我国在"医疗机器人""知识库""自然语言处理"等领域的研究相对不足。

（四）基金资助金额变化趋势分析结果

下面我们列出了 2020 年健康医疗人工智能科学研究受基金资助金额总量排名前 5 位的国家或组织，并对 2009 ～ 2020 年为这 5 个国家或组织提供的基金资助金额变化趋势做了分析，详细情况见图 2-11。

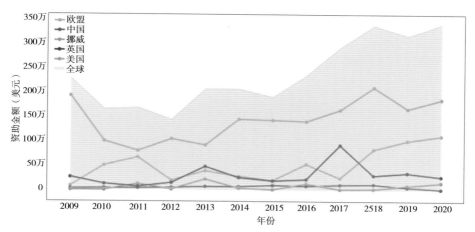

图 2-11　2009 ～ 2020 年排名前 5 位的国家或组织 Health AI 基金资助金额变化趋势

根据 2020 年统计，全球健康医疗人工智能基金资助金额排名前 5 位的国家或组织依次是美国、欧盟、英国、挪威、中国；分析这 5 个国家 2009 ～ 2020 年健康医疗人工智能基金资助金额变化，可以看出我国基金资助金额与美国、欧盟和英国的资助金额相比差距很大。

（五）健康医疗问题－聚焦技术细分领域的研究

为了更好地显示健康医疗问题与聚焦技术细分两个领域中的研究流向，我们从健康医疗人工智能科学出版物中提取了这两个领域分类的共现情况。以健康医疗问题分类为起始节点，聚焦技术细分领域分类为目标节点，根据二者共现次数的值，制作了桑基图。结果见图 2-12。

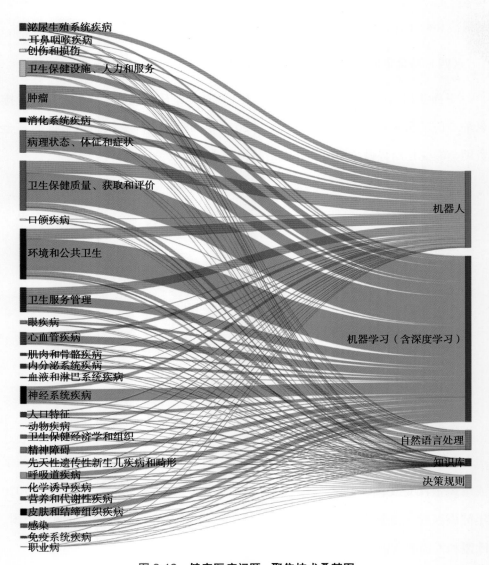

图 2-12　健康医疗问题 - 聚焦技术桑基图

　　图 2-12 中进一步展示了在科学出版物中研究问题的流向，印证和细化了前述有关研究领域的结论。

第3章
科学技术交叉研究

一、数据与指标

（一）数据来源

我们沿用了检索健康医疗人工智能科学出版物的方法，使用 FOR 分类，通过 Dimensions 平台获取 2009～2020 年申请的 Health AI 专利相关数据，最终获取 8838 项申请专利。

（二）分析指标

主要根据健康医疗人工智能领域申请的专利数和专利所研究的方向进行分析。

二、分析结果

（一）专利数量

根据 2020 年科学出版物发表数量排名前 5 位的国家，统计分析其在 2009～2020 年专利申请数量的分布情况，结果见图 3-1。

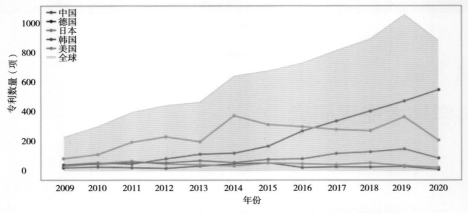

图 3-1　2009 ～ 2020 年全球 Health AI 专利数量变化趋势

由图 3-1 可见，2020 年科学出版物发表数量排名前 5 位的国家依次是中国、美国、韩国、日本、德国。从这 5 个国家 2009 ～ 2020 年申请的健康医疗人工智能专利数量的变化趋势来看，我们发现我国健康医疗人工智能的专利申请量近年来位居世界首位，且增长势头持续向上。在全球健康医疗人工智能专利申请量出现滑坡时，我国健康医疗人工智能的专利申请量仍保持增长势头，反映出我国健康医疗人工智能专利申请总量在全世界总量的占比中所扮演的角色分量逐渐加重。

（二）专利研究领域

通过 Dimensions 平台，我们获取了与健康医疗人工智能专利相对应的研究领域（Field of Research），并采用医疗健康科学的 FOR 分类为 "11 Medical and Health Sciences" 的下位分类进行 FOR 分类。份额分类结果见图 3-2。

由图 3-2 可见，在健康医疗人工智能相关专利研究领域中，"眼科学" 及 "神经科学" 占据较大份额，分别为 19.5% 和 19.3%。此外，"公共卫生和健康服务""心肺医学和血液学" 及 "临床研究方法学" 也是健康医疗人工智能相关专利的主要研究方向，占比分别为 17%、15.8% 及 14.3%。最后，"牙科""肿瘤学和致癌性""人类运动和体育科学" 等研究方向也占据一定的专利研究份额。

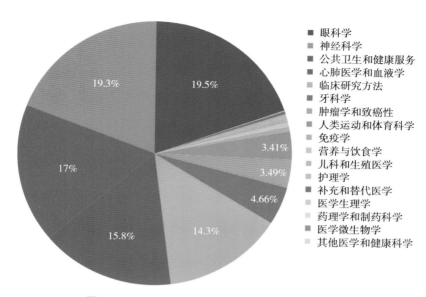

眼科学
神经科学
公共卫生和健康服务
心肺医学和血液学
临床研究方法
牙科学
肿瘤学和致癌性
人类运动和体育科学
免疫学
营养与饮食学
儿科和生殖医学
护理学
补充和替代医学
医学生理学
药理学和制药科学
医学微生物学
其他医学和健康科学

图 3-2　全球 Health AI 专利研究领域的份额分布

第4章
科学社会交互研究

一、数据与指标

（一）数据来源

分析科学社会交互情况的数据获取及标注流程见图 4-1。

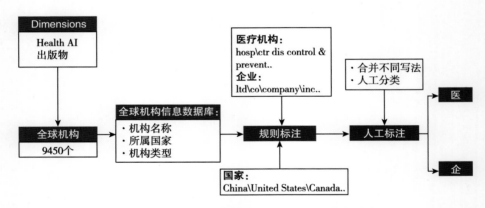

图 4-1　医企合作分类科研机构的标注流程

从图 4-1 中可以看出，医企合作部分的数据主要来源于大型、综合研究数据库 Dimensions，通过该数据库获取健康医疗人工智能科学出版物，并统计出9450 个相关的全球机构。再利用全球机构信息数据库，提取出机构的名称、所属国家等信息。在此基础上进一步进行自动化的规则标注，其中医疗机构用 hosp\ctr dis control & prevent 等词语，企业则用 ltd\co\company\inc 等词语。而对于国家则使用国家的英文名标注，例如 China、United States 等。最后再利用人工标注的方法全面审核，合并不同写法。用人工分类查缺补漏纠偏，最终区别出这些相关机构中哪些属于医疗机构，哪些属于企业机构。

（二）分析指标

1. 医企合作出版物　通过数量及所包括的高科学影响力文章分析相关医企对健康医疗人工智能技术转化的贡献。

2. 医企合作机构　通过发文量和机构分布比较中外医企合作的程度，并在重点关注领域进行进一步比较。

二、分析结果

（一）医企合作出版物

1. 数量　2009 ～ 2020 年健康医疗人工智能全球及排名前 5 位的医企合作科学出版物发表数量的变化趋势见图 4-2。

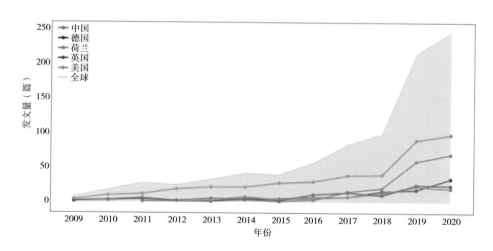

图 4-2　2009 ～ 2020 年 Health AI 医企合作科学出版物发表数量趋势

从图 4-2 中可以看出，自 2018 年起，健康医疗人工智能全球医企合作科学出版物发表数量呈快速递增的趋势，主要发起国家为中国和美国。2020 年，健康医疗人工智能全球医企合作科学出版物发表数量排名前 5 位的国家分别是美国、中国、德国、英国、荷兰。其中，美国在 2009～2020 年发文量始终位居全球之首，而我国发文量从 2018 年开始发力，增长迅速，但与美国相比仍存在一定差距，提示我国在健康医疗人工智能医企合作领域仍然有巨大的潜力可挖，且有很长的路要走。

2. 中国医企合作高科学影响力文章　我国医企合作高科学影响力文章中排名前 10 位的详细信息，包括文章标题、发表年份、相关机构、被引用次数及出版物来源等情况见表 4-1。

表 4-1　我国 Health AI 医企合作高科学影响力排名前 10 位的文章

排名	标题	年份	国家	机构	被引用次数	出版物来源
1	Artificial intelligence in healthcare：past，present and future 医疗保健中的人工智能：过去、现在和未来	2017	中国	北京天坛医院，首都医科大学，复旦大学附属华山医院，DotHealth 公司，香港大学，复旦大学	842	Stroke and Vascular Neurology
2	Chaos enhanced grey wolf optimization wrapped ELM for diagnosis of paraquat-poisoned patients 用于诊断百草枯中毒患者的混沌增强灰狼优化包裹极限学习机	2018	中国	温州医科大学附属第一医院，温州医科大学，深圳信息职业技术学院，温州大学，中国医学科学院肿瘤医院，温州名诚建设投资集团有限公司	208	Computational Biology and Chemistry
3	Dual-Sampling Attention Network for Diagnosis of COVID-19 From Community Acquired Pneumonia 用于诊断社区获得性肺炎 COVID-19 的双采样注意网络	2020	中国	同济大学附属同济医院，北京朝阳医院，四川大学华西医院，瑞金医院，华中科技大学，上海公共卫生临床中心，上海联影智能有限公司，首都医科大学，中南大学湘雅二医院，上海交通大学，吉林大学，浙江大学，中南大学，复旦大学	113	IEEE Transactions on Medical Imaging

续表

排名	标题	年份	国家	机构	被引用次数	出版物来源
4	Deep learning-based model for detecting 2019 novel coronavirus pneumonia on high-resolution computed tomography 基于深度学习的高分辨率计算机断层扫描检测 2019 新型冠状病毒肺炎模型	2020	中国	中国地质大学，潜江市中心医院，武汉楚精灵医疗科技有限公司，武汉大学人民医院	110	Scientific Reports
5	Gastroenterologist-Level Identification of Small-Bowel Diseases and Normal Variants by Capsule Endoscopy Using a Deep-Learning Model 使用深度学习模型通过胶囊内镜对小肠疾病和正常变异的识别达到胃肠病专家的水平	2019	中国	上海安翰医疗技术有限公司，华中科技大学，武汉协和医院	105	Gastroente-rology
6	Diagnosis of Coronavirus Disease 2019 (COVID-19) With Structured Latent Multi-View Representation Learning 使用结构化潜在多视图表示学习诊断 COVID-19	2020	中国	同济医院，瑞金医院，华中科技大学，上海联影智能有限公司，天津大学，上海交通大学，中日友好医院	95	IEEE Transactions on Medical Imaging
7	Early triage of critically ill COVID-19 patients using deep learning 使用深度学习对重症 COVID-19 患者进行早期分类	2020	中国	广州医科大学，汉口医院，广州医科大学第一附属医院，腾讯，大冶医院，珠海人民医院，佛山中医院，香港大学	91	Nature Communica-tions

续表

排名	标题	年份	国家	机构	被引用次数	出版物来源
8	Computer-aided diagnosis of prostate cancer using a deep convolutional neural network from multiparametric MRI 使用来自多参数 MRI 的深度卷积神经网络计算机辅助诊断前列腺癌	2018	中国	himagingTek 公司，上海健康医学院，江苏省医院，华东师范大学，西门子	81	Journal of Magnetic Resonance Imaging
9	A Noise-Robust Framework for Automatic Segmentation of COVID-19 Pneumonia Lesions From CT Images 从 CT 图像中自动分割 COVID-19 肺炎病变的抗噪声框架	2020	中国	四川大学，一脉阳光影像，电子科技大学，商汤科技，四川大学华西医院，新余市人民医院，航空总医院，凤城市人民医院，黄冈市中医院	80	IEEE Transactions on Medical Imaging
10	3D Deep Learning from CT Scans Predicts Tumor Invasiveness of Subcentimeter Pulmonary Adenocarcinomas CT 扫描的 3D 深度学习预测亚厘米肺腺癌的肿瘤侵袭性	2018	中国	同济大学，上海交通大学，华东医院，点内科技	67	Cancer Research

观察表 4-1 中的内容和数据我们可以发现，在高被引用的医企合作高科学影响力文章中，其主要的研究手段是机器学习（含深度学习）技术，至少有 6 篇文章使用该技术作为主要研究手段来解决健康医疗问题。此外，可以看出，新冠病毒（COVID-19）是研究的重点，有 5 篇文章把新冠病毒作为主要研究对象。被引用次数最高的是 *Stroke and Vascular Neurology* 杂志在 2017 年刊登的文章——"医疗保健中的人工智能：过去、现在和未来"（Artificial intelligence in healthcare: past, present and future），被引用次数达到 842 次，远远高于其他文章。

（二）医企合作的主要机构

1. 全球情况　全球医企合作高发文量的主要机构，包括医院和企业及其发文量情况见表 4-2。

表 4-2　Health AI 全球医企合作高发文量排名前 10 位的机构及其发文量情况

排名	医院机构	文章数量	企业机构	文章数量
1	Brigham and Women's Hospital 布莱根妇女医院	35	Philips（Netherlands） 飞利浦（荷兰）	21
2	Mayo Clinic 梅奥医疗中心	28	Pfizer（United States） 辉瑞（美国）	18
3	Massachusetts General Hospital 麻省总医院	26	Cerner（United States） 塞纳（美国）	15
4	Erasmus MC 伊拉斯姆斯医学中心	23	Janssen（United States） 杨森（美国）	15
5	Vanderbilt University Medical Center 范德堡大学医学中心	21	Google（United States） 谷歌（美国）	15
6	Chinese PLA General Hospital 中国人民解放军总医院	17	Philips（United States） 飞利浦（美国）	13
7	University Medical Center Utrecht 乌特勒支大学医学中心	14	Samsung（South Korea） 三星（韩国）	11
8	Peking Union Medical College Hospital 北京协和医院	14	Siemens Healthcare（United States） 西门子医疗（美国）	11
9	Beth Israel Deaconess Medical Center 贝斯以色列女执事医疗中心	13	General Electric（United States） 通用电气（美国）	11
10	West China Hospital of Sichuan University 四川大学华西医院	11	Mitre（United States） Mitre 公司（美国）	11

根据表 4-2 中所见，如我们横向对比医院机构和企业机构，可以看出医院

机构发文量普遍高于企业机构，可见在健康医疗人工智能方面医企合作多以医院为主力军或占主导位置。如纵向比较，则可以发现在医院机构中，发文量最高的是布莱根妇女医院（Brigham and Women's Hospital），发文量达到 35 篇。可喜的是，在全球医企合作发文量排名前 10 位的医院中，中国占据了 3 席，分别是中国人民解放军总医院（17 篇），北京协和医院（14 篇）和四川大学华西医院（11 篇）。而在企业机构的纵向比较中，发文量最高的是荷兰的 Philips 公司，达到 21 篇。我国没有企业进入全球医企合作发文量排名前 10 位的企业机构中，说明我国的相关企业在健康医疗人工智能的医企合作方面还有很多工作要做，也有很大的发挥空间，具有较大的挖掘潜力。

2. 中国情况　中国医企合作高发文量的主要机构，包括医院和企业及其发文量情况见表 4-3。

表 4-3　Health AI 中国医企合作高发文量科研机构

排名	医院	数量	企业	数量
1	Chinese PLA General Hospital 中国人民解放军总医院	17	Tencent 腾讯	10
2	Peking Union Medical College Hospital 北京协和医院	14	InferVision 推想医疗	10
3	West China Hospital of Sichuan University 四川大学华西医院	11	GE Healthcare (China) GE 医疗（中国）	9
4	Tongji Hospital 同济医院	9	Deepwise Inc 深睿医疗	8
5	Ruijin Hospital 上海交通大学附属瑞金医院	9	Siemens (China) 西门子（中国）	7
6	Jiangsu Province Hospital 江苏省人民医院	7	Shanghai United Imaging Intelligence Co., Ltd 上海联影医疗科技有限公司	5

排名	医院	数量	企业	数量
7	Zhejiang Provincial People's Hospital 浙江省人民医院	6	Cardiocloud 心韵恒安	4
8	Jinling Hospital, School of Medicine Nanjing University 南京大学医学院附属金陵医院	5	Microsoft Research Asia (China) 微软亚洲研究院（中国）	4
9	Beijing Chao-Yang Hospital 首都医科大学附属北京朝阳医院	5	Huiying Medical Technology Co., Ltd. 慧影医疗	3
10	China-Japan Friendship Hospital 中日友好医院	4	Yidu Cloud 医渡云	3

根据表4-3我们可以发现，我国医企合作与全球情况相似，也是由医院为主力军或占主导位置，医院发文量相对于企业来说数量较多。在医院机构中，发文量最高的是中国人民解放军总医院，发文量达到17篇。而企业机构，发文量最高的是腾讯公司和推想医疗科技公司，均达到10篇。但在我国企业机构中有关健康医疗人工智能的医企合作发文量之间差距较小，提示我国医企合作具有良好的发展潜力。

（三）医企合作科研机构网络分布

我们从健康医疗人工智能领域所有医企合作的科学出版物中，通过Dimensions平台获取了其相应作者来自的科研机构并生成共现矩阵，图4-3即为科研机构共现矩阵的网络图。

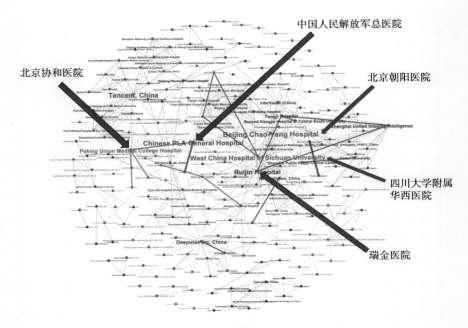

图 4-3   中国医企科研机构合作网络矩阵图

图 4-3 是使用软件 Gephi（0.9.2）生成的，用不同点、线呈现出我国在健康医疗人工智能领域中医院和企业合作的科研机构网络。图中各节点之间的线条粗细代表着两个科研机构合作产出的科学出版物的数量，节点的位置及颜色则代表合作模式相近的科研机构。从图中我们可以看到，一些医院的科研机构，如北京协和医院、中国人民解放军总医院和瑞金医院等与其他机构进行合作的数量较多。同时，合作网络中的不同聚类数量也较多，代表着我国在健康医疗人工智能领域医企合作的模式种类是多样化的。

（四）健康医疗问题领域的医企合作情况

1. 全球情况   2009 ～ 2020 年全球健康医疗人工智能的医企合作在健康医疗问题领域中发文量和研究内容随时间变化的趋势见图 4-4；而在此领域中，全球健康医疗人工智能医企合作的份额见图 4-5。

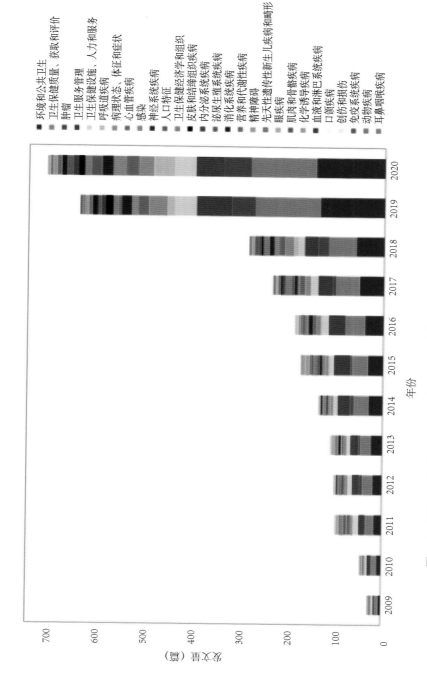

图 4-4　2009 ~ 2020 年全球 Health AI 医企合作在健康医疗问题领域发文量和内容的变化趋势

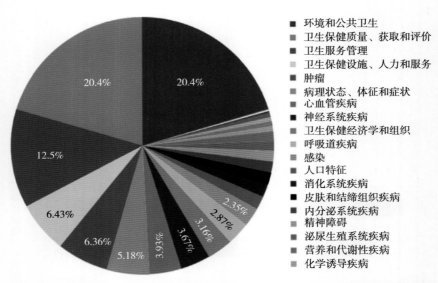

图 4-5　2009 ～ 2020 年全球 Health AI 医企合作在健康医疗问题领域的份额分布

　　观察图 4-4 我们可以发现，健康医疗人工智能医企合作中有关健康医疗发文量大致呈逐年上升趋势，且在 2018 年后有明显的激增。其中以"环境和公共卫生""卫生保健质量、获取和评价"及"肿瘤"领域的发文量增加更明显，可见医企合作的研究重心主要放在解决这些领域的相关问题上。2019 ～ 2020 年在新冠疫情发生后，"感染""呼吸道疾病"等领域的发文量显著增加，吸引了较多医企合作项目的关注，说明医企合作在对抗新冠疫情阶段起着相当重要的作用。

　　观察图 4-5 我们可以发现，在全球范围内，医企合作的研究重心主要放在解决"环境和公共卫生""卫生保健质量、获取和评价"领域的相关问题这两个方向上，两者的占比份额相同，均为 20.4%。但医企合作在"人口特征""消化系统疾病""内分泌系统疾病"等领域方面的研究却相对薄弱。

　　2. 中国情况　2009 ～ 2020 年我国健康医疗人工智能的医企合作在健康医疗问题领域中，发文量和研究内容随时间的变化趋势见图 4-6，而同时段该领域中医企合作的份额分布见图 4-7。

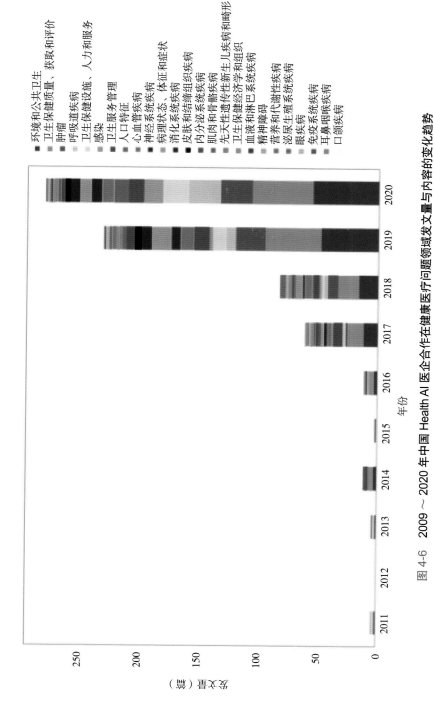

图 4-6 2009～2020 年中国 Health AI 医企合作在健康医疗问题领域发文量与内容的变化趋势

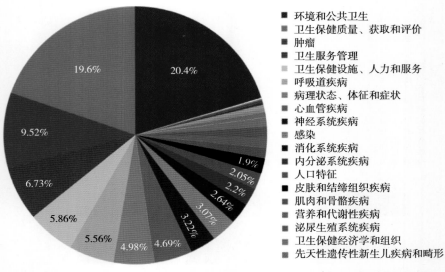

图 4-7　2009 ～ 2020 年中国 Health AI 医企合作在健康医疗问题领域的份额分布

　　观察图 4-6 我们可以发现，虽然我国的医企合作起步相对较晚，但在 2017 年后，医企合作在健康医疗问题领域的发文量上升速度较快，尤其是 2019 ～ 2020 年更是数量激增，说明我国近几年健康医疗人工智能医企合作在健康医疗技术上得到飞速发展。其中"环境和公共卫生""卫生保健质量、获取和评价"及"呼吸道疾病"领域发文量增加明显，可见我国医企合作的重心主要放在这些领域上。2019 ～ 2020 年在新冠疫情发生后，"感染""呼吸道疾病"等领域发文量有显著增加，吸引了较多医企合作的关注。这点与全球的变化趋势相似。

　　观察图 4-7 我们可以发现，在我国，医企合作的研究重心与全球类似，主要放在解决"环境和公共卫生""卫生保健质量、获取和评价"这两个领域中。其中，"环境和公共卫生"领域占比为 20.4%，"卫生保健质量、获取和评价"领域占比为 19.6%，二者差距并不明显。但是，总体上看我国的医企合作在"卫生服务管理"领域相较于全球来说相对薄弱。

（五）聚焦技术细分领域的医企合作情况

1. 全球情况　2009 ～ 2020 年全球健康医疗人工智能医企合作聚焦技术细分领域的份额分布见图 4-8。

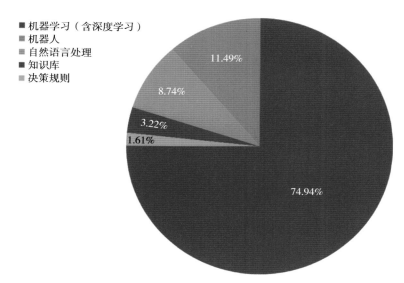

图 4-8　2009 ～ 2020 年全球 Health AI 医企合作在聚焦技术细分领域的份额分布

观察图 4-8 我们可以发现，医企合作在聚焦技术细分领域中，"机器学习（含深度学习）"是主要的技术和研究方向，其占比最大，达到 74.9%，说明全球大部分的健康医疗人工智能医企合作的研究工作都是围绕机器学习（含深度学习）这一课题展开的。然而，健康医疗人工智能医企合作在"机器人""自然语言处理""决策规则"及"知识库"等方面的研究相对不足。

2. 中国情况　2009 ～ 2020 年我国健康医疗人工智能医企合作在聚焦技术细分领域的份额分布见图 4-9。

观察图 4-9 我们可以发现，与全球份额分布相似，"机器学习（含深度学习）"也是我国医企合作的主要技术领域，占比达到 87.1%，只是相对于全球来说我国这一占比更多，现象更为明显而已，这说明我国的健康医疗人工智能医企合作项目几乎 90% 都是围绕"机器学习（含深度学习）"领域展开的。我国健康医疗人工智能医企合作在"医疗机器人""知识库""自然语言处理"领域的研究相对不足，且在"决策规则"领域的研究几乎接近空白。

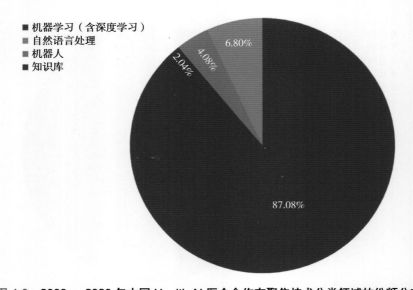

图 4-9　2009 ～ 2020 年中国 Health AI 医企合作在聚焦技术分类领域的份额分布

第 5 章
人类－机器协同（AI 临床试验）研究

　　医疗领域的信息化进程累积了海量的人类健康数据，正有越来越多的临床医师与计算机科学家合作致力于利用这些宝贵的健康数据挖掘信息、开发产品，用以提升人类健康水平并减轻现有医疗卫生体系的沉重负担。据美国斯坦福大学统计，2020 年全球人工智能投资总额增长了 40%，投资总数达到 679 亿美元。同时有估计认为全球医疗人工智能市场的价值估值从 2018 年的 20 亿美元到 2025 年将增长到 36 亿美元，增长幅度为 16 亿美元。目前，人工智能相关的健康管理设备与临床决策支持系统已经成为医疗领域的研究热点之一。

　　从全球范围看，现有的人工智能应用于医疗领域的研究涵盖了多种应用领域，包括医学影像、辅助诊断、药物研发、健康管理、疾病预测等多个方面，其中人工智能医学影像是目前研究热度最高、落地前景最广的应用领域之一。美国斯坦福大学 2017 年发布了首份人工智能指数报告，即 "人类级表现里程碑"（Human-Level Performance Milestones）清单，列出各种有关人工智能领域有影响力的研究项目，人工智能在健康医疗领域内的应用项目每年均有入选，包括 2017 年入选的 "AI 诊断皮肤癌"、2018 年入选的 "AI 用于前列腺癌的分级" 和 2019 年入选的 "AI 以专家级的准确性检测糖尿病视网膜病变"。截至 2021 年，中国累计批准了 15 张人工智能医疗器械注册证，已通过审批的人工智能医疗器械均属于医学影像领域，包括冠脉血流储备分数计算软件、心电分析软件、糖尿病视网膜病变眼底图像辅助诊断软件、肺结节 CT 影像辅助检测软件等。其中糖尿病视网膜病变眼底图像辅助诊断软件已在中国新疆地区的部分医院内落地应用。同时纵观全球，各国政府都为人工智能在医疗领域的应用和发展提供了不少政策支持，如 2012 年欧洲发布的《欧盟电子健康行动计划（2012～2020）》，2014 年美国发布的《美国联邦政府医疗信息化战略规划2015～2020》，2016 年中国国务院发布的《关于促进和规范健康医疗大数据应用发展的指导意见》等，均提出了一系列为促进信息技术在健康医疗领域的深度应用、提高医疗保健水平和效率而保驾护航的政策措施。总而言之，医疗人工智能的研究与应用目前已在全球取得了广泛的政策支持和研究关注度，医疗人工智能产业正进入急速发展的新时期。

然而，我们应清醒地认识到，当前面向人工智能相关的医疗应用设备与系统的研究、评价与审批制度并不完善，医疗人工智能落地应用的安全性和有效性仍不断受到挑战。根据《英国医学杂志》（The BMJ）2020 年发表的一项研究来看，伦敦帝国理工学院的研究人员回顾了过去 10 年间所发表的有关研究结果，系统地分析、检查其研究设计、报告标准、偏倚风险，并将深度学习算法在医学成像方面的表现与临床专家的意见进行比较，结果显示目前很少有前瞻性的深度学习研究和随机试验；大多数非随机化试验并不具有前瞻性并存在较高的偏倚风险，而且确实存在偏离现有报告标准的现象；同时大多数研究还缺乏数据和代码的可用性，所设定的人类对照组规模通常也很小。2021 年哈佛大学的研究人员基于英国国家健康与临床优化研究所（National Institute for Health and Care Excellence，NICE）为电子健康设备（digital health technologies，DHTs）制定的证据标准框架（Evidence standards framework，简称 NICE 框架）评价 2000 年以来糖尿病领域支持人工智能设备有效性的临床试验研究证据质量。结果显示，大多数医疗人工智能设备的有效性研究证据均未达到最低标准，大多数研究在研究设计、对照组与研究样本量上无法满足 NICE 框架的需求。

为了使医疗人工智能的发展更加有效，除上述提及的 NICE 框架以外，还有其他一些与医疗人工智能设备有效性评价有关的研究设计和结果报告规范陆续出台。如世界卫生组织（World Health Organization，WHO）和美国食品药品监督管理局（Food and Drug Administration，FDA）依次在 2016 年和 2019 年发布了医疗人工智能设备的研究和评估指南。2020 年医学领域的顶级刊物 *Nature Medicine*、*The BMJ* 和 *The Lancet* 联合发布了首个 AI 临床试验国际标准，即用来规范具有人工智能干预措施的临床试验研究方案的指南——SPIRIT-AI（Standard Protocol Items: Recommendations for Interventional Trials–Artificial Intelligence）和用来规范 AI 临床试验研究报告的指南——CONSORT-AI（Consolidated Standards of Reporting Trials–Artificial Intelligence）。国家药品监督管理局也先后于 2019 年和 2021 年分别发布了《深度学习辅助决策医疗器械软件审评要点》和《人工智能医用软件产品分类界定指导原则》，用于指导医疗人工智能设备的研究和有效性评价。需要强调的是，尽管做了许多努力，但上述医疗人工智能设备评价指南或框架的应用仍较为有限。

综上所述，现全球范围内基于临床试验得到的医疗人工智能设备应用的研究证据是否可靠尚不明确。本章我们将重点介绍全球和我国医疗人工智能设备与系统开展临床试验的数量、人群、干预措施、研究设计、研究结果、合作网络等的概况及其变化趋势，并基于 NICE 框架的证据标准对所得到的相关研究证据质量进行评估。

一、数据与指标

（一）数据来源

本章的数据来源于大型、综合研究数据库 Dimensions。Dimensions 数据库涵盖了超过 1220 万条文献数据和 67.1 万条临床试验数据，以及包括专利、基金、数据库和政策文件等在内的多种类型的研究数据。其中临床试验数据来自全球数十个国家和地区的临床试验登记平台，包括国际标准随机临床试验登记平台（International Standard Randomized Controlled Trial Number，ISRCTN）、美国临床试验登记平台（ClinicalTrials.gov）、欧洲临床试验登记平台（EU Clinical Trials Register，EUTR）和中国临床试验登记平台（Chinese Clinical Trial Registry，CHICTR）等，具体见图 5-1。

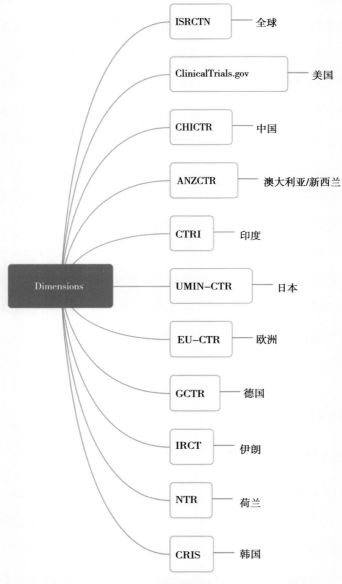

图 5-1　Dimensions 涵盖的各国临床试验登记平台

基于这些数据库提取人工智能临床试验数据的流程如图 5-2 所示。

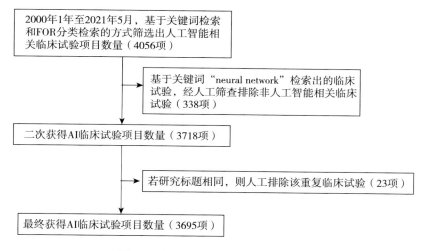

图 5-2　相关数据库的数据提取流程

图中所示的具体分析流程是，首先采用关键词检索和 FOR 分类检索两种方式筛选出所有有关的临床试验，具体方法如下。

1. 关键词检索　基于临床试验的标题和摘要检索，我们使用以下关键词："machine learning""artificial intelligence""machine intelligence""machine vision"，"supervised learning""unsupervised learning""deep learning""reinforcement learning""transfer learning""Bayesian learning""ensemble learning""federated learning""generative adversarial network""random forest""support vector machine""explainable AI""computer vision""speech recognition""face recognition""natural language processing""autonomous vehicle""driverless car""self-driving car""DeepVariant""Clairvoyante""WhatsHap""statistical learning theory""sentiment analysis""emotion AI""opinion mining""neurocomputing""neural computing""neurocomputation""neural computation""neural fuzzy network" 和 "neural network"。其 中 基 于 关 键 词

"neural network"所检索出的临床试验可能为神经学领域而非人工智能领域,因此再由医学领域的专业人士对该类临床试验进行人工复筛,排除非人工智能临床试验。

2. 基于 FOR 分类检索 人工智能临床试验采用的 FOR 分类为"0801 Artificial Intelligence and Image Processing"。

结果截至 2021 年 5 月,共在 Dimensions 数据库检索出 2000 年以后发表的临床试验 4056 项,人工筛查排除非人工智能临床试验 338 项。考虑到研究标题相同的试验可能为重复的临床试验,再请相关专业人士人工判断是否为重复性临床试验,最终排除了重复临床试验 23 项。本研究最后共纳入 3695 项人工智能临床试验进行分析。

(二)分析指标和方法

从最终筛选的 AI 临床试验登记数据中提取相关信息,主要包括以下内容。

1. 基本信息 包括研究登记平台、题目、研究机构、申报日期、所在国家等。

2. 临床试验设计信息 包括试验目的、研究类型、干预措施、研究人群、试验分期、样本量等。

3. 临床试验的完成状态 包括是否完成、结果信息等。

4. 其他 临床试验的科学影响力信息等。

临床试验完成状态基于该临床试验是否有相应的已发表结果的文章判定,若该临床试验结果已有相应的文章发表,则定义该临床试验为完成状态,否则为未完成状态。临床试验结果的文章同样通过 Dimensions 数据库检索,若文章摘要中包含某临床试验注册号,则需经过医学领域专家人工筛选无误后,方可将该篇文章定义为临床试验的结果文章。临床试验的受关注度采用的评价指标为 Altmetric 关注度得分(Altmetric attention score)和临床试验被引用量。

Altmetric 关注度以政府文件、专利、同行评议、新闻和全球通用的信息检索网站（如维基百科、谷歌等）、社交网络平台（如推特、微博、YouTube 等）等数十个信息检索与交流平台的数据为基础，从临床试验的被提及情况、临床试验所在领域的被关注情况以及关注方的学术专业水平 3 个维度对临床试验的受关注度进行评价。临床试验的被引用量定义为引用该临床试验的所有已发表文章，但应排除引用该临床试验结果的文章，处理后剩余文章的总数即为该临床试验的被引用量。

基于 Dimensions 数据库中已发表的文献数据，我们将筛选出的 AI 临床试验与已发表结果的临床试验文献进行匹配。对于某一项临床试验来说，若某篇已发表文献的摘要中包含该临床试验的注册号，则将该篇文献定义为该项临床试验的结果文章；当然，对筛选出的结果文章还要经由医学领域的专业人士进行人工复筛，排除不满足需求的文章。然后对这些筛选出的 AI 临床试验所发表结果的文章，根据英国 NICE 评估框架对该结果文章中开发的医疗人工智能设备与系统的研究证据质量进行评估。每篇结果文章均由两名专业人士进行筛选和证据评估，若其筛选与评估结果有差异，则由第 3 名专业人士进行评判。

NICE 评估框架将电子健康设备（DHTs）依据其功能划分为三大类，即系统性影响型（tier A）、理解和交流型（tier B）和干预型（tier C）。各大类内部又细分出 6 个功能小类，即预防性行为改变（tier C1）、自我管理（tier C1）、治疗（tier C2）、动态监测（tier C2）、风险计算（tier C2）和诊断（tier C2），具体分级、功能分类和定义见表 5-1。

表 5-1 　电子健康设备（DHT）分类

分级	功能分类		定义
Tier A：系统影响型	系统服务		为医疗卫生和健康系统提供服务，且不收集患者临床结局的电子健康设备
Tier B：理解和交流型	信息提供		为一般人群、患者和医务人员提供信息（包括疾病、健康、生活方式信息）、资源或活动的电子健康设备
	健康日历		包括常见的健康监测设备，如可穿戴设备、简单的症状日记等
	交流		为居民、患者和医疗专业人员提供双方交流的工具
Tier C：干预型	C1	预防性行为改变	与公众健康行为相关，如吸烟、饮食、饮酒、性健康、睡眠和运动
		自我管理	提供某种疾病的自我管理，可能包括行为改变技术
	C2	治疗	提供治疗、辅助治疗
		动态监测	追踪患者位置，使用可穿戴设备监测、记录、传输特定疾病的相关数据，使用数据指导健康护理
		风险计算	计算影响治疗方式、诊断或健康护理的相关风险
		诊断	诊断某种疾病或辅助诊断

从表 5-1 可见，对于每个小类的 DHT，NICE 框架均给出了较为细致的研究证据质量评估标准。研究者可依据 NICE 框架标准将 DHTs 的研究证据划分为不达标、基础达标（Minimum evidence standard）和高质量达标（Best practice standard）3 类。对于功能分级的类型来说，A（tier A）、B（tier B）到 C（tier C）3 级，其研究证据达标标准的严格程度依次递增。考虑到本研究中的结果文章其数据均基于临床试验的研究，因此研究中所出现的 DHTs 均属于 NICE 框架中的干预型。

依据 NICE 框架 Evidence for effectiveness standards 表和 More information on the evidence for effectiveness 的相关部分，制定了 DHTs 证据质量评估的细则，具体如表 5-2 和表 5-3 所示。

表 5-2 Tier C1 类（预防性行为改变、自我管理）DHT 证据评估框架

	最低证据标准	最高证据标准
Evidence for effectiveness standards 表	高质量观察性研究或准临床试验研究，研究结局为临床相关结局，报告对照数据，对照数据可以是：①对照组数据；②前后对照数据；③常规采集数据 临床相关结局包括：①行为或疾病相关结局，如减少吸烟或疾病管理提升；②积极行为改变证据；③用户满意度	高质量干预性研究（准临床试验或临床试验），包含 1 个对照组，干预组临床相关结局有显著提升，临床相关结局包括：①患者自报结局（经过校验的工具更佳），如症状严重程度或生活质量；②其他疾病严重程度临床测量指标；③健康行为；④生理指标；⑤用户满意度与依从性；⑥医疗服务利用，如入院。对照组的干预方式应反映当前医疗路径的标准疗法，如公认的积极疗法
More information on the evidence for effectiveness 部分	高质量观察性研究或准临床试验研究应明确报告 DHT 在代表性人群中的干预效果，并与无干预人群的结局进行比较。同时研究应包括统计学考量，如样本量、统计学显著性检测，报告结局与疾病有临床相关性（理论上应为经过信度和效度验证的结局），明确报告每个受试者的结局	高质量干预性研究应使用准临床试验或临床试验研究设计，与 1 到多个采取不同干预（或无干预）的对照组比较 DHT 的干预效果，并报告组间差异。同时研究应包括统计学考量，如样本量、统计学显著性检测，报告结局与疾病有临床相关性（理想情况下应为经过信度和效度验证的结局），明确报告每个受试者的结局。理论上，对照组的干预方式应为当前领域的标准疗法，也可为前后对照研究
评估项目	研究设计：观察性研究或更严格研究设计 对照：报告对照数据（对照组或历史对照） 研究结局：临床疾病相关性结局，如①行为或疾病相关结局；②积极行为改变证据；③用户满意度。 研究质量：①样本量经过统计学计算；②统计学显著性检验；③明确报告随访和失访情况	研究设计：准临床试验研究或更严格研究设计。 对照：对照组采用当前领域标准疗法，判断依据包括文章中申明为标准疗法或引用了相关指南（标准） 研究结局：临床疾病相关性结局，如 ①患者自报结局（经过校验的工具更佳），如症状严重程度或生活质量；②其他疾病严重程度临床测量指标；③健康行为；④生理指标；⑤用户满意度与依从性；⑥医疗服务利用，如入院 研究质量：①样本量经过统计学计算；②统计学显著性检验；③明确报告随访和失访情况

表 5-3　Tier C2（治疗、动态监测、风险计算、诊断）类 DHT 证据评估框架

	最低证据标准	最高证据标准
Evidence for effectiveness standards 表	高质量干预性研究（临床试验或准临床试验），结果表明 DHT 干预组在临床相关结局中有提升，相关结局包括：①诊断准确性；②患者自报结局（经过校验的工具更佳），如症状严重程度或生活质量；③其他疾病严重程度临床测量指标；④健康行为；⑤生理指标；⑥用户满意度与依从性 一般结局指标与临床疾病相关性结局指标共同报告可能有用。对照组的干预方式应反映当前医疗路径的标准疗法，如公认的积极疗法	高质量的随机对照临床试验或在英国卫生系统中实施的研究，研究包含对照组，相比对照组，干预组获益，研究结局经过效度检验。此外，高质量的、基于足够数量的临床试验研究的 Meta 分析研究也可
More information on the evidence for effectiveness 部分	高质量干预性研究应使用准临床试验或临床试验研究设计，与 1 到多个采取不同干预（或无干预）的对照组比较 DHT 的干预效果，并报告组间差异。同时研究应包括统计学考量，如样本量、统计学显著性检测，报告结局与疾病有临床相关性（理想情况下应为经过信度和效度验证的结局），明确报告每个受试者的结局。理论上，对照组的干预方式应为当前领域的标准疗法，也可为前后对照研究 研究结局应为反映该疾病状况改善的当前最优结局，且经过效度检验，如 COMET 核心结局集合	高质量随机对照临床试验应随机将受试者分配到对照组与干预组，两组受试者均应有一段时间的随访，进而比较组间结局差异。同时研究应包括统计学考量，如样本量、统计学显著性检测，报告结局与疾病有临床相关性（理想情况下应为经过信度和效度验证的结局），明确报告每个受试者的结局。理论上，对照组的干预方式应为当前领域的标准疗法，也可为前后对照研究。研究结局应为反映该疾病状况改善的当前最优结局，且经过效度检验，如 COMET 核心结局集合
评估项目	研究设计：准临床试验研究或更严格研究设计 对照：对照组采用当前领域标准疗法，判断依据包括文章中申明为标准疗法或引用了相关指南（标准） 研究结局：干预组在临床疾病相关结局中有提升，判断依据包括文章中申明为临床疾病相关结局或引用了相关指南（标准） 研究质量：①样本量经过统计学计算；②统计学显著性检验；③明确报告随访和失访情况	研究设计：随机对照临床试验研究且经过一段时间的随访 对照：对照组采用当前领域标准疗法，判断依据包括文章中申明为标准疗法或引用了相关指南（标准） 研究结局：干预组在临床疾病相关结局中有提升，判断依据包括文章中申明为临床疾病相关结局或引用了相关指南（标准） 研究质量：①样本量经过统计学计算；②统计学显著性检验；③明确报告随访和失访情况

从表 5-2 和表 5-3 中可以发现，评估细则所需提取的数据包括 13 项：
① DHT；②文章发表年份；③国家；④研究设计；⑤样本量；⑥随访时长；
⑦目标人群；⑧对照组；⑨主要结局指标；⑩干预组临床结局改善结果；⑪样本量计算；⑫统计学检验；⑬研究人群随访与失访记录。

然后，我们对 AI 临床试验结果已发表文章的研究设计及其科学影响力情况进行进一步的分析。科学影响力的评价指标采用文章被引用次数（Citations）和同领域引用比（Field Citation Ratio，FCR）来评价。所谓 FCR 即某篇文章的被引用量与该文章同 FOR 领域、同发表年份的所有文章的平均被引用量之比。以 FCR=2.0 为例，数据表明该文章的科学影响力为其同时代、同领域文章的科学影响力的 2 倍。相比于文章被引用量（Citations）指标，FCR 校正了文章涉及领域和发表年份对文章引用量的影响，因此将 FCR 用于评价科学影响力更为客观。

数据处理与统计分析使用 Python 3.7 软件。统计学方法包括描述性统计，即使用数值（百分比）描述计数型数据，结果描述包括临床试验的数量、研究机构、试验分期、干预措施、研究人群、受关注度、合作网络的分布特征、时间变化趋势与国家分布的比较。同时，研究还探讨 AI 临床试验的数量与不同国家医疗服务可及性的相关性；该医疗服务可及性采用的评价指标为医疗可及性和质量（Healthcare Access and Quality，HAQ）指数。然后，进一步对已有试验结果的临床试验所获得的证据进行统计，对证据质量进行评价。在时间趋势分析图中，由于 2021 年数据只收集到 5 月份，数据不完整，因此本报告只显示 2000 ~ 2020 年的趋势变化，而 2021 年数据不在时间趋势的分析图中展示。

二、分析结果

（一）临床试验数量

2000 ~ 2021 年，Dimensions 数据库共纳入来自全球 11 个临床试验登记平台的 3695 项 AI 临床试验。全球及该数量占比排名前 5 位的国家每年发起的 AI 临床试验数量随时间的变化趋势见图 5-3，其来源登记平台分布的变化趋势见图 5-4。

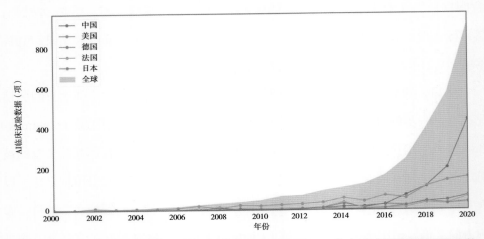

图 5-3 2000 ～ 2020 年全球及数量占比排名前 5 位国家 AI 临床试验新增数量变化趋势

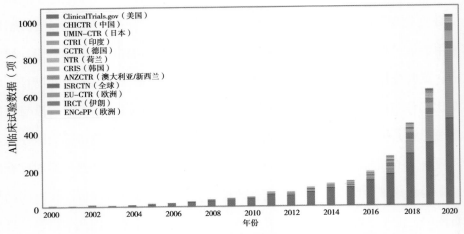

图 5-4 2000 ～ 2020 年全球 AI 临床试验的登记平台分布

由图中可见，自 2017 年起，全球 AI 临床试验的新增数量呈快速递增趋势，其中主要发起国为中国和美国，主要来源登记平台为中国的 CHICTR 平台和美国的 ClinicalTrials.gov 平台。中国 AI 临床试验的新增数量在 2017 年超越美国，成为全球开展 AI 临床试验新增数量最多的国家。2020 年，中国 AI 临床试验的新增数量达到 434 项，在全球新增 AI 临床试验中占比 43.0%。

2000 ～ 2021 年，不同收入水平国家的 AI 临床试验数量分布见图 5-5，其分布随时间变化的趋势见图 5-6；而不同国家 AI 临床试验与 HAQ 指数的关系见图 5-7。

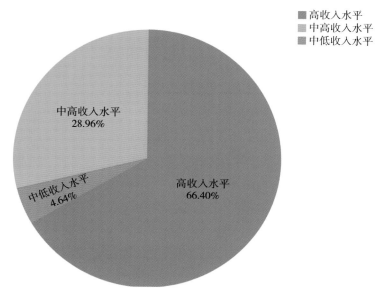

图 5-5　2000 ～ 2021 年不同收入水平国家的 AI 临床试验数量分布

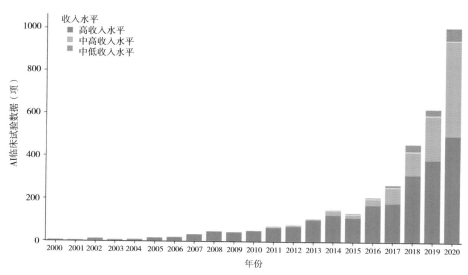

图 5-6　2000 ～ 2020 年不同收入水平国家 AI 临床试验数量的变化趋势

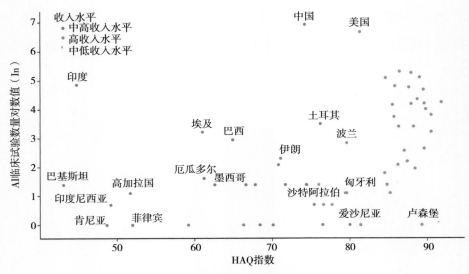

图 5-7　AI 临床试验数量与 HAQ 指数的相关性分布

由图 5-7 中可见，全球 AI 临床试验主要集中在高收入国家（66.4%），低收入国家的 AI 临床试验数量占比仅为 4.6%。从其变化趋势来看，自 2017 年起，中、高收入国家的 AI 临床试验数量呈逐步提升态势，至 2020 年，中、高收入国家的 AI 临床试验数量占比已接近 50%。此外，不同国家 AI 临床试验数量与 HAQ 指数的分布存在一定的弱相关性，一般收入水平越高、医疗服务可及性和质量（HAQ）指数越高的国家，其 AI 临床试验的数量会越多。

（二）AI 临床试验的科学影响力

全球 AI 临床试验数量排名前 10 位国家的 AI 临床试验受关注度情况见图 5-8，该试验被引用量排名前 10 位的国家及其平均被引用量见图 5-9 所示，被引用量排名前 10 位的临床试验详细情况见表 5-4。

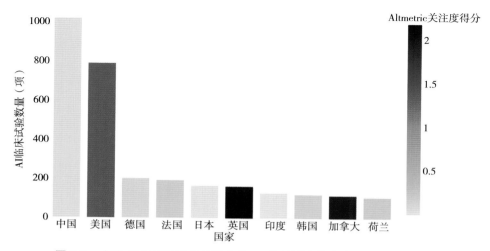

图 5-8　全球 AI 临床试验数量排名前 10 位的国家临床试验受关注度情况

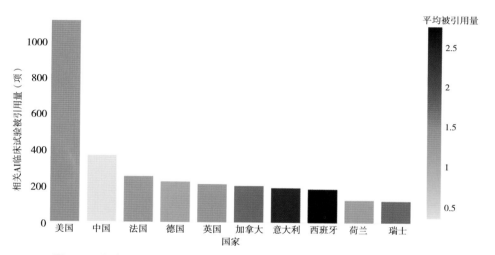

图 5-9　全球 AI 临床试验被引用量排名前 10 位的国家及其平均被引用量

表 5-4　全球 AI 临床试验被引用量排名前 10 位的临床试验

临床试验号	标题	被引用量
NCT03985761	Utilizing Gaming Mechanics to Optimize Telerehabilitation Adherence in Persons With Stroke	39
NCT04100486	A Pilot Study to Quantify the Autonomic Nervous System Balance in Healthy, Able-Bodied Individuals	36
NCT03079960	Data-Driven Characterization of Neuronal Markers During Deep Brain Stimulation for Patients With Parkinson's Disease	36

续表

临床试验号	标题	被引用量
NCT04196088	AIDA：A Multicenter, Prospective, Randomized Controlled Trial to Evaluate the Clinical Efficacy and Safety of Artificial Intelligence (AI) Detection of Adenomas (AIDA) With Standard High Definition With Light in Screening Colonoscopy	35
NCT02877420	Impact of a Simulation-based Training Curriculum of Non-technical Skills on Colonoscopy Performance	34
NCT04688970	Personalized Neurorehabilitative Precision Medicine - From Data to Therapies	34
NCT04496830	Cerebrospinal Fluid-biomarkers-based Diagnostic and Prognostic Models for Multiple Sclerosis	33
NCT03858595	Optimizing Gestational Weight Gain, Birth Weight and Other Perinatal Outcomes Among Pregnant Women at Risk of Hypertension in Pregnancy by Regular Monitoring of Weight Gain and Blood Pressure：A Pilot Randomized Controlled Trial	32
NCT04889729	Genomic and Personalized Medicine for All (GENOMED4ALL)：Application of Artificial Intelligence to Improve Disease Classification and Prognosis in Myelodysplastic Syndrome.	31
NCT03651700	A Phase II, Randomized Blinded Study of the Effects of Transcranial Magnetic Stimulation and Constraint Induced Language Therapy for the Treatment of Chronic Aphasia	30

由上图表中可见，用 Altmetric 关注度得分衡量，英国、加拿大和美国等欧美国家的 AI 临床试验受关注度较高；而用平均被引用量衡量，西班牙、意大利和加拿大等欧美洲国家 AI 临床试验的被引用量较多。其中美国在 AI 临床试验的数量和受关注度两个方面均有较优的表现。中国是 AI 临床试验总数排名第一的国家，但其临床试验的科学影响力较为不足，还有待进一步加强。

（三）研究机构分布

2000 ～ 2020 年全球及中国发起 AI 临床试验的研究机构数量随时间变化的趋势分别见图 5-10 和图 5-11，而全球、中国及美国 AI 临床试验研究机构的类型分布见图 5-12。

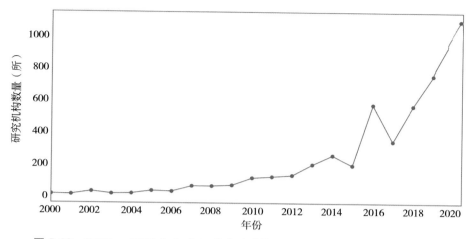

图 5-10 2000～2020 年全球 AI 临床试验的研究机构数量随时间变化的趋势

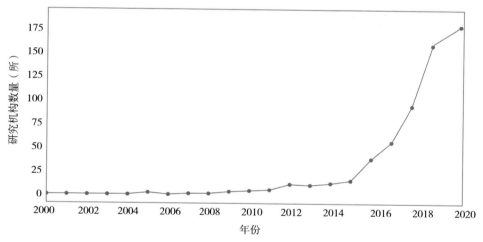

图 5-11 2000～2020 年中国 AI 临床试验的研究机构数量随时间变化趋势

从图 5-10、图 5-11 中我们可以发现，自 2017 年后，全球及中国从事 AI 临床试验的研究机构数量均呈快速递增趋势。我们实际统计的数据是截至 2021 年 5 月，2000 年 1 月至 2021 年 5 月全球从事 AI 临床试验的研究机构为 2674 所，其中中国的研究机构为 325 所（12.2%）。

而在图 5-12 中我们发现全球 AI 临床试验的研究机构种类，医疗机构占比最高，有 1484 所（55.5%），其次为高校类机构有 702 所（26.3%），企业类机构仅有

123 所（4.6%）；在中国 AI 临床试验的研究机构，各类机构占比与全球类似，多数为医疗机构，有 225 所（69.2%），高校类机构有 69 所（21.2%），而企业类机构仅有 2 所（0.6%）；美国 AI 临床试验的研究机构，虽然同样以医疗机构（58.5%）和高校类机构（17.6%）占比为主，但企业类机构占比（9.4%）高于世界水平，且远高于中国。这说明中国企业与医疗和高校类机构的合作尚有很大的发展空间。

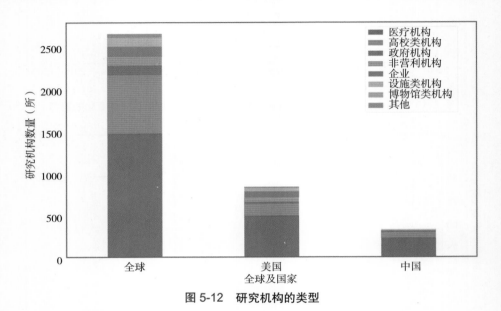

图 5-12　研究机构的类型

（四）合作网络分布

全球 AI 临床试验研究机构的合作情况见图 5-13，试验数量排名前 10 位的国家研究机构合作情况见图 5-14，合作研究涉及较多的双边地区为美欧合作、中美合作、美日合作等，其中 2018 年前后中国 AI 临床试验的合作情况对比见图 5-15。

从图 5-13 中我们发现，全球 AI 临床试验多以机构内合作为主要模式（49.6%），国际合作比例相对较低，为 16.4%。其中英国、加拿大、荷兰等一些欧美国家的国际合作比例相对较高，而中国、日本、韩国等亚洲国家的国际合作比例较低；相反，机构内合作比例较高。此外，在全球 AI 临床试验的合作网络中，美国与欧洲的合作占据最主导的地位，与中国的合作也很多。观察以中国为中心的合作网络，我们发现中国的主要合作对象是美国，但与欧洲在 AI 临床试验中的合作却相对比较薄弱。若以中美贸易战开始的 2018 年为分界点，相比较于 2000 ～ 2018 年中国 AI 临床试验的国际合作情况，2018 年后该国际合作的活跃度受到一定限制，中国的国际合作比例由 3.7% 下降到 2.5%。

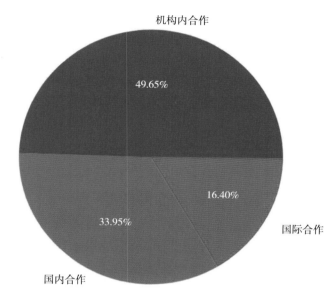

图 5-13　2000 ～ 2021 年全球 AI 临床试验研究机构合作情况分布

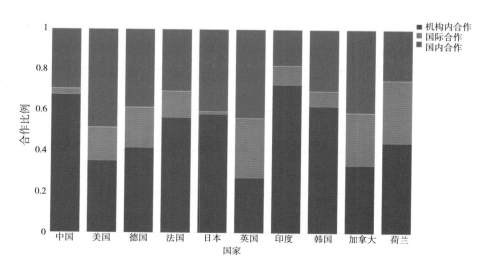

图 5-14　2000 ～ 2021 年全球 AI 临床试验数量排名前 10 位的国家研究机构合作情况

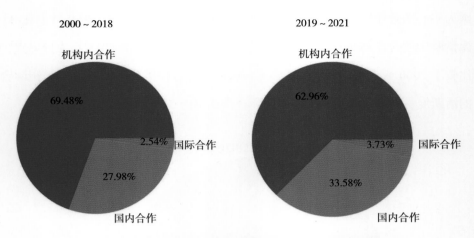

图 5-15　2018 年前后中国 AI 临床试验的国际、国内合作情况对比

（五）临床试验分期

全球 AI 临床试验分期和种类分布情况见图 5-16。

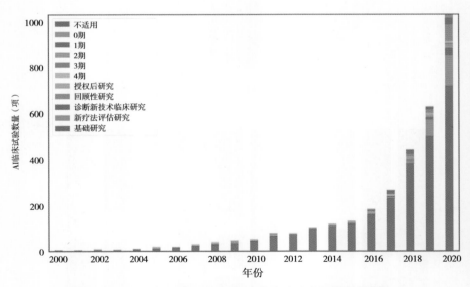

图 5-16　2000 ～ 2020 年全球 AI 临床试验分期的分布情况

从图 5-16 中可见，全球范围内关于 AI 临床试验的分期被研究者划分为"不适用"的占 79.3%，还有一些其他性质的研究，尚不能归入类似药物临床试验

的 5 个分期的类别中。除此之外，还有明确分期的 524 项临床试验，其中 355 项
（67.7%）处于临床早期阶段（0～1 期），处于临床 3 期和 4 期的只有 95 项（18.1%）。

（六）干预措施类型

全球 AI 临床试验干预措施随时间的变化情况见图 5-17，而图 5-18 描述了
不同收入水平国家的 AI 临床试验的干预措施分布情况。

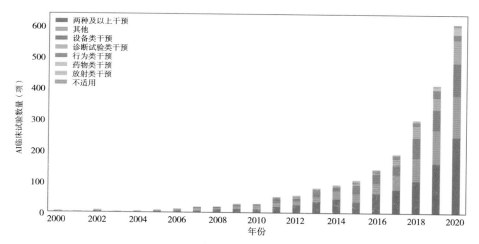

图 5-17　2000～2020 年全球 AI 临床试验的干预措施随时间的变化情况

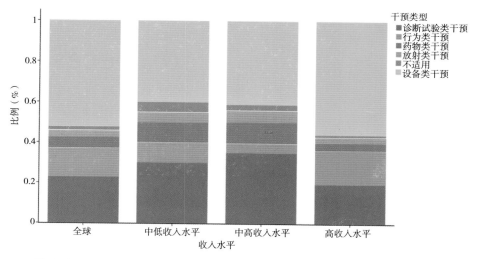

图 5-18　2000～2021 年不同收入水平国家的 AI 临床试验干预措施分布情况

观察图 5-17 可见，在全球 AI 临床试验的干预措施中，以混合型干预（35.1%）为主，其后依次为设备类干预（17.1%）、诊断试验类干预（7.5%）和行为干预（4.7%）。然而从 2017 年起，设备类干预与诊断试验类干预的 AI 临床试验数量有大幅度增加的趋势。而从图 5-18 来看，不同收入水平国家的 AI 临床试验干预措施分布有较大的差异，其中，中、低收入水平国家的试验中诊断试验类干预占比较高，而设备类干预和行为干预则在高收入国家中占有更高的比例。

（七）疾病谱（目标人群）

1. 全球情况　全球 AI 临床试验的疾病谱见图 5-19，其中疾病谱排名前 20 位疾病的 AI 临床试验数量与疾病负担的相关性见图 5-20 和表 5-5。

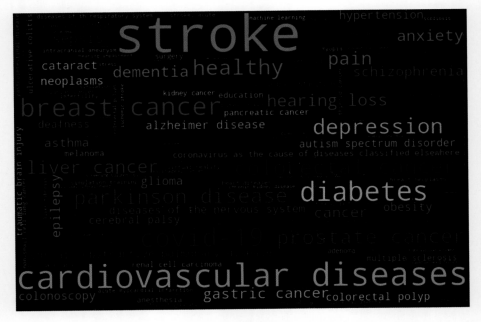

图 5-19　全球 AI 临床试验疾病谱词云图

图中疾病谱词的大小与出现频度有关，词谱越大说明词频越高

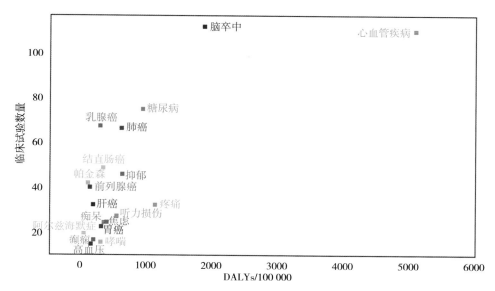

图 5-20　全球疾病谱排名前 20 位疾病的 AI 临床试验数量与疾病负担的相关性分布

DALYs. 伤残调整生命年，表示每 10 万人中伤残调整生命年的损失数量，健康人群 DALYs 数据缺失，故在本图中没有展示

表 5-5　全球疾病谱排名前 20 位疾病的 AI 临床试验数量与疾病负担

排名	疾病	临床试验数量	DALYs/100 000
1	脑卒中	113	1851.15
2	心血管疾病	111	5080.57
3	糖尿病	75	916.06
	COVID–19	67	—
4	乳腺癌	67	266.56
5	肺癌	66	592.67
6	结直肠癌	48	313.85
7	抑郁	45	605.67
8	健康人群	44	—
9	帕金森病	41	81.33
10	前列腺癌	39	111.73
11	疼痛	31	1108.45

排名	疾病	临床试验数量	DALYs/100 000
12	肝癌	31	161.92
13	听力损伤	26	520.01
14	痴呆	23	326.68
15	焦虑	23	370.61
16	胃癌	21	287.19
17	阿尔茨海默病	18	21.17
18	癫痫	15	169.02
19	哮喘	14	278.53
20	高血压	13	128.76

COVID-19 数据还在统计中，暂不列入排名

观察 AI 临床试验疾病谱词云图可以发现，根据该疾病谱，全球范围内 AI 临床试验主要关注的疾病包括脑卒中、心血管疾病和糖尿病，2019 年暴发的新冠病毒肺炎（Corona Virus Disease-19，COVID-19）也受到较多关注。此外，观察图 5-20 可以看到，对于疾病谱排名前 20 位的疾病来说，全球 AI 临床试验的数量与疾病负担用伤残调整生命年（DALYs）判定，呈现一定的正相关趋势。其具体的试验项目数量和疾病负担情况在表 5-5 中有详细体现，其中以心血管疾病、脑卒中的负担最重。

2. 中国情况　中国 AI 临床试验的疾病谱见图 5-21，其中疾病谱排名前 10 位疾病的 AI 临床试验数量与疾病负担见表 5-6。

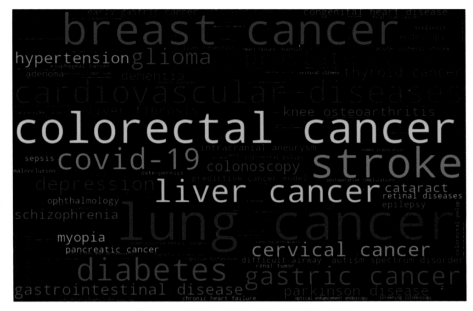

图 5-21　中国 AI 临床试验疾病谱词云图

图中疾病谱词的大小与出现频度有关，谱词越大说明记号频越高

表 5-6　中国的（疾病谱排名前 10 位疾病）AI 临床试验数量与疾病负担

排名	疾病	临床试验数量	DALYs/100 000
1	肺癌	39	1204.25
2	乳腺癌	26	207.93
3	结直肠癌	26	449.6
4	脑卒中	25	3230.51
5	心血管疾病	20	6463.47
6	肝癌	19	374.41
7	糖尿病	19	696.04
	COVID–19	17	–
8	胃癌	12	690.76
9	前列腺癌	10	70.49
10	抑郁	7	531.65

COVID–19 数据还在统计中，暂不列入排名

从图表中可以看出，中国 AI 临床试验的疾病谱中以肺癌、乳腺癌、结直肠癌和脑卒中为主；其疾病负担则与全球一致，以心血管疾病和脑卒中的负担最重。

（八）完成状态分布

全球 AI 临床试验的完成状态见图 5-22，其中试验数量排名前 10 位国家的试验完成状态见图 5-23。

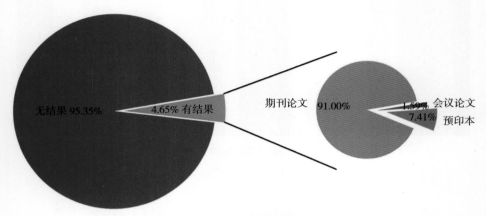

图 5-22　全球 AI 临床试验中有结果的试验占比情况

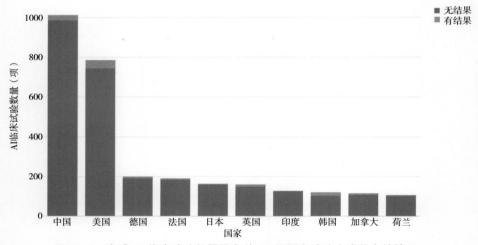

图 5-23　全球 AI 临床试验数量排名前 10 位国家试验完成状态的情况

由以上两图中可见，全球 AI 临床试验中已有结果的临床试验占比仅为

4.7%（已有结果的发文量是 189 篇），其中结果多见于期刊论文（91%），其次为预印本（7.4%）和会议论文（1.6%）。分析相关国家发现，已有结果的 AI 临床试验数量主要来源的国家为美国和中国，而已有结果的 AI 临床试验在全部试验中占比较高的国家主要为韩国、加拿大和英国。

（九）NICE 框架证据评价

1. 功能分类及其变化 基于英国 NICE 评估框架，我们对前面提到的发表结果的 AI 临床试验，共计 189 篇文章所开发的人工智能电子健康设备（DHT）的研究证据质量进行评估，并依据 NICE 框架对有结果文章中 DHT 进行功能分类，其功能分类结果的分布见图 5-24，而功能分类的研究热度随时间的变化趋势见图 5-25。

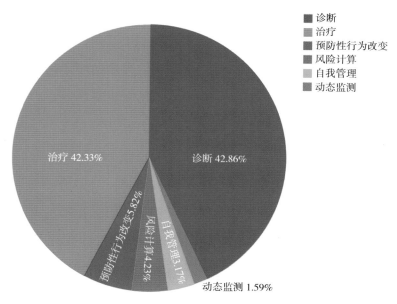

图 5-24　DHT 功能分类

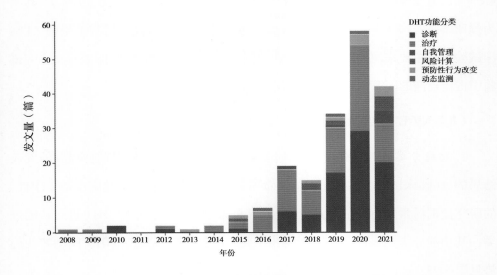

图 5-25　DHT 功能分类研究热度随时间的变化趋势

从图 5-24 中可以看出，已有研究证据支持的 DHT 主要以诊断类 DHT（42.9%）和治疗类 DHT（42.3%）为主，而动态监测类 DHT 占比较少（1.59%）。从图 5-25 中可以看出，2015 年各类 DHT 的研究热度较为均衡；但从 2016 年后，治疗类 DHT 的研究文章数量开始明显增长；2017 年后则诊断类 DHT 的研究文章数量出现明显的增长趋势。

2. 研究证据达标情况　基于 NICE 框架评价标准，DHT 研究证据达标的占比情况见图 5-26，而不同功能分类的 DHT 研究证据达标的占比情况见图 5-27。

从图 5-26 中可见，DHT 中已有证据支持达到 NICE 标准的只占 30.7%，其中 16.9% 的研究证据满足最高标准（Best practice），13.8% 的研究证据满足最低标准（Minimum）。研究证据不达标的主要影响因素如下。

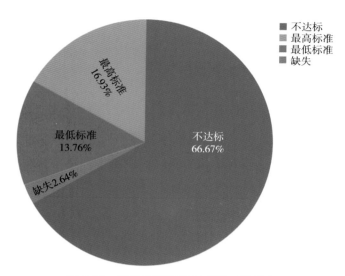

图 5-26　DHT 研究证据达标的占比情况

无法判断指该文章评价所需的相关信息缺失，因此无法判断是否达标

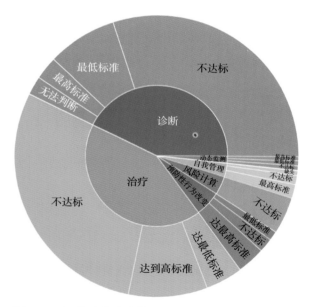

图 5-27　不同功能分类的 DHT 研究证据达标占比情况

（1）样本量未经过统计学效度计算（不达标率 58.7%）。

（2）研究设计方案不达标（不达标率 28.0%）。

（3）DHT 干预后与临床结局相比，对照组没有提升（不达标率 11.1%）。

（4）研究未设计对照组（不达标率 10.6%）。

而从图 5-27 可见，在不同功能分类中，治疗类 DHT 研究证据满足最高标准（Best practice）的研究数量较其他分类为高，其占比也相对较高；预防性行为改变类 DHT 研究证据满足最高标准（Best practice）的研究虽然数量不及治疗类，但其所占比例却最高；诊断类 DHT 研究证据达标的多为最低标准，满足最高达标标准的证据不多；风险计算类 DHT 研究证据几乎均不达标。

3. 研究结果分布　已有研究证据支持的 DHT 研究结果的分布情况见图 5-28，而不同研究结果的 DHT 达标分布情况见图 5-29。

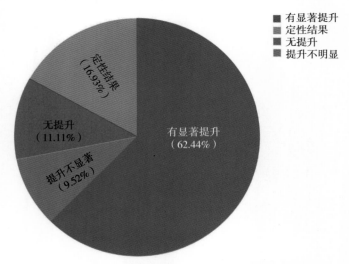

图 5-28　有研究证据支持的 DHT 研究结果分布情况

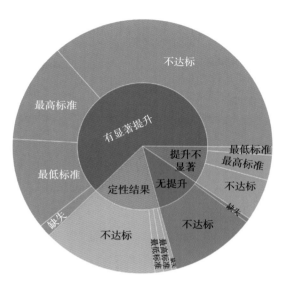

图 5-29 不同研究结果的 DHT 达标分布情况

从图 5-28 可见，相较于研究对照组，71.9% 的研究证据支持 DHT 干预可以提升临床结局表现，其中 62.4% 显示有显著性提升；9.5% 显示有提升但无统计学显著性差异；但 11.1% 的研究证据则表明 DHT 干预不能提升研究人群的临床结局表现。此外，有 16.9% 的研究采用的是定性指标来评价临床结局，因此无法比较统计学差异的显著性。

从图 5-29 我们发现，在支持 DHT 可以显著提升临床结局表现的研究证据中，只有 39.0% 的研究证据达到 NICE 标准，其中 20.3% 的研究证据满足最高标准（Best practice），18.6% 的研究证据满足最低标准（Minimum）。而支持 DHT 干预不能提升研究人群临床结局表现的研究证据中，95.2% 的研究证据不能满足 NICE 的达标标准。

（十）完成结果的评估

基于 AI 临床试验结果已发表的 189 篇文章，对其研究设计及科学影响力情况进行分析评估。

1. **研究方案设计**　不同研究方案的分布情况见图 5-30，研究的对照组设计及其结果分布见图 5-31。

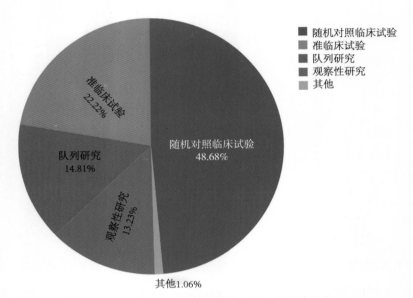

图 5-30　DHT 已发表研究的不同研究设计分布

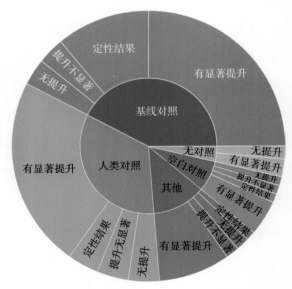

图 5-31　DHT已发表研究的对照组设计及其研究结果分布

从图中可见在 DHT 已发表研究中，48.7% 的研究方案设计为随机对照临床试验（randomized controlled trial, RCT），22.2% 为准临床试验（无随机对照），14.8% 为前瞻性队列研究。而在这些研究中，42.3% 的研究采用的是基线对照组，33.9% 的研究采用的是人类对照组，3.7% 的研究未设计对照组。在人类对照组研究中，78.1% 的研究证据支持 DHT 干预可以提升临床结局表现，其中 67.2% 显示有显著性提升；10.9% 显示有提升但无统计学显著性差异。

2. 样本量及其对结果的影响　DHT 已发表结果的研究样本量分布见图 5-32，其样本量大小对结果的影响分布见图 5-33。

从图 5-32 和图 5-33 中可以发现，在已发表研究中，84.1% 的研究其样本量在 1000 例以下，只有 7.41% 的研究样本量达到 10 000 例以上。当研究的样本量达到 10 000 例以上时，其研究结果支持 DHT 干预可以显著提升临床结局表现的比例大大下降，仅为 35.7%。而在样本量 < 100 例的研究中，其研究结果支持 DHT 干预可以显著提升临床结局表现的比例较高，为 58.1%。

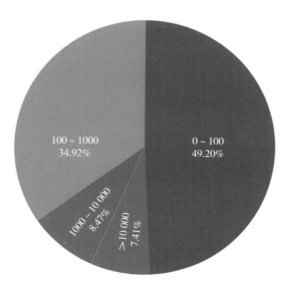

图 5-32　DHT 已发表研究结果的样本量分布

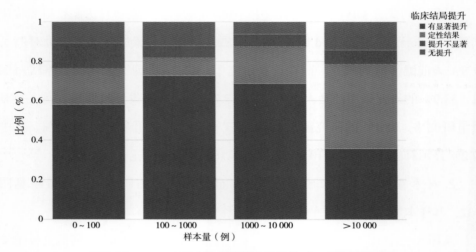

图 5-33　DHT 已发表研究的样本量及其对研究结果的影响

3. 发表期刊及研究内容　我们对 DHT 研究发表数量排名前 10 位的期刊及其 DHT 研究的平均被引用量等信息做了分析，结果见图 5-34；引用量排名及 FCR 排名前 10 位研究的相关情况见表 5-7 和表 5-8。

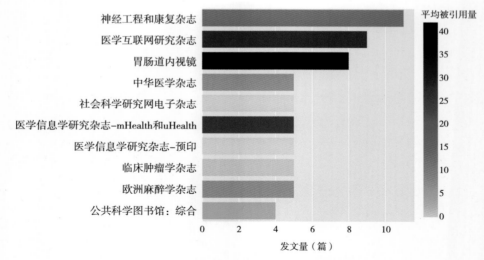

图 5-34　DHT 研究发表数量前 10 位的期刊

从图 5-34 中我们可以看出，DHT 研究多倾向于发表在临床研究或临床专科研究一类的期刊上，较少发表在医学信息学领域的期刊上。相较于医学信息学领域的期刊，发表在临床研究与临床专科研究一类期刊上的 DHT 研究，其平均被引用量更高些。表 5-7 和表 5-8 显示出引用量和 FCR 排名前 10 位的 DHT 研究；其标题（研究方向）、被引用量或 FCR 数量以及相关的文章 / 实验 ID、发表年份及国家等信息。

表 5-7　引用量排名前 10位的 DHT 研究详细情况一览表

排名	文章 ID	标题	被引用量（次）	临床试验号	年份	国家
1	pub.1103818178	Man against machine：diagnostic performance of a deep learning convolutional neural network for dermoscopic melanoma recognition in comparison to 58 dermatologists	445	DRKS00013570	2018	法国，美国，德国
2	pub.1001472977	Effect of virtual reality training on laparoscopic surgery：randomised controlled trial	413	NCT00311792	2009	加拿大，丹麦
3	pub.1035609933	Efficacy of site-independent telemedicine in the STRokE DOC trial: a randomised, blinded, prospective study	295	NCT00283868	2008	美国
4	pub.1112434470	Real-time automatic detection system increases colonoscopic polyp and adenoma detection rates：a prospective randomised controlled study	251	CHICTR-DDD-17012221	2019	美国，中国
5	pub.1106148566	Real-Time Use of Artificial Intelligence in Identification of Diminutive Polyps During Colonoscopy：A Prospective Study.	197	UMIN000027360	2018	日本

续表

排名	文章 ID	标题	被引用量（次）	临床试验号	年份	国家
6	pub.1028481846	The Performance of Mela-Find：A Prospective Multicenter Study	172	NCT00434057	2010	美国
7	pub.1069286633	IntelliCare：An Eclectic, Skills-Based App Suite for the Treatment of Depression and Anxiety	165	NCT02176226	2017	美国
8	pub.1125990648	Sensitive and specific multi-cancer detection and localization using methylation signatures in cell-free DNA	152	NCT03085888	2020	美国，加拿大，英国
9	pub.1069286958	Automated Personalized Feedback for Physical Activity and Dietary Behavior Change With Mobile Phones：A Randomized Controlled Trial on Adults	113	NCT02359981	2015	美国
10	pub.1031487161	Phantom motor execution facilitated by machine learning and augmented reality as treatment for phantom limb pain：a single group, clinical trial in patients with chronic intractable phantom limb pain	109	NCT02281539	2016	斯洛文尼亚，瑞典

表 5-8 FCR 排名前 10 位的 DHT 研究详细情况一览表

排名	文章 ID	标题	FCR	临床试验号	年份	国家
1	pub.1112434470	Real-time automatic detection system increases colonoscopic polyp and adenoma detection rates：a prospective randomised controlled study	230.64	CHICTR-DDD-17012221	2019	美国，中国

续表

排名	文章 ID	标题	FCR	临床试验号	年份	国家
2	pub.1103818178	Man against machine: diagnostic performance of a deep learning convolutional neural network for dermoscopic melanoma recognition in comparison to 58 dermatologists	141.48	DRKS00013570	2018	法国，美国，德国
3	pub.1112683056	Randomised controlled trial of WISENSE, a real-time quality improving system for monitoring blind spots during esophagogastroduodenoscopy	89.18	CHICTR1800014809	2019	中国
4	pub.1001472977	Effect of virtual reality training on laparoscopic surgery: randomised controlled trial	80.43	NCT00311792	2009	加拿大，丹麦
5	pub.1069286633	IntelliCare: An Eclectic, Skills-Based App Suite for the Treatment of Depression and Anxiety	62.16	NCT02176226	2017	美国
6	pub.1121064361	Prediction system for risk of allograft loss in patients receiving kidney transplants: international derivation and validation study	54.82	NCT03474003	2019	比利时，法国，奥地利，美国
7	pub.1035609933	Efficacy of site-independent telemedicine in the STRokE DOC trial: a randomised, blinded, prospective study	47.76	NCT00283868	2008	美国
8	pub.1120508739	Impact of a real-time automatic quality control system on colorectal polyp and adenoma detection: a prospective randomized controlled study (with videos)	46.85	NCT03622281	2019	中国

排名	文章 ID	标题	FCR	临床试验号	年份	国家
9	pub.1120991741	Artificial Intelligence–assisted System Improves Endoscopic Identification of Colorectal Neoplasms	45.82	UMIN000028843	2019	日本
10	pub.1106372807	Using Psychological Artificial Intelligence (Tess) to Relieve Symptoms of Depression and Anxiety：Randomized Controlled Trial	41.43	ISRCTN61214172	2018	荷兰，美国

第6章
本研究的主要结论

　　本报告由北京大学健康医疗大数据国家研究院牵头，联合浙江省北京大学信息技术高等学院、北京大学公共卫生学院等单位，结合 Digital Science 旗下的 Dimensions 平台的优势发布的第二份健康医疗人工智能指数报告。同 2020 年第一份报告相比，本报告内容仍围绕科学研究概览、科学技术交叉、科学社会交互、人类 - 机器协同 4 个方面展开，但在数据采集、分析、评估等方面均做了新的尝试，且大大拓展了健康医疗人工智能科学出版物和注册临床试验的数据集，更全面系统地回顾分析了健康医疗人工智能领域 2009 ～ 2020 年全球科学研究和临床试验的规模、结构和发展趋势，为科学研究者及临床工作者提供了参考。下面就前文的数据分析，我们得出的主要结论如下。

一、科学研究方面

（一）健康医疗人工智能科学出版物通览

　　通过数据定义及数据获取，我们得到 2009 ～ 2020 年 63 216 篇健康医疗人工智能科学出版物，经过数据统计分析，我们发现全球健康医疗人工智能科学出版物数量呈稳定上涨的趋势，并在 2016 年后增长势头扩大。主要领先国家有美国、中国、英国、印度和德国。美国一直处于领头羊位置并与其他国家拉开了一定的差距。中国自 2016 年国务院办公厅印发《关于促进和规范健康医疗大数据应用发展的指导意见》（国办发〔2016〕47 号）以来发文量快速增长，与除美国外的其他国家拉开了差距，稳居全球第二的位置。其中，在全球范围内，哈佛大学、布莱根妇女医院、斯坦福大学及妙佑国际医疗等研究机构对健康医疗人工智能产出最多。在国内，上海交通大学、浙江大学、清华大学及中山大学在科学出版物产出数量上位于国内前列。但值得注意的是，在高影响力健康医疗人工智能科学出版物中，我国并没有出现在榜单中，表明我国在此领域下的科研质量及科研宣传力度有待提高。在我国，北京的研究机构产出的科学出版物最多，其次为上海和广东，其他地区的科研机构也均有一定的产出。

此外，通过对科学出版物关联的基金资助金额（美元）进行分析，我们发现美国、英国及欧盟国家常年处于领先地位，对健康医疗人工智能的相关研究资助较大，其中美国的资助金额常年处于 100 万美元之上。中国对健康医疗人工智能研究的基金资助金额，尚有较大发展空间。

（二）健康医疗人工智能科学出版物的健康医疗研究问题与聚焦技术细分领域

我们对科学出版物的健康医疗研究问题进行了分类，研究发现，"卫生保健治疗、获取和评价""环境和公共卫生"及"卫生服务管理"等为健康医疗人工智能科学出版物的主要健康医疗研究问题。此外，"肿瘤""卫生保健设施、人力和服务""感染"及"呼吸道疾病"等问题的相关科学出版物数量在近年来增长迅速。在我国，"环境和公共卫生"是在健康医疗人工智能领域下最主要的研究方向（21.1%），其中浙江大学、中山大学、上海交通大学、中国科学院大学及四川大学在该领域中产出最多。

我们也对科学出版物的聚焦技术细分领域进行总结和分类，分为五大类："决策规则""知识库""机器学习（含深度学习）""自然语言处理"及"机器人"。其中，"机器学习（含深度学习）"占比 62.8%，"机器人"占比 24.6%。值得一提的是，"机器学习（含深度学习）"在 2014 年后发展迅速，超过"机器人"，成为健康医疗人工智能研究最主要聚焦技术细分领域。此外，在中国，"机器学习（含深度学习）"占比相对全球更大，为 77.9%。最后，通过对科学出版物的健康医疗研究问题与聚焦技术细分领域的共现情况分析，得到二者之间的流向图，体现了不同人工智能技术在各类健康医疗研究问题的应用情况。

（三）健康医疗人工智能的专利数量趋势

我们通过 Field of Research 分类体系，检索获取了健康医疗人工智能专利，通过对专利数量的分析，我们可以看到全球范围内健康医疗人工智能专利数量近年来稳定增长，其中，我国在 2017 年反超美国，在专利数量上成为全球第一，并在 2020 年达到近 600 项健康医疗人工智能专利。相比之下，其他国家在过去 10 年间专利数量增势不稳定。我们进一步使用 Field of Research 体系对健康医疗人工智能专利在"医学和健康科学"大类下进行分类，其中，"眼科"（19.5%）、"神经科学"（19.3%）、"公共卫生和健康服务"（17%）、"心肺医学和血液学"（15.8%）及"临床科学"（14.3%）为专利主要研究方向，同时在"儿童和生殖医学""护理学""药理学和制药科学"等健康分类占比较小，在未来还有很大提升的空间，研究者们应多尝试使用人工智能技术新方法去处理该领域相关临床问题。

（四）健康医疗人工智能科研机构的合作力度

在本报告中，我们深度挖掘医疗机构与企业之间在健康医疗人工智能领域的合作。我们对医院与企业科研机构在健康医疗人工智能的合作进行了定义、标注与探索，全球范围内医企合作数量稳步增长，并于 2018 年开始呈快速上涨趋势，其中美国与中国分别位居总数第一和第二。其中，我国与企业合作产出科学出版物数量最多的医院机构为中国人民解放军医院、北京协和医院和四川大学华西医院，分别为 17 篇、14 篇与 11 篇，表明我国在医企合作方面仍有发展空间。

通过分析，全球范围内医企合作的科学出版物主要研究方向为"环境和公共卫生"（20.4%）及"卫生保健质量、获取和评价"（20.4%）和"卫生服务管理"（12.5%）等。在我国，"肿瘤"（9.52%）、"呼吸道疾病"（5.56%）及"心血管疾病"（4.69%）等健康问题均超出全球范围内对应占比，同时，我国87.1%的医企合作科学出版物应用"机器学习（含深度学习）"技术，相对比下"知识库"及"机器人"的应用则较少。除此之外，我们绘制了我国医企研究机构的合作网络，可以看出北京朝阳医院、中国人民解放军总医院及瑞金医院等大型三甲医院在医院与企业合作中产出多，合作广，占据主导地位。

我们认为在健康医疗人工智能领域内，我国医疗机构与企业合作具有一定的科学出版物数量产出，但产出质量还有待提升（科学出版物影响力不足），同时应用的人工智能技术过度依赖于机器学习，在机器人、知识库、决策规则和自然语言处理技术上研究投入力度较少，还有很大的发展空间。目前，我国科研机构的标准化标注程度还不够，造成研究者在探索合作模式时对于机构性质、地区及科研产出的分析不全面。本报告使用基于规则＋人工的标注方法，对我国大部分的相关科研机构进行标注，为本报告医企合作的探究提供支撑。

二、临床试验方面

（一）健康医疗人工智能临床试验通览

自 2017 年起，全球 AI 临床试验的新增数量呈快速递增趋势，其主要增长来源为中国和美国，且双方呈现出竞争态势。2017 年始，中国已经成为全球每年开展 AI 临床试验数量最多的国家；2020 年中国 AI 临床试验的新增数量达到全球相关临床试验的近 50%。同时，中国从事 AI 临床试验的研究机构也迅速增多。截至 2021 年 5 月，中国从事过 AI 临床试验的研究机构在全球相关研究机构中占比超过 10%。这与中国在 2016 年和 2017 年集中推进的一系列"互联网

＋健康医疗"的宏观政策的发展相一致。对比世界其他各国医疗人工智能国家战略的发布情况，中国国家层面人工智能政策的出台迅速而密集，中国的智慧医疗行业正进入急速发展的新时期。

全球近50%的AI临床试验以机构内合作为主，国际合作比例相对较低；而中国AI临床试验的国际合作比例不到5%，远低于全球平均水平。在以中国为中心的合作网络中，美国是中国的主要合作对象，中国与欧洲在临床试验中的合作相对比较薄弱。中美贸易战后，中国的国际合作活跃度受到明显限制。在AI临床试验的国际合作当中，中国可考虑增强与欧洲国家合作，增加国际合作的多样性，以降低国际合作限制的可能性。从Altmetric关注度得分和平均被引用量评价科学影响力看，中国AI临床试验的影响力低于世界平均水平，英国等部分欧洲国家AI临床试验的科学影响力较高。中国AI临床试验的科学影响力还有待于提升。此外，全球AI临床试验产出文章的比例均较低，已有文章产出的临床试验证据主要来源为美国和中国，全球在该领域的成果产出还有提升空间。

（二）健康医疗人工智能临床试验的疾病谱

对健康医疗领域AI临床试验涉及的疾病谱分析显示，AI临床试验的研究量和疾病负担总体上呈正相关关系，主要集中在以心脑血管疾病和糖尿病为主的慢性疾病，以及以乳腺癌和肺癌为主的各种癌症。本次新冠病毒肺炎疫情与医疗AI的结合研究也有较大比例，我们已在此次疫情中感受到AI在重大公共卫生事件应急和传染病监测预警领域的应用前景。中国AI临床试验涉及的疾病谱总体与全球的疾病谱较为一致。全球AI临床试验的干预以设备类干预、诊断试验类干预和行为干预为主；已完成的AI临床试验以诊断类和治疗类DHT为主。这表明健康医疗领域AI临床试验中医疗AI设备目前以医护人员为主要使用对象，以辅助临床决策为主要应用场景。而以一般人群或患者为主要使用对象类、以自我健康管理为应用场景的 AI 设备研究尚有不足，或是此类设备的有效性评估制度尚不完善，规范的临床试验类评估研究较少。

全球 AI 临床试验主要集中在高收入国家，低收入国家的 AI 临床试验数量占比不及高收入国家的 1/10。同时，医疗可及性越高的国家或地区，其 AI 临床试验的研究量越大。这与应用医疗 AI 缓解地区医疗资源紧缺问题的期望效应并不一致。医疗 AI 在临床实践中的有效应用对于低收入 / 低医疗可及性的国家提高基层医疗服务能力、质量和效率，缓解医疗资源分配不均等问题具有重要意义。然而，由于研究资源的不均衡，低收入国家缺乏相应的人力与物力资源开展医疗 AI 的相关研究，而这可能会导致医疗 AI 研究进一步加重现有的国家或地区间医疗服务可及性和质量两极分化的问题。对于医疗 AI 研究与应用所涉及的公平性问题仍有待于进一步的深入探讨。在 AI 临床试验中，低收入国家诊断试验类干预比例较高，高收入国家设备类干预和行为干预比例较高。在低收入国家或地区，利用医疗 AI 设备提高常见疾病的诊断质量与效率，可能更有助于大幅度提高当地的一般健康水平，改善患者预后。

（三）健康医疗人工智能全球临床试验分期及研究机构

在全球 AI 临床试验中，接近 80% 的临床试验不能划分入传统临床试验的 4 个分期。传统临床试验的划分规则不适用于大部分 AI 临床试验。这提示，AI 临床试验的研究设计及评估与传统临床试验可能有较大差别，AI 临床试验尚缺乏一个通用的、符合其应用需求的试验设计及评估规范。目前，AI 的临床试验的研究设计规范、报告规范都处于起步摸索阶段。2017 年，*The New England Journal of Medicine*（NEJM）发布了 FDA 制定的 AI 临床试验研究分期指南，确定了 AI 临床试验研究分期的方向。2020 年医学领域的顶刊：*Nature Medicine*、*The BMJ* 和 *The Lancet* 联合发布了首个 AI 临床试验国际标准，用以规范具有 AI 干预措施的临床试验的研究方案指南 SPIRIT-AI 和用以规范 AI 临床试验研究报告的指南 CONSORT-AI。两项指南分别是基于传统临床试验的国际通用标准 SPIRIT 2013 研究指南与 CONSORT 2010 报告指南，采用阶段性共识流程制定而成。同年，医学信息学领域顶刊 *Journal of the American Medical Informatics Association*（JAMIA）发布了首个 AI 临床试验的分期研究的具体框架，该框架由 IBM 研究院（IBM Research）基于上述 FDA 发布的 AI 临床试验分期指南制定，进一步明确了 AI 临床试验各个分期阶段的研究实施细节。

IBM 研究院发布的 AI 临床试验的分期框架同样依据传统临床试验分期方法，将其分为：①0 期研究：发现和发明，包括用户需求与工作流评估、数据质量检查、算法研发、性能评估和原型设计；②1 期研究：安全和剂量，包括算法性能优化和可用性测试；③2 期研究：效果和不良反应，包括医疗环境中针对目标用户的算法性能 / 效果评估、接口设计和质量改进；④3 期研究：治疗效果，包括临床试验和不良反应识别；⑤4 期研究：安全性和有效性，包括部署后监测。与药物临床试验相比，医疗 AI 设备的有效性评估还需要考虑临床受众对 AI 设备的理解、信任和使用行为。该框架有一定的局限性，并不适用于自适应更新的 AI 系统，自适应更新的 AI 系统在模型参数变化时可能需要同时对多个阶段进行重新评估。此外，框架建议为避免潜在的误差，医疗 AI 设备的开发者不应参与到自己的 AI 设备的评估当中，尤其是在临床试验的后期阶段。医疗 AI 设备的评估需要依赖于跨领域的联合团队支持，包括学术界（医疗机构 / 高校）、公共卫生领域、产业界等相关人员的合作参与。

然而，目前 AI 临床试验的研究机构主要以医疗机构和高校等学术界机构为主，而企业类机构的参与比例较低（＜5%）。美国 AI 临床试验中企业类机构的参与度相对较高（近 10%），而中国 AI 临床试验中企业类机构的参与度则明显不足（＜1%）。健康医疗领域 AI 设备的评估，企业参与仍有待加强。

（四）健康医疗人工智能在临床试验的循证范式应用

目前全球 AI 临床试验的成果产出率较低（＜5%），又由于 AI 临床试验初期研究规范的不完善，已有结果的 AI 临床试验中＞50% 的临床试验无法达到

NICE 框架 DHT 有效性评估的最低证据标准。其不达标的主要因素包括：①样本量未经过统计学效度计算；②研究设计不达标；③干预后临床结局相比对照组没有提升；④未设计对照组。样本量的效度计算是影响 AI 临床试验证据的主要因素，此外，＞80% 的临床试验其样本量在 1000 人以下。样本量是保证临床试验结果有效性和可推广性的一个重要指标，AI 临床试验在样本量设计上应给予足够的重视。满足有效性评估最高标准的医疗 AI 设备主要为治疗类和预防性行为改变类，而风险计算类设备的研究证据不达标比例比较高。风险计算类 AI 设备主要应用于临床决策支持，用于辅助医护人员识别高危患者，以及时采取干预。由于风险计算类 AI 设备不独立用于患者，而有医护人员在中间作为 AI 的监督者。因此，对此类设备进行有效性评估时，容易放松评估标准。

＞70% 的 AI 临床试验支持 AI 干预可以提升临床结局表现（＞60% 有显著性提升），而其中有近 40% 的研究证据达到最低证据标准（20% 满足最高证据标准）。这表明 AI 在健康医疗领域的应用已有证据支持。目前我国 AI 医疗器械的审批制度还在不断完善阶段，其审批与应用要求也较为严格。在医疗 AI 产品注册审批方面，我国已公布分类目录、审批流程及要点等相关文件。2018 年新版《医疗器械分类目录》正式实施，首次为医疗 AI 产品进行分类。2021 年《人工智能类医用软件产品分类界定指导原则》发布，明确了 AI 医疗器械的定义、管理属性和管理类别。2020 年 AI 医疗器械实现审批的 "零突破"，推动了医疗 AI 在真实世界的市场化应用。2021 年至今，我国已累计批准了 15 张 AI 医疗器械注册证，已通过审批的 AI 医疗器械全部为医学影像领域，方向集中在基于 AI 识别医学影像图片进行辅助诊断，均不可单独用于患者诊断。此外，健康医疗领域 AI 设备的有效性评估仍缺乏一个通用性的框架。本研究中所采用的 NICE 框架为英国本土设计的框架，目前尚未经过广泛使用，具有一定的局限性。如果 NICE 框架对 AI 设备的分类无法涵盖所有的 AI 临床试验研究，较为常见的医护人员培训类 AI 设备即无法归入已有的 NICE 框架 DHT 分类中。此外，NICE 框架对于 AI 设备的分类标准不够明确，各个功能分类间可能产生交叉；而对于 AI 设备的证据评估标准，NICE 只给出了指导性的评估标准，没有给出客观的量化指标，因此基于 NICE 框架对 AI 设备的分类及其证据评估可能受到主观误差的影响。除 NICE 以外，世界卫生组织（world health organization，WHO）和美国 FDA 也均发布过医疗 AI 设备的有效性评估框架。但上述框架同样只给出了指导性的评估标准，而缺乏客观评价指标。AI 应用于健康医疗领域研究的有效性评估还有待一个通用、客观的评估框架与指南。

当前，多数 AI 算法就像一个"黑匣子"：算法的内在逻辑很难解释，也很难为医师提供决策建议的前因后果。由于探究因果关系和循因治病是医疗的根本，这种不确定性会给使用 AI 系统的医师带来迟疑和困惑。医学是一门不确定性的科学，"循证医学"的概念同样适用于应对 AI 在医学应用中的不确定性。如同医学领域中其他新的干预手段，AI 系统的效力和安全性必须得到科学的评估，方能为医患所用。目前，已有倡议应用循证医学的思路来验证 AI 系统提供的医学建议；这一做法应成为通用规则。随着技术的进步，AI 算法将变得更加稳健和成熟；应用比较效果研究评价 AI 算法在真实世界中的表现，以及评估其对患者疾病健康结局的影响是至关重要的。同样，基于 AI 的预测模型也需要在流行病学或医学研究中进行评估。医疗 AI 设备在真实世界的有效性评估和审批规范与制度还有待于进一步完善。

主要参考文献

[1] 中国医院协会健康医疗大数据应用管理专业委员会. 健康医疗人工智能指数报告 2020, 2020.

[2] Bastian, Mathieu, Sebastien Heymann, and Mathieu Jacomy. "Gephi: an open source software for exploring and manipulating networks." Third international AAAI conference on weblogs and social media, 2009.

[3] Bec Crew. Artificial-intelligence research escalates amid calls for caution [J]. Nature Index, 2020.

[4] Cruz Rivera S, Liu X, Chan A-W, et al. Guidelines for clinical trial protocols for interventions involving artificial intelligence: the SPIRIT-AI extension [J]. Nature Medicine, 2020, 26(9): 1351-1363.

[5] Faris O, Shuren J. An FDA viewpoint on unique considerations for medical-device clinical trials[J]. New England Journal of Medicine, 2017, 376(14): 1350-1357.

[6] Forsyth J R, Chase H, Roberts N W, et al. Application of the National Institute for Health and Care Excellence evidence standards framework for digital health technologies in assessing mobile-delivered technologies for the self-management of type 2 diabetes mellitus: scoping review[J]. JMIR diabetes, 2021, 6(1): e23687.

[7] Fullman N, Yearwood J, Abay S M, et al. Measuring performance on the Healthcare Access and Quality Index for 195 countries and territories and selected subnational locations: a systematic

analysis from the Global Burden of Disease Study 2016[J]. The Lancet, 2018, 391(10136): 2236-2271.

[8] Liu X, Cruz Rivera S, Moher D, et al. Reporting guidelines for clinical trial reports for interventions involving artificial intelligence: the CONSORT-AI extension [J]. Nature Medicine, 2020, 26(9): 1364-1374.

[9] Nagendran M, Chen Y, Lovejoy C A, et al. Artificial intelligence versus clinicians: systematic review of design, reporting standards, and claims of deep learning studies [J]. BMJ, 2020, 368.

[10] Park Y, Jackson G P, Foreman M A, et al. Evaluating artificial intelligence in medicine: phases of clinical research[J]. JAMIA open, 2020, 3(3): 326-331.

[11] Policy for device software functions mobile medical applications guidance for industry food drug administration staff preface public comment internet. FDA. 2019. URL: https://www.fda. gov/media/80958/download.

[12] WHO monitoring and evaluating digital health interventions: a practical guide to conducting research and assessment. WHO. 2016. URL: https://www.who.int/reproductivehealth/ publications/mhealth/digital-health-interventions/en/

[13] Zhang D, Mishra S, Brynjolfsson E, et al. The AI Index 2021 Annual Report [J]. arXiv preprint arXiv:2103.06312, 2021.

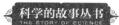
The Story of Biology

生物的故事

杨天林 ／ 著

崔 衢 ／ 审订

科学出版社

北　京

图书在版编目（CIP）数据

生物的故事 / 杨天林著. —北京：科学出版社，2018.4
（科学的故事丛书）
ISBN 978-7-03-053746-1

Ⅰ.①生… Ⅱ.①杨… Ⅲ.①生物学-普及读物 Ⅳ.①Q-49

中国版本图书馆 CIP 数据核字（2017）第138755号

丛书策划：侯俊琳
责任编辑：张　莉 / 责任校对：张小霞
责任印制：师艳茹 / 插图绘制：郭　警
封面设计：有道文化

编辑部电话：010-64035853
E-mail: houjunlin@mail.sciencep.com

科学出版社 出版
北京东黄城根北街 16 号
邮政编码：100717
http://www.sciencep.com
新科印刷有限公司 印刷
科学出版社发行　各地新华书店经销
*
2018 年 4 月第　一　版　　开本：720×1000　1/16
2020 年 1 月第三次印刷　　印张：16 1/4
字数：230 000
定价：48.00 元
（如有印装质量问题，我社负责调换）

总　序
科学中有故事　故事中有科学

　　人类来源于自然，其生存和发展史就是一部了解自然、适应自然、依赖自然、与自然和谐共处的历史。自然无限广阔、无限悠长，充满着无数奥秘，令人类不断地探索和认知。从平日的生活常识，到升天入地探索宇宙的神功，无时无地不涉猎科学知识，无事无物不与科学密切相关。人类生活在一个广袤的科学世界里，时时刻刻都要接受科学的洗礼和熏陶。对科学了解的越多，人类才能越发达、越进步。

　　由杨天林教授撰著的"科学的故事丛书"，紧密结合数学、物理、化学、天文、地理、生物等有关知识，以充满情趣的语言，向广大读者讲述了一系列富有知识性和趣味性的故事。故事中有科学，科学中有故事。丛书跨越了不同文化领域和不同历史时空，在自然、科学与文学之间架起了一座桥梁，为读者展现了一个五彩缤纷的世界，能有效地与读者进行心灵的沟通，对于科学爱好者欣赏文学、文学爱好者感悟科学都有很大的感染力，是奉献给读者的精神大餐。

　　科学既奥妙，又充满着韵味和情趣。作者尝试着通过一种结构清晰、易于理解的方式，将科学的严谨和读者易于感知的心灵联系起来。书中的系列故事和描述引领读者走向科学的源头，在源头和溪流深处追忆陈年往事，把握科学发展的线索，感知科学家鲜为人知的故事和逸闻趣事。这套书让读者在阅读中尽情体会历史上伟大科学家探索自然奥秘的幸福和艰辛，可以唤起广大读者，特别是青少年朋友对科学的兴趣，并在他们心中播下热爱科学的种子。

科学出版社组织写作和出版这套丛书，对普及科学知识，提高民众的科学素质无疑会发挥积极作用。我期待这套丛书早日与读者见面。

中国科普作家协会原理事长
中国科学院院士

2018 年 1 月

前　　言

　　科学的源头在哪里？科学是如何发展起来的？在人类社会的发展和变革中，科学曾经产生了怎样的影响？我们对宇观世界的认识、对宏观世界的认识、对微观世界的认识是如何得来的？

　　翻开"科学的故事丛书"，你一定能找到属于自己的答案。

　　作者在容量有限的篇幅中，将有关基础知识、理论和概念融合成一体，在一些领域也涉及前沿学科的基本思想。阅读"科学的故事丛书"，有助于读者从中了解自然演变和科学发展的真实过程，了解散落在历史尘埃里的科学人生及众多科学家的人文情怀，了解科学发展的线索，了解宇宙由来及生命演化的奥秘。借此体验科学本身的魅力，以及它曾结合在文化溪流中、又散发出来的浓烈异香。

　　本套丛书中，有古今中外著名科学家的趣闻轶事，有科学的发展轨迹，有自然演化和生命进化的朦胧痕迹，有发现和创造的艰难历程，也有沐浴阳光的成功喜悦。丛书拟为读者开辟一条新路径，旨在换个角度看科学。我们将置身于科学精神的溪流中，潺潺而过的是饱含科学韵味的清新语言，仿佛是深巷里的陈年老酒，令人着迷甚至痴醉。希望读者能够通过阅读启发心智、培养情趣、走进神圣自然、感知科学经典。

　　英国著名历史学家汤因比（Arnold Joseph Toynbee）曾说："一

个学者的毕生事业，就是要把他那桶水添加到其他学者无数桶水汇成的日益增长的知识的河流中。"本套丛书就是一条集合前人学者科学智慧的小溪，正迫不及待地汇入知识河流中，希望能够为不同学科、不同领域间的沟通和交流起到媒介、引导作用，也期望更多对自然科学感兴趣的爱好者能够在阅读中体验到一份来自专业之外的惊喜和享受。

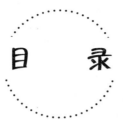

目 录

第一章
生命起源的化学基础

大约 46 亿年前，当地球基本定型的时候，一种孕育着生命起源的化学演化过程就开始了。

在将近 15 亿年的漫长时间里，化学演化为生命的形成创造了足够的条件，生命形态的出现已近在咫尺。

在这个过程中，大自然相继合成了蛋白质、DNA、RNA、ATP 和叶绿素……

一、原始海洋——孕育生命的摇篮

　　原始海洋是孕育生命的摇篮。在一段相当漫长的时间里，化学演化的进程从来没有停止过，它们悄然无声地改变着封闭的环境和死寂的一切。一个动态可感的生命形态和具有生命节奏的平衡体系即将建立起来。

　　一般来说，迈向生命要经过四道门槛。

　　第一道门槛是传统意义上的化学反应。从最早的小分子开始，经过循序渐进或混沌无序的化学反应，直到最初的核苷酸出现。水、甲烷、二氧化碳、硫化氢、氢气、氨气等都是这一类小分子。在原始地球条件下，这类小分子通过极其简单的化学反应，不断生成新的物质，这些物质有可能成为构成原始生命的基石，后者逐步向具有生命特征的方向靠近。

　　第二道门槛是信息传递。其特征是能够传递生命信息的分子已经形成。自此开始，意味着生命起源已经从化学合成向自然选择的方向进化。

　　第三道门槛是原细胞生命的出现。这个有一层膜包裹的原细胞才是具有生命意义的第一个单元，它们已经具有了不同于一般物质的特点，比如，能够直接复制生命的某一单元，而不再是从最基本的小分子开始反应。

　　第四道门槛是细胞生命的出现。主要包括两个阶段：一个是原核细胞阶段，这一阶段形成了今天的细菌；另一个是真核细胞阶段，结果形成了今天更高级的生物和一些被称为原生生物的微生物。通过细胞间的结合、分化、仿效、信息传递和协作等，真核细胞孕育出了多细胞生物，所有的植物、真菌、动物，都由此分化而成。

二、原始大气对生命起源的重要性非同凡响

一个以每秒 11.2 千米的初速度向上发射的物体将永远不再返回地球，我们把这个每秒 11.2 千米的初速度叫作地球的逃逸速度。任何一个天体的逃逸速度都可以根据它的质量和体积的大小计算出来。

地球上空的大气在不断运动着，这些气体的分子或原子的运动速度遵循着经典的麦克斯韦-玻耳兹曼定律，如果它们的垂直上升速度大于每秒 11.2 千米，它们将会告别地球而进入星际空间，永远不再返回。

这实际上意味着，地球上的大气层是会"漏气"的。所幸的是，运动速度超过逃逸速度的气体分子所占的百分比极其微小。"漏"出去的当然是少量最轻的分子，如氢、氦。因此，今天的大气层中只有微不足道的氢和氦就不足为怪了。

在整个宇宙中，氢、氦、碳、氮和氧是最主要的元素。在这样一个氢充斥宇宙空间的情况下，碳可以与氢化合生成一种称作甲烷的气体，这可能就是宇宙深处某些行星上存在液态甲烷海洋的原因。氮与氢化合生成氨，氧与氢化合生成水。地球原始大气层中含有较多的氨、甲烷和水蒸气可能与此有关。当然，只有当温度降低到一定程度时，大气层中的水蒸气才会形成雨滴落在地表上。

原始地球上的紫外线辐射也许要强烈得多，它促使大气上层的水分子分解为氢和氧。这种光解反应在宇宙空间处处都能见到。另外，某些细菌在可见光的作用下也可以把水分解为氢和氧。一些活性氢原子被编制进碳形成的长链中，在那些具有生物活性和生命特征的复杂分子中找到了新的居所，成为生命的重要组成元素；另一些氢在缓慢

的运动中可能永远地离开了地球而穿越在星际之间。氧则直接进入大气层，成为大气的一种组分。但氧气是一种比较活泼的物质，它容易与某些分子发生反应，如与甲烷反应形成二氧化碳和水，与氨反应形成氮气和水。

在最初的海洋中，生命所引起的反应破坏了氮的化合物，把氮分子释放出来，这成为地球大气层中氮气来源的重要因素之一。

地球大气中的甲烷和氨很缓慢但极其稳定地通过化学变化转化为氮和二氧化碳。由于有了那些最简单和最原始的生命，地球上的大气才从以氨和甲烷为主转变到以氮和氧气为主。这种由还原型大气向氧化型大气的转变一般需要 20 亿年甚至更长的时间才能完成。

在这样一个大气层覆盖的地球上，与其他行星（如金星）相比，温室效应相对较弱。地球上覆盖着由水组成的汪洋大海，而大气中自由状态的氧则变得更多。

我们甚至可以推测，一部分氮通过光催化和雷电作用转化为氮氧化物，再通过降雨落在地表，与地壳中的矿物质发生缓慢作用形成硝酸盐。一部分二氧化碳在植物的新陈代谢中被固定下来，同时释放氧气，剩下的二氧化碳就成为大气的一种成分，同时也参与大气圈、水圈和岩石圈的自然循环。一部分氧气在动物的新陈代谢过程中被消耗掉，同时释放二氧化碳。当然，这只是一个粗略的假设。

在类似这样的大气层下，原始的生命形态只能靠把复杂的化学物质分解成简单的化学物质而释放出的能量来维持生存。与此同时，外在的自然力又把简单物质变成复杂物质。后来的某个时期，出现了臭氧层，这些新生的臭氧层在一定程度上阻隔了紫外线，曾一度破坏了原始的自然环境和生态平衡，结果给当时的生命造成了某种危机。

三、环境的力量不可小觑

今天的模拟实验已经证明，当地球刚刚成形的时候，形成复杂分子的最初阶段就已经开始了。这就是说，在地球形成的最初时刻，可能已经有了氨基酸、氰和短链烷烃之类的物质。在原始海洋和大气层的剧烈动荡和变化中，各种化学作用或物理作用是形成蛋白质、核酸的基本诱因和主导力量。

在荒漠中，我们有机会目睹水带来的奇迹：一夜小雨过后，贫瘠土壤中留下的干瘪种子开始奇迹般地迸发生机，从中可见水与生命的重要关系。"万物源于水。"古希腊自然哲学家泰勒斯（Thales，约公元前624年—前546年）就这样说。

生命创生之初，地球上存在丰富的水。原始海洋中没有生命，但已经形成了各种化合物，这些形形色色的化合物由于没有消耗它们的生物而逐年沉积着。在原始的大气层中，也缺乏足够的游离氧使这些化合物氧化和分解。因此，紫外线、辐射能和地下热能最有可能是远古时代地球上发生化学变化的基本诱发源。

在生命形式出现及进化发生之前，远古时代的化学演化是至关重要的一环。这些化学演化大致是在太阳的热浪、大地上空空气的对流、一波一波荡过的海水、地下涌动的热流及宇宙射线等因素作用下共同完成的。自然的"神手"创造着一切，在大地上孕育着最初的生命。

那时候，地球上可能非常灼热，也可能酸得呛人，而且富含亚铁盐、磷酸盐和其他从地壳深处喷发出的矿物质。水体上空的大气中浓集着二氧化碳、氮气、硫化氢和水蒸气。太阳照耀着地球，水体表面被可见光、紫外线辐射以及被二氧化碳诱捕的红外线所笼罩。在这样一个星球上，有两种环境为生命的形成提供了可能：一是在水体的浅表处，孕育生命的"汤"在阳光下浓缩和"烹调"；另一个是黑暗深海下的活跃火山口，那里发生着各种各样的化学作用。当然，也可能存在这样一种情况，这两种环境之间的交流允许创造生命过程的某些步骤在一个地方发生，另一些步骤在另一个地方发生。

四、小分子合成：生命形成的基本准备

1. 米勒的实验

从无机小分子进化到有机小分子是生命起源化学演化过程中的第一步，也是非常关键的一步。这一过程很容易在原始的地球环境和大气条件下进行。1953 年，美国著名生物化学家斯坦利·劳埃德·米勒（Stanley Lloyd Miller，1930—2007）已经用实验模拟了这一过程。

米勒的实验装置相当简单。在一个烧瓶中装上水溶液（代表原始的海洋），烧瓶上部空间含有氢气、氨气、甲烷和水蒸气等，这是原始地球上常见的大气成分，我们把这种大气叫作还原型大气。

实验过程也并不复杂。首先，给烧瓶加热，使水蒸气在其中循环；其次，通过两个电极放电产生电火花，模拟原始天空中的闪电，以激发装置中的不同气体，使它们发生化学反应。连通烧瓶的冷凝管使反应后的产物和水蒸气冷却成液体，再流回到烧瓶的底部，这也相当于模拟了原始地球的降雨过程。

经过一周甚至更长时间持续不断的实验后，米勒分析了反应体系的化学成分。他发现，水溶液中出现了 5 种氨基酸、几种其他有机酸，同时还形成了氰氢酸。其中，氰氢酸是合成腺嘌呤的源头化合物，腺嘌呤又是组成核苷酸的基本单位，而核苷酸是生命体内最重要的化合物。

米勒的实验向人们证实，生命起源的第一步，是从无机小分子物质开始反应形成有机小分子物质，这一步在原始地球条件下实现的可能性非常高。

在原始地球上，以下反应也有非常高的发生概率。例如，甲醛、二氧化碳、水、氨等一些简单分子结合形成氨基酸和低聚糖类，氨基酸结合成多肽，嘌呤、嘧啶、糖和磷酸则结合形成核苷酸。终于有一天，形成了第一个蛋白质分子和核酸分子。

除少数情况外，所有生命分子骨架的建立都离不开碳元素。实际上，碳是构成有机化合物的必需元素。碳还是一种最常见的元素，也一定是宇宙中不可缺少的元素之一。碳自相成链、成环甚至成笼的功能无人能比，结果就形成一维、二维和三维大分子或超分子。在这一方面，即使是它的同族元素硅也望尘莫及。正是碳的这种特殊性质决定了它是构建生命的重要基石，在蛋白质分子和核酸分子中就是这样。

2. 硫的重要性

从数量来看，硫元素是生物体内的微量组分，但数量不是唯一重要的。在组成蛋白质的20种氨基酸中，半胱氨酸和甲硫氨酸都含有硫。几种辅酶中都含有硫。在几种结构大分子，如软骨结构的一些主要组分中也有硫存在。

一些最古老的细菌依靠代谢某些硫化物生存。这给我们一个重要暗示，那就是生命形成之初的地球上充满了硫。在今天的生物体内，硫主要以硫酸根离子的形式存在，这是一种完全氧化的状态。它的主要作用是给分子提供负电荷。

我们在说一种元素或组分处于稳定状态时其实是有条件的。以硫为例，在原始地球条件下，硫的稳定存在形式多半都是硫化氢。

在生命起源之前，甚至在自然状态的蛋白质分子和核酸分子生成之前，硫酯键的形成是一个重要环节。有机酸和醇反应生成酯类，其中就含有酯键，如果这里的醇是硫醇，生成的就是含有硫酯键的化合物。在地球形成之初，含硫化合物可能非常丰富，比如说硫化氢。原始地球的还原型大气中含有丰富的硫化氢、甲烷、氨气等。而硫醇可以从硫化氢开始反应形成。

那时候，地质活动剧烈，火山喷发频繁，地表温度很高，由于地球大气环境和今天不一样，因此，太阳紫外线和宇宙辐射更容易到达地表。在这样的环境下，各种各样的化学反应都有可能发生。在这些化学反应中，硫的参与不可避免。

一个重要线索是硫酯在现今生命代谢中也有极其重要的作用。在前生命时代的地球上，硫醇类化合物是众多有机分子中的一员。一种叫作辅酶 M 的物质就含有硫，它是一种古老的产甲烷菌的代谢辅酶因子；另一种化合物是巯乙胺，它是泛酰巯乙胺的一部分，泛酰巯乙胺是辅酶 A 及与细菌肽类合成有关的天然辅助因子的重要组分。这两种化合物已经完成了实验室合成。

在前生命时代，某些地方存在自发生成硫酯的环境，在那些地方，硫醇很可能与多种氨基酸及其他有机酸反应生成硫酯。硫酯一旦生成，就为更复杂含硫化合物的自然合成提供了重要支撑。

硫酯为原始代谢提供了两种必要条件：催化剂和能量。催化剂是肽和类肽物质，它们是现今酶的前身。代谢的形式可以用现今的理论解释。最初的生物合成还原反应所需要的电子可能是由二价铁在紫外线的辅助下或硫酯在二价铁的辅助下提供的。这与能量有关。

这种硫酯-铁参与甚至主导的循环为我们猜测前生命时代隐藏的反应踪迹提供了线索。沿着这条路线，我们大概可推测，从前生命化学最初的产物一直向前演化，直到核糖核酸（Ribonucleic Acid，RNA）分子出现，再从 RNA 向更复杂生命分子的方向演化。

3. 铁（Ⅱ，Ⅲ）循环

宇宙中物质的循环提供了能量的源泉，也造就了自然的生生不息。太阳是重要的能量来源，这是外部条件，强烈的紫外线甚至能将水分解释放氢。当然，外部因素远远不止这一种。

从内因看，反应中电子的转移或得失提供了持续的能量释放。其中一个重要例子是铁（Ⅱ，Ⅲ）参与的反应，又称为铁循环。

铁是地球上的重要元素，也一定是宇宙中的重要元素。在生物体中，铁和硫都是参与电子传递反应的催化剂的关键成分。这类催化剂的最原始形式很可能是被称为铁硫蛋白的蛋白质，其催化中心就是被硫原子包围的一个铁原子，价态在二价和三价之间。这个现象明白无误地提示我们，在早期被还原型大气包围的地球上富含亚铁化合物。在紫外线作用下，亚铁离子通过释放电子，从而在原始生命的还原反应中发挥作用。

前生命时代的三价铁可能是生成硫酯键的反应所必需的电子受体，而三价铁是在紫外线作用下质子产生氢的反应中二价铁的产物。作为电子受体，三价铁可以回到二价铁的状态，这样就完成了一个循环：在紫外线作用下，电子从二价铁释放出来，生成的三价铁通过生成硫酯键这一反应，又变回到二价铁。结果是，利用紫外线生成了硫酯键，再利用它来提供起始生命所需的能量。

这是前生命时代非常重要的循环，从某种角度看，这一循环与支撑当今生物圈的水-氧循环很相似。水-氧循环过程为，植物在可见光的催化作用下分解水，结果释放出氧，动物和其他喜氧生物利用氧作为最终电子受体，把氧重新变成了水。所不同的是，水-氧循环需要复杂结构的支持，而铁循环则简单得多。

实际上，宇宙中存在着无数循环（或者叫周期性变化）。在这些循环过程中，能量源源不断地被创生出来，物质也在不断地被更新。笔者认为，在整个宇宙中，所有元素都可能存在一个大循环，虽然在宇宙的某些角落会发生剧烈的甚至是不可逆的变化，但动态的宇宙有可能会永远循环下去。

但在这里，我们关注的是铁（Ⅱ，Ⅲ）参与的反应。在生命起源之前，海洋中含有大量铁（Ⅱ），在紫外线的作用下，亚铁离子很容易被激发，释放出一个电子而变成铁离子。在这个过程中，亚铁离子释放的电子到达了更高的能级，接着就在原始生命的还原反应中发挥作用。

能够发生电子得失的反应当然很多，涉及的物质也不少，但我们在这里只考虑含硫或铁的物质。黄铁矿就是其中之一，其主要成分是二硫化亚铁（FeS_2），这种我们貌似熟悉的化合物其实是很奇特的，在二硫化亚铁中，铁就是二价，这给我们一种强烈的暗示：这种物质多半都是在前生命时代形成的，因为那时候的地球环境（包括大气环境）就是一个理想的反应池。同样令人奇怪的是其中的硫，怎么会是负一价呢？

根本原因是硫能够自相成链，我们熟悉的硫单质实质上是 8 个硫原子自相成链的环状结构。具体来说，在亚铁离子存在的情况下，硫氢根离子（HS^-）被转化成了二硫阴离子（S_2^{2-}），同时放出氢分子。当然，在这里，铁并没有放出电子，它之所以能驱动反应进行是它和二硫阴离子结合生成极难溶的二硫化亚铁。这就是黄铁矿形成的根本原因。

让我们的想象更加大胆一些，这样的反应一定发生在黑暗的海洋深处。后来，沧海桑田的转换又使含有这种化学成分的岩石被埋在深山老沟中的泥土之下。

黄铁矿是制造硫酸的重要原料。我们今天到处寻找这样的矿石，就是为了把里面的硫转化为硫酸，最好同时把里面的铁还原出来，变成工业用的钢材。

4. 水的重要性

对生命来说，氢和氧不可或缺，这两种元素按原子个数比 2∶1 的比例结合起来的化合物就是水。水具有适于作为生命代谢重要物质的独特性质，它为含碳骨架的分子构建提供了最必需的氢和氧。在化学实验室，水是最廉价的溶剂；在生命体内，水是随处可得的稀释剂……水绝对可被称为生命之源。

水参与生命的很多过程，包括合成体内的大分子，如绿色植物经过光合作用将二氧化碳和水转化为有机物，并释放出氧气。在人体内，水参与了许多反应进程，也有许多反应生成了水。在生物体中、地球上甚至整个宇宙中，水的存在或循环永无止境。

其实，生命体内的化学反应就如一部天书，我们能理解的仅仅是其中很小的一部分，更多的反应远在我们的想象之外。

5. 我们不是宇宙中唯一的存在

除了碳、氢、氧、氮、铁、硫外，磷和其他一些元素同样重要，在生命起源和演化过程中不可或缺。由这些元素形成的化合物在星际空间化学组成中占有相当比重。因此，我们不难得出以下结论：在宇宙的任何角落，生命都是根据同样的化学原理构造出来的。据此得到的重要推论是，在宇宙中，我们一定不是唯一的存在。

不过，到目前为止，这些都只是我们的幻想。如果你对此感兴趣，可以在这种幻想中尽情地畅游一番，甚至还可以建立一个数学模型，借此推算出宇宙中有多少颗类地行星，那里有多少个生命摇篮，并充满希望地告诉大家，宇宙中充满了生命。然后，就等待实验天文学家在浩瀚宇宙中探索，寻找神秘的地外生命。不过，在宇宙深处寻找其他生命或建立一个属于自己的家园现在来说还是一种美好的理想。

五、从合成到复制的神话（一）：蛋白质

从有机小分子物质进化到生物大分子物质是生命起源的第二个阶段。这一过程发生在原始海洋中，即氨基酸、核苷酸等有机小分子物质经过日积月累的长期相互作用，在适当的条件下形成了原始的蛋白质分子和核酸分子。这些作用包括太阳光照、宇宙辐射能、海水摩擦和侵蚀、地壳运动和挤压、黏土吸附和岩石沉积，甚至包括地球引力和运动轨道的适度调整，等等。

到了蛋白质分子和核酸分子这一步，就意味着构成生命最重要的

基础物质已经出现。

1. 生命基石

蛋白质是构成生命的重要基石，蛋白质与生命及各种形式的生命活动紧密联系在一起。可以说，没有蛋白质，就没有生命的形成，更没有人类的出现，以及现在这样丰富多彩的社会。

蛋白质是由一条或多条多肽链组成的生物大分子，每一条多肽链最多含有数百个氨基酸残基，各种氨基酸残基按一定的顺序排列在一起。氨基酸是组成蛋白质的基本单元。

构成蛋白质的氨基酸序列由其所对应的基因编码。多个蛋白质结合在一起，形成稳定的蛋白质复合物，通过折叠或螺旋作用构成一定的空间结构或构象，从而发挥某一特定作用。

当人进食时，通过食物摄入的蛋白质在体内经过消化和吸收，生成的氨基酸参与人体蛋白质合成和能量代谢的过程。在生物体内，蛋白质的代谢及重新合成始终处于动态平衡之中。

学过有机化学的人应该知道，一个氨基酸的氨基和相邻的那个氨基酸的羧基发生缩合反应，脱去一个水分子而形成肽键；如果是多个氨基酸相互反应，它们就首尾相接，发生缩聚反应，脱去很多个水分子。这也决定了它们一定是一种类似于"之"字形的结构。

漫长的地质历史时期孕育着一切可能。在生命进化的过程中，类似蛋白质的生物分子，其种类、数量和结构持续更新，生物学功能不断趋向精细化和复杂化，结果就是生命的结构和种类得以维持并不断发展。自然选择使它们以特殊的方式履行着自己的使命。

蛋白质由氨基酸构成，用常规分析方法即可验证这一点——虽然这样的实验冗长乏味。把蛋白质放在简单的无机酸或碱的溶液中加热，蛋白质的长链就开始陆续断裂，具体来说，就是由于水解，其中的许多个肽键断开，最后剩下的就是氨基酸的溶液。接下来的事情就是分析它们的组成和性质。实验设想并不复杂，重要的是对细节的逐一验证。

一些氨基酸以它们首次被发现时所存身的物质而命名，或者可以说氨基酸的名称反映了氨基酸本身所具有的某些明显性质。第一种被识别出来的氨基酸是 1806 年从芦笋中提取出来的，并被命名为天冬酰胺。19 世纪 20 年代从明胶中提取出来的另一种氨基酸被命名为甘氨酸，这个名称恰到好处地表达出了它的特性——甜，它也是结构最简单的氨基酸。

理论上，氨基酸的数量可以很多，也有很多氨基酸已经被化学家制造了出来。蛋白质与生命息息相关，蛋白质水解的最终产物就是氨基酸，在所有蛋白质中只发现了约 20 种氨基酸。

2. 结构支撑

蛋白质的一个主要功能就是为身体提供结构支撑。

植物的骨架支撑是纤维素，而复杂动物的骨架支撑就是纤维状的蛋白质了。蜘蛛织网的丝、昆虫幼虫作茧的丝都是蛋白质纤维；鱼和爬行动物的鳞片主要是由角蛋白构成的；毛发、羽毛、犄角、蹄子、爪子和指甲等同样如此；非洲野牛的角非常坚硬，但它也是由角蛋白一层层堆积出来的。自然的力量真是太伟大了。动物的皮肤表层由于含有大量角蛋白，才那么结实耐磨；动物体内的支持组织主要是由胶原和弹力素这类蛋白质分子组成的，比如软骨、韧带、肌腱等；肌肉则是由一种复杂的纤维状蛋白质组成的。

为身体提供结构支撑仅仅是蛋白质的功能之一，大多数其他蛋白质要完成更精细、更复杂的工作，比如生命体内的许多化学反应——生物体内进行的许多化学反应是维持生命节奏的重要环节。这些反应高效、快捷，每一个反应都和其他反应紧密配合、协调一致。而且，这些反应是在温和环境下进行的，没有高温、没有高压、没有苛刻的反应条件。总之，生命体内的这些化学反应配合得相当好，它们共同作用的结果是维持了生命的运转。从化学的角度看，在生命体内千千万万个反应中，即使只有一个反应太慢或太快，身体就会或多或少地出现问题。

血红蛋白具有复杂的扁平碟状结构，其分子由碳、氮、氢原子组成，属于卟啉类。在碟状结构中心有一个孔洞，铁（II，III）就占据在此。在这里，铁在二价态和三价态之间交替变化，承担细胞色素分子的电子载体功能。在细胞膜中，细胞色素作为电子传递链的组分。多数情况下，含二价铁的血红素蛋白作为氧的载体，含三价铁的血红素蛋白参加一些酶促反应，如过氧化氢的水解等。

3. 酶催化

蛋白质参与生命体内几乎所有重要的生命活动。就生命过程来看，酶始终都发挥着重要作用，酶的种类非常庞大。绝大多数酶都是蛋白，能够促进其他分子以某种方式相互作用，用化学术语来说，它们扮演着催化剂的角色。

重要的是，酶在催化其他分子反应的过程中，总是不断地重复发挥作用。酶就像头脑简单的机器人一样无休止地重复同一个化学过程。一些酶将小分子拼接到一起形成大分子，包括多肽链；一些酶则像化学剪刀一样，将肽键剪断，使氨基酸分子一个一个地游离出来；一些酶将有用的分子运到需要它们的地方或将废弃物运走；一些酶甚至将能量从一处运到另一处。

虽然酶在生物体内只占很小的比例，但扮演了极其重要的角色。酶的结构也都被编成遗传密码，锁在生命体细胞中的脱氧核糖核酸（Deoxyribonucleic Acid，DNA）序列里。

在分子水平上，自然选择为 RNA 的进化提供动力，也为蛋白质合成过程中 RNA 的介入发挥推动作用，而蛋白质合成是生命历程中最重要的事件之一。在蛋白质合成过程中，转运 RNA（Transfer Ribonucleic Acid，tRNA）与氨基酸之间的相互作用是高度特异的，这主要归功于酶。

这些酶能识别特定氨基酸与相对应的 RNA 的结合位点，在腺苷三磷酸（Adenosine Triphosphate，ATP）的帮助下将两个分子联系起来。说得通俗一些，如果没有酶的引导，RNA 和氨基酸好像不认识一样，谁也不理会谁的存在。正是由于酶在其中所起的选择性催化作用，才使反应得以顺利进行。

可见酶在其中起的作用有多么大了，它就像是月下老人，使 RNA

与氨基酸相互作用，完成蛋白质的合成。让人迷惑不解的是在合成过程中的那种高度选择性，合成方向的选择性是经历了亿万年的漫长时间才进化来的，绝不是一日之功。

4. 竞争性选择

在蛋白质的合成过程中，只有约 20 种氨基酸加入进来，但在前生命时代，自然存在的氨基酸可能要多得多，这意味着更多的氨基酸未能入选。这是生命起源中最奇怪的现象之一。

从构成生命的结构基元来看，所有生命体内的蛋白质都是由 L 型[①]氨基酸而不是由 D 型[②]氨基酸构筑的。我们知道，左旋体与右旋体就如我们的左右手，构造相同但构型不同（互为镜像），这就是分子的手性（chirality）现象，也叫旋光性（optical activity）。在构成蛋白质的 20 种氨基酸中，除了甘氨酸没有手性外，其余 19 种氨基酸皆具有手性。

让人迷惑不解的是，构成生命蛋白质的氨基酸竟然都是 L 型氨基酸。许多科学家认为，这是有关生命起源的最难以置信的事情。

但是，生命就这样形成了，并一代代传承下去，这是不争的事实。这就是合成方向的选择性。这或许还意味着早期的物质分子在完成生命演化时是进行了一番竞争的，一个种属胜利了，另一个种属只能孤独地慢慢消失。那些 D 型氨基酸很"失意"，只能非常寂寞地浪迹天涯。

从化学的角度看，氨基酸之间反应形成二肽，再通过另一个相似的反应形成三肽，以此类推，直到一条多肽链形成。tRNA 的生化功能是将氨基酸携带进入核糖体，在 mRNA 的指导下生成蛋白质。整个生物界的蛋白质均由此原理形成。所以，我们完全有理由说，原始的载氨基酸的 RNA 促成了蛋白质的合成。

RNA 分子再也不用孤独地凭借自己的固有力量生存和复制了，而是可以通过间接途径完成复杂的反应。RNA 就像一个信使，蛋白质的

---

① L 源于拉丁语 learus，意为"左旋"。
② D 源于拉丁语 dexter，意为"右旋"。

合成机制就由这个信使帮助完成，它通过指导 20 种氨基酸按某种序列插入，完成生命分子的自组装。在自然界中，肽键的形成就发生在核糖体中，那是一些高度复杂和紧密的复合体。

5. 化学互补性

随着最初的 RNA 分子的出现，原初生命就进入了分子编码的信息时代，并且逐渐形成了 DNA-RNA-蛋白质 "共同作用" 的体系，从而主宰了生物圈。

生物信息的传递基于化学互补性，即两个分子之间存在使它们可以紧密结合在一起的结构关系。换个通俗的说法，就好像是锁与钥匙的关系。在化学世界，互补性是一种普遍现象。

碱基配对是生命体中化学互补性最引人入胜的现象之一。在生命活动过程中，存在很多这样的互补性，生命的许多细节都需要靠那些高度特异的分子互相识别和辨认。

酶也是一个重要的互补性范例。说到酶，我们首先想起的就是它的催化作用。大部分酶催化的反应要经过三个互相联系的步骤。首先，分子或待反应物与酶表面的特异性结合位点以物理方式结合，这种结合可以给反应物分子提供一个相对于酶的催化位点合适的空间方向，我们把这样的反应物分子叫作酶的底物；其次，在结合位点上发生催化反应；最后，产物与酶分开，循环重新开始。

酶可以从高度复杂的混合物中辨认出它们的底物。说得再通俗一些，就像一把钥匙开一把锁（也叫锁钥关系）。这要归功于结合位点与底物分子之间的亲和力。

在任何一个活细胞中，都有数以千计的不同底物，而且浓度很低。在这样的环境下，酶竟然能把它们辨认出来并进行选择催化，条件还非常温和，这就是酶的神奇之处。当然，这种选择是双向的。反过来说，底物也有一个选择酶的过程。

从具有生物活性的复杂分子到最原始的生命形态出现绝对是一个质的飞跃，是大自然最神奇的创造之一，也是一次辉煌的展示。

六、从合成到复制的神话（二）：DNA 和 RNA

冥古宙后期，地球上就有了蛋白质和核酸。把这两种物质放在一起比较很有意义。蛋白质和核酸都是构成生命的重要物质，虽然化学组成不同，但它们都是由大量分子单元串联在一起构成的长链，蛋白质通常由数百个单元组成，核酸就更多了。

构成蛋白质的分子单元是氨基酸，构成核酸的分子单元是核苷酸。构成蛋白质的氨基酸共有 20 种，构成核酸的核苷酸则只有 5 种。

现在已经有很先进的技术来确定构成这些首尾相接的天然大分子中给定链的确切顺序，这些技术使得科学家可以十分准确地测定出蛋白质中的氨基酸序列和核酸中的核苷酸序列。这意味着生物化学家可以拼写它们的分子"单词"，也意味着生命之书已经具有可读性。

对这些分子的读写使一些很重要的信息初露端倪。不同的生物，如微生物、水稻、蝴蝶、人等皆具有一些相同或近似的蛋白质和核酸。可以肯定地说，这些相同或近似绝不是偶然性因素叠加的结果，这只能解释为生命是同源的。在最基本的单元结构中，分子的一致性意味着所有生物体密切相关，它们都源于同一个祖先。这个共同祖先甚至有可能是一个特殊结构的分子。

核酸包括两种：RNA 和 DNA。DNA 是染色体的主要组成成分之一。不论是 RNA 还是 DNA，主要元素都是碳（C）、氢（H）、氧（O）、氮（N）和磷（P），它们是为数不多的几种在宇宙起源之初就有的元素。

在分子组成方面，1 个 DNA 分子含有 3 种组分，但每种组分有多种形式。第一种组分是脱氧核糖，它是一种五边形分子，环内含有 4 个碳原子和 1 个氧原子；第二种是一个原子团，即磷酸盐基，它由 1 个包含 4 个氧原子环的亚磷原子组成；第三种是含氮碱基，在 DNA 分子中，有 4 种不同的碱基，分别是腺嘌呤（A）、鸟嘌呤（G）、胞嘧啶（C）和胸腺嘧啶（T）。

　　X 射线衍射照片显示，DNA 分子结构呈螺旋形，有周期性，其直径保持不变等，这些信息为詹姆斯·杜威·沃森（James Dewey Watson，1928—）和弗朗西斯·哈利·康普顿·克里克（Francis Harry Compton Crick，1916—2004）构建 DNA 双螺旋模型起了关键作用。碱基沿着 DNA 分子主干的排列次序使两条螺旋线很自然地缠绕在一起，就像氢键将蛋白质 α 螺旋线的结构牢牢固定一样。

1. DNA 和 RNA 相互协调

　　DNA 和 RNA 是生命源头的重要物质。在大约 35 亿年前的地球物理和化学条件下，导致 DNA 或 RNA 分子产生的原始代谢可能沿着一条既定的可重现的化学道路在进行。

　　在蛋白质的合成过程中，RNA 有着非常重要的作用。在这个过程中，起携带和转移活化氨基酸作用的是 tRNA；起合成蛋白质模板作用的 RNA 叫作信使核糖核酸，简称 mRNA；充当细胞合成蛋白质主要场所的 RNA 叫作核糖体核糖核酸，简称 rRNA。

　　DNA 是储存、复制和传递遗传信息的主要物质基础，是染色体的主要成分。如上所述，DNA 是一种双螺旋结构的大分子，可组成遗传指令，以引导生物发育与生命机能运作。其中包含的指令，可以引导建构细胞内的其他化合物。我们把具有遗传效应的 DNA 片段叫作基因（gene）。基因的特别之处在于它可以被复制和传递遗传信息，它还可以表达生物的特性，最终显现为生物的表型。

　　每个人乃至每个生命都在体内准确无误地合成属于自己的 RNA 分子，当然也包括 DNA 分子。这真的是太不可思议了。之所以能做到这一点都是基因的贡献。所有生物都有属于自己的基因，生命特征由此得到凸显。

　　DNA 由四种不同的核苷酸组成，核苷酸序列决定了 DNA 分子中包含的遗传信息。这种双螺旋结构的大分子在生命信息的表达过程中至关重要。在表达遗传信息时，DNA 首先被转录成 RNA，转录过程类似 DNA 复制。因为 RNA 的化学成分和结构与 DNA 类似。

　　在生物功能方面，RNA 比 DNA 更加丰富。不同种类的 RNA 执行不同的功能。作为核酶（不是所有的 RNA 都是核酶），它可以显示出催化作用，通过一连串的化学反应表达来自被转录 DNA 的信息。随着反应不同，RNA 的作用稍有变化。这些反应在一种叫作核糖体的细胞器中进行，核糖体是一种由大量 rRNA 和蛋白质构成的复杂结构，在氨基酸组装成蛋白质的过程中，这一结构发挥了重要影响。

　　DNA 基因中的核苷酸序列决定着蛋白质的氨基酸序列。这一过程不能直接完成，而需要通过转录来实现。所以，遗传信息还需要进一步翻译，才能从 RNA 到达蛋白质。DNA 和 RNA 在生命过程中的重要作用如下图所示。

$$DNA \underset{逆转录}{\overset{转录}{\rightleftarrows}} RNA \xrightarrow{翻译} 蛋白质$$

　　生命序列的最初表达通过遗传一代代地重复着，生命起源的原始动力来自化学反应，但生命体内的化学过程不同于一般意义上的化学过程。如果这种严谨有序的步骤被打断，就会出现严重问题。

　　在生命进化的过程中，从化学合成到信息遗传，所有这些过程都遵循一定的化学法则，信息遗传也是一个非常缓慢的过程，这本身就含有渐进的意思。

　　到了 20 世纪 30 年代，化学家已经能够检测出 DNA 的成分，但对其在生命过程中的作用仍不完全清楚。人们普遍认为，在细胞核中，DNA 扮演着某些蛋白质分子"脚手架"的角色。

2. 遗传物质 DNA

　　DNA 分子的功能主要表现在三个方面：①贮存决定物种性状的几乎所有蛋白质和 RNA 分子的全部遗传信息；②策划生物有次序地合成

细胞，策划细胞组织组分分布的时间和空间，编码和设计生物有机体在一定的时空中有序地转录基因和表达蛋白完成定向发育的所有程序；③确定生物的性状，以及和环境相互作用时所有的应激反应。

除染色体 DNA 外，有极少量结构不同的 DNA 存在于真核细胞的线粒体和叶绿体中。在病毒中，核心遗传物质也是 DNA，极少数为 RNA。

在繁殖过程中，亲代把它们 DNA 的一半传递给子代。原核细胞的染色体是一个长 DNA 分子，但是原核细胞没有真正的细胞核。真核细胞核中有不止一条染色体，每条染色体以 DNA 双链为基础组装而成。不过它们一般都比原核细胞中的 DNA 分子大，而且和蛋白质结合在一起。

在 DNA 的双螺旋结构中，分子链是由互补的核苷酸配对组成的，两条链依靠氢键结合在一起。由于氢键数量的限制，DNA 的碱基排列配对方式只能是 A 对 T（由两个氢键相连）或 C 对 G（由三个氢键相连）。因此，一条链的碱基序列实际上就决定了另一条链的碱基序列，因为每一条链的碱基对和另一条链的碱基对都必须互补。在 DNA 复制时，也是采用这种互补配对的原则进行。

一串 DNA，碱基的排列顺序可以携带信息，就像字母表中的字母，或是蛋白质中的氨基酸的排列顺序一样。乍看起来，一个只有 4 个字母的单词似乎有很大的局限。不过莫尔斯电码与计算机都使用只有两个字母[1]的字母表。只要允许单词足够长，你就可以用两个字母拼出你想要的任何词汇，更不用说使用 4 个字母的字母表了。

人体中每个细胞核的 DNA 都携带着大量信息，它们有可能决定人体的发育节奏、运动机能、相貌特征，甚至还决定着人的性格。

DNA 的工作方式是将有关如何制造蛋白质的信息传递给细胞机器。遗传密码其实是用只有 3 个字母（3 个碱基）的词汇写出来的，每个单词必须完成的任务就是指定一个特定的氨基酸。

DNA 与 RNA 的不同表现在两个方面，一个是 RNA 的核糖部分被

---

[1]　在莫尔斯电码中使用点和划，在二进制计算机字母表中使用0和1。

脱氧核糖所取代；另一个是 RNA 中 4 个碱基之一的尿嘧啶被胸腺嘧啶所取代。脱氧核糖仅比核糖少了一个氧原子，胸腺嘧啶和尿嘧啶结构类似，仅多了一个甲基。

这种结合是随机的，也是一种动态美的最深刻、最本质的表现。在冥古宙时期的地球上，正是通过这种随机的结合形成了能诱发自我复制的核酸分子，这是地球历史上一个重要的里程碑事件，它意味着生命的幕布正在拉开。

我们应该感谢 DNA——神秘的脱氧核糖核酸分子，美丽的双螺旋结构，大自然最和谐的自组装体系。如果没有了 DNA，活的机体就不能繁殖，就不会出现我们所知道的生命。因为从化学的角度看，DNA 以它充满诗意的三维图示把有机分子的结构基元通过排列组合与生命体系的动态显现巧妙地联系在了一起。

3. 信使 RNA

在从核酸语言到蛋白质语言的翻译过程中，信使 RNA 的核苷酸序列确定相应的肽链序列。其工作方式是以简单的线性对应方式进行的，即信使 RNA 中每一组三联碱基（也叫密码子）以同样顺序对应着多肽链上相应的氨基酸，4 种不同的碱基可以组成 64 个不同的密码，其中 61 个对应着组成蛋白质的 20 种氨基酸，其余 3 个在结束装配时发挥作用。这种三联碱基与氨基酸之间一对一的关系构成了遗传密码。除了少量例外，整个生物界共用同一套密码。

在信使 RNA 存在下，核糖体成了制造单一类型多肽的工作台。在这个工作台上，成百上千的核糖体不分时日地读取信息，然后按照信使 RNA 的要求将氨基酸装配成多肽链，最终形成蛋白质。

装配过程十分有意思。两个载有氨基酸的转运 RNA 以恰当方式连接在核糖体表面进行反应，其中一个 RNA 将氨基酸递送给另一个 RNA，形成二肽，再递送一个氨基酸，形成三肽，直至多肽。

所有 4 种碱基都是平面环状复合分子，由碳、氮、氢和氧原子（腺嘌呤除外）组成。腺嘌呤和鸟嘌呤属于嘌呤类，由两个并联的含氮杂环分子构成。胞嘧啶和尿嘧啶属于嘧啶类，是一个较简单的单环结构。

数千个核苷酸单元通过缩合反应而形成长链状聚合物，核苷酸由一个单元上的核糖与另一个单元上的磷酸之间的键连接。结果，所有的 RNA 分子拥有相同的由磷酸和核糖分子交替构成的骨架，只是长度和部分结构不一样而已。碱基连在这个骨架的每个核糖单位上。这个结构看起来简单，但合成起来很难，特别是在模拟地球生命自然环境条件下的合成几乎难以逾越。

在任何 RNA 分子中，磷酸和核糖骨架起单纯的结构作用，碱基提供了信息位，碱基是构成 RNA 分子信息识别的关键。这为我们提供了一个研究思路，即寻找较为简单的骨架来负载相同的碱基以支持同种信息。

从化学的角度看，我们对 RNA 分子的起源还十分模糊，截至目前，还未发现有任何机制能够完美地解释生命的 RNA 合成，因此，我们的工作更多的还停留在猜测阶段，地球上或者说宇宙中第一个 RNA 分子的诞生很可能就是一个偶然性事件，是一种超自然力对某些小分子的干预。一旦产生了第一个这样的分子，它就有可能不断地复制自己，并为生命的出现带来可能。

1960 年，美国化学家奥罗发现，以氰化铵为起始原料，经单一步骤可以合成腺嘌呤。在地球形成之初，氰化铵可能是曾经存在的化合物之一，这一发现为生命起源的化学阶段提供了一种思路，一种关键生物分子可以通过如此简单的化学反应产生，确实令人称奇。实验室合成出有机物腺嘌呤的重要价值就在于，它是构成生命分子 RNA 的重要结构。

这是一个伟大的发现，它几乎可以和米勒的历史性实验相媲美。米勒当初通过高温或放电在密闭的玻璃容器里使一些小分子反应生成了氨基酸，成为从无生命物质向有生命物质转化的一个典范。

4. 众多支撑缺一不可

另外一个从无生命物质向有生命物质转化的典范是从甲醛合成核糖，我们知道，糖在碱性甲醛溶液中容易形成。在代谢中，核糖是由六碳葡萄糖经由连接了磷酸的中间物的旁路途径形成的，而核糖是 RNA 分子的一个重要构件。

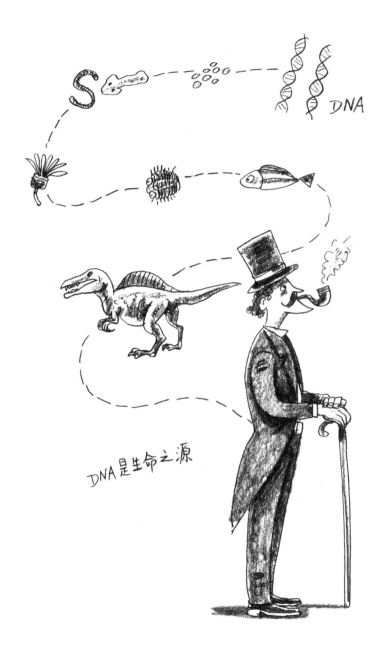

DNA

DNA是生命之源

没有DNA，就没有后来的生命

　　虽然上面提及的反应的产率很低，但对生命的起源来说，这已经足够了。因为生命起源之初的水体本身就像是一锅汤，里面有各种各样的分子，这些分子在不断地复制自己时或者成为选择的主体，或者变成被淘汰的对象。

　　这种依赖于简单分子的相互作用建立的选择机制，为进一步向地球生命深度演化提供了重要载体，也意味着一个重要的分水岭即将出现，那就是从化学演化向信息传递过渡。

　　实际上，每一种生物化学反应都由电子或基团转移实现。在生物体内，绝大多数反应或者是由电子转移，或者是由基团转移实现，这充分说明了转移反应的重要性。大多数这样的反应需要一个辅酶载体的帮助才能发生。某些辅酶可以追溯到前生命时代早期，铁-硫复合体是比较原始的电子载体。某些巯基化合物，如辅酶 M 或泛酰巯乙胺磷酸，可能是最早的基团载体。

　　在一些辅酶中，活性部分是一个扁平环状的含氮分子，化学性质类似于核苷酸中的碱基。大多数此类分子是维生素，它们是人的机体不能制造、必须由食物供给的基本化学物质。一些此类分子在分子结构的组合方面类似于核苷酸，如烟酰胺（也叫作维生素 B3、维生素 PP），缺乏维生素 PP 可能引起糙皮病。在生物体内，烟酰胺与核糖和磷酸相连接，形成核苷酸烟酰胺单核苷酸。

　　实际上，我们前面所论及的那些物质大多都是生命构件。很多氨基酸、腺嘌呤，其他一些含氮碱基、核糖、磷酸等都是典型的生命构件。在前生命世界到生命世界的重新构筑中，它们是非常重要的支撑。

七、生命源头的重要物质（一）：ATP

在生物体内，很多由小分子形成大分子的反应都是缩合反应，如蛋白质、核酸、淀粉的合成。化学定义的缩合反应是，两个或两个以上有机分子相互作用后以共价键结合成一个大分子，并常伴有失去小分子（如水、氯化氢、酶等）的反应。生命体内的缩合反应通常伴有水的形成或脱去。因为是从小分子形成大分子，这样的反应也叫作缩聚反应。

在水溶液中，缩合反应的自由能变大于零，说明该类反应是非自发的，或者说是一个禁止方向，这也意味着生命体内的这类缩合反应需要能量来驱动，ATP 就是生命体内缩合反应的动力源。

ATP 是非常重要的生命分子，几乎和 DNA 一样有名。生成 ATP 的前驱体是腺苷，而腺苷是腺嘌呤碱基和核糖的复合物。腺苷结合一个磷酸分子，就变成了腺苷单磷酸（Adenosine Monophosphate，AMP），这是构成 RNA 的 4 种核苷酸之一。AMP 的磷酸根上再结合一个磷酸，就得到腺苷二磷酸（Adenosine Diphosphate，ADP），在末端的磷酸根上再结合一个磷酸，就生成了 ATP。

从腺苷开始，总共结合了三个磷酸分子。其实这三步也是缩合反应，反应的结果是生成了两个焦磷酸键（pyrophosphate bond）[1]，即两个焦磷酸键把 ATP 上的三个磷酸根连在了一起。焦磷酸键得名于无机焦

---

① 在希腊语中，词头pyr是"火"的意思，我们很容易将它与能量联系起来。

磷酸盐，在高温条件下，无机磷酸盐相互间也能脱水发生缩合反应，结果就生成了焦磷酸盐，其中含有焦磷酸键。在冥古宙时期，这样的反应一定很普遍。

焦磷酸键的生成是一个典型的缩合反应，即反应中伴随着脱去水分子的过程。没有能量供给，这类反应是很难完成的。幸运的是，在地球的婴儿时期，最不缺少的就是能量。焦磷酸键缩合反应的逆反应在热力学上是允许的，即焦磷酸盐在水环境中的水解是一个自发过程。

自然界中一旦形成了ATP，它就开始发挥一种脱水剂或缩合剂的作用。合成生物体物质的大多数化学键所需要的能量比ATP中焦磷酸键的键能小，所以，ATP才能成为生命体内的有效缩合剂。焦磷酸键也被生物化学家叫作高能键，而把蛋白质或其他一些依靠ATP水解提供能量的键叫作低能键。

在生命形成之前的化学准备阶段，根本就没有ATP分子。那时候，提供能量的不是ATP，很可能是无机焦磷酸盐中的焦磷酸键，虽然它们不如ATP那么有效地提供能量，但在很多反应中也足以能够代替ATP中的焦磷酸键了。它们履行着几乎同样的职能。甚至还有人说，充当类似ATP高能键载体的还有多聚磷酸盐，那是一种很多磷酸根被焦磷酸键连接起来的复合物，虽然自然条件下的多聚磷酸盐并不多见，但总能在一些角落出现。

在活细胞中，ATP转换得非常迅速。在化学反应中，水解ATP不断地消耗掉，同时也被利用它的水解产物迅速地生成。这个过程并非可逆，但ATP的总量始终处于动态和平衡中。

所有粗具雏形的原始代谢在现今的生命代谢中仍可找到线索，包括一些关键步骤，如电子传递、基团转移、依赖于硫酯的底物水平磷酸化、焦磷酸键的中心角色，以及ATP的特殊作用。当然，几种主要辅酶的参与必不可少，如辅酶A和磷酸泛酰巯乙胺等。

总之，ATP是生命源头的重要物质，它是生命的重要活力源泉。

八、生命源头的重要物质（二）：叶绿素

1. 光合作用

在整个宇宙中，能量是守恒的。不过，这需要一个前提，即整个宇宙是一个孤立体系。这多多少少带有一些假设的性质，因为我们并不真正清楚宇宙是否有边界，及边界处是否发生物质和能量的交换。

能量守恒给我们最直接的启发就是，自然的运作是循环往复的，包括生命。热力学第二定律告诉我们，在循环的每一阶段，都会有能量的损失，也会有物质的损失，物质的损失最终归结为能量的损失。这也意味着，任何动物都不能把来自食物中的碳水化合物、脂肪和蛋白质全部贮存起来，也不能把食物中的能量全部利用起来，必然有一部分能量变成了无用的热能而浪费掉了。

植物是自然界最高效的合成机器。它能利用二氧化碳和水制造出碳水化合物，甚至还能合成脂肪和蛋白质，当然在这个过程中也需要少量其他元素，比如氮。生命环节的这种合成反应需要能量，而能量的提供者就是太阳。"万物生长靠太阳"指的主要就是这回事。

光合作用在地球生命的形成和大气圈层的演化过程中扮演着非常重要的角色，它直接决定着地球未来大气构成的走向和生命发展的总趋势。在原始地球上，海洋中叶绿体增加的直接结果是光合作用更加普遍，它直接带来空气和水体中二氧化碳与氧气在含量上的比例变化。

地球上空的臭氧层能够阻挡住大部分紫外线，可见光却可以轻而易举地从其中穿过，可见光的能量虽然比紫外线小，但维持叶绿体进

行工作已经绰绰有余了。

在含有大量叶绿体的植物细胞中，光合作用的效率不断提高。同时，一些没有叶绿体的细胞就不得不寻找另一种生存方式和发展前途了。它们依靠吞食植物细胞、消耗植物细胞辛辛苦苦制造出来的分子而生存，它们是一些最原始的动物细胞。

自然界中占据两个最大生态位的生命群落是植物和动物，如果没有动物，植物群落还可以无忧无虑地生存下去；但反过来，如果没有植物，动物群落根本就不可能出现。可见植物对地球生命的重要性。

在阳光下，植物摄取二氧化碳，使其与水化合，而构造出自己的身体组织，在这个过程中，释放出氧气。植物本身就成为动物（准确地说是植食性动物）的食物来源。氧气在本质上也是动物的食物来源，动物要想生存下去，一刻也离不开氧气，氧气的重要性由此可见。

植物和动物共同维护着自然界的生态平衡。地球上的绿色植物制造有机物和释放氧气的规模是非常大的。俄裔美国生物化学家拉宾诺维奇（Eugene J. Rabinowitch）指出，地球上的绿色植物每年能结合来自二氧化碳的 1500 亿吨碳和来自水中的 250 亿吨氢，同时释放出 4000 亿吨氧气。这个巨大体量的任务只有 10% 是由陆地上的植物完成的，其余 90% 全靠海洋里的单细胞植物和海藻来完成。

冥古宙时期的地球上已经形成了一些含有叶绿素的物质，这种物质就是现在叶绿体的祖先。叶绿素最基本的结构基元就是卟啉环。

2. 光养生物

血红蛋白的结构是一个复杂的扁平碟状有机分子，由碳、氮、氢原子组成，属于卟啉类。在碟状结构中心有一个孔洞，铁（II，III）就占据在此。如果卟啉类碟状分子中央孔洞中的铁原子被镁原子取代，就变成了完全不同的类型。不仅是颜色的变化，在这一表观现象背后是性质的深刻转变。这样的转变跨越的时空之大，任何异想天开者都望尘莫及。这种跨越好像是穿越了时空隧道，一下子就从动物细胞变成了植物细胞，从异养变成了光养（也叫作自养）。

卟啉镁是叶绿素的主要成分，它的诞生意味着光养生物的出现。

两种碟状分子结构的相似性一定暗示了某种重要信息，比如生命起源之初的某些细节。在前生命时代，在生命之树的根部，它们曾共同拥有同一个祖父或同一个祖母。很多证据表明，所有已知的生物都起源于一个单一的共同祖先。虽然不排除在某些封闭隔绝的环境中有不同的生命源头，但它们没有留下任何痕迹。

叶绿素是我们最熟悉的物质。它的特异功能是捕获太阳光，进行电子离域反应。具体的反应过程是，叶绿素分子中的一个电子吸收光能后，从基态（能量较低的相对稳定状态）激发到激发态（能量较高的状态），在这个过程中，叶绿素分子被光激发。电子当然还会从激发态回到原来的基态（这个过程称为跃迁），而且，这个过程更加容易一些。其实，这一现象发生在许多对光的刺激能作出反应的有色物质中，从物理的角度看，物质的颜色就是那种物质部分或全部吸收，或反射太阳光的综合表现。不过在多数情况下，电子激发和跃迁过程的寿命比较短，当电子在一瞬间从激发态跃落到基态时，它所吸收的光能就以热能的形式释放出来。

上面是从反应的电子转移角度看问题，如果只看结果，就要简单得多，在阳光的作用下，叶绿素把空气中的二氧化碳和从植物根部或叶面上吸收的水分子转化为葡萄糖，后者再进一步合成纤维素，成为绿色植物的强大支撑。

最初含有叶绿素的原始生命在结构上也许要简单得多，比今天的单个叶绿体复杂不到哪里去。现今世界上有 2000 多种能进行光合作用的蓝绿藻，它们都是一些极其简单的单细胞生物，从结构上看更像细菌，只是它们含有叶绿素，而细菌没有叶绿素。

蓝绿藻大概是原始叶绿体的后裔中最简单的一种，从物质在结构上的衍生关系看，细菌也是叶绿体的后裔，可是它们已经丧失了叶绿素，因此，它们只好靠过一种游牧式的寄生生活来维持自身的繁衍。

光养生物的产生是地球生命史上的历史性事件，因为它能使活的生物直接介入对太阳能的巨大能量储存，产生高能级的电子，满足由无机构件合成生物分子的需要。光养生物的另一优势是它对特定环境所提供的合适电子供体和受体的依赖，这一结果使自己受益终生。

　　当地球正在变成绿色家园的时候，它所储存的碳、氮和其他生命元素与这种绿色紧密相连。这种状况又极大地推动了异养生物的发育，因为这些异养生物依赖其他生物合成的生物分子为生，这些生物分子给异养生物的发生和发展提供了天然食库。光养生物的出现和繁荣也意味着地球上游离氧的产生和增加，直到大约 15 亿年前达到相对稳定的水平。

第二章
寻找生命的源头

地球的历史至少有 46 亿年，人类的历史有 300 万年左右。放在地球演化的大背景下，人类的生命史只不过是地质历史长河中短暂的一瞬间，个体生命更加渺不可及。

对几十亿年前发生的事情，我们几乎无能为力，因为我们不能亲身经历，也无法直接观测。幸好有化石存在，我们可以借此了解过去，甚至还能基于某种数学模型进行计算和模拟。

一、细胞：生命进化的重要阶梯

　　从生物大分子物质进化到多分子体系是早期生命演化的第三阶段。生命体内的多分子体系实质上是某种具有一定生命周期的团聚体。苏联生物化学家亚历山大·伊万诺维奇·奥巴林（Oparin Alexander Ivanovich，1894—1980）最早提出了团聚体假说。

　　奥巴林认为，团聚体能够表现出合成、分解、生长、生殖等生命现象。团聚体具有类似于膜的边界，膜两边的溶液环境和化学特征有很大区别。比如，团聚体能从外部溶液中吸入某些分子作为反应物，还能在酶的催化作用下发生特定的生化反应，反应的产物也能从团聚体中释放出去。当然也有其他一些假说，如微球体假说和脂球体假说，这些假说都是为了解释有机高分子物质形成多分子体系的过程。

　　团聚体假说并非空穴来风。奥巴林做了一系列实验，实验表明，将蛋白质、多肽、核酸和多糖等物质放在合适的溶液中，它们能自动地浓缩聚集为分散的球状小滴，这些小滴就是团聚体。

　　生命演化的第四阶段，就是有机多分子体系演变为原始生命。这一阶段是生命起源过程中最复杂、最有决定意义的阶段。

　　截至目前，人们还不能在实验室里验证这一过程。但我们坚信，在对化石和现存生命现象的研究中，生命是从最原始的无细胞原核生物进化为单细胞真核生物。然后，又按照不同的方向发展和演化，并向着真菌界、植物界和动物界方向发展。

　　由于自然选择机制的作用，生命生发系统可能是一些分散、半自主和可以自我复制的单位，这些单位就是原细胞。每一个单位都有自己的独立基因组。基因的变异仅对其所负载的原细胞起作用，结果就使这个原细胞带着进化了的基因组以更快的速度繁衍，以与其他原细胞争夺生存空间。

在冥古宙早期，一些不完全有生命性质的物质含有 DNA，可以自我复制，但不能有效地贮存能量；另一些物质能够很有效地保持能量平衡，但自我复制的功能却弱得多。

后来，经过漫长时间，它们在共同存在的过程中能够进行某种组合，互相补偿对方的缺陷，形成了生命世界的第一个细胞。这种空间上和能量上的互补和协同作用赋予它们更高的效率。

最早的细胞具有一个富含 DNA 却不能利用氧的细胞核，以及大量的能够高效率地利用氧但在没有细胞核的情况下就不能自我复制的线粒体。

细胞是生命的基本单元。单个细胞具有生命的所有属性，包括复制；生物体的所有复杂器官，无论它们的功能是什么，都是由细胞构成的。一个动物的受精卵，或者一个植物的种子，都包含众多能够分裂并成长为成年生物的单细胞。细胞的重要特点是分裂与倍增，而且数量惊人。人体中有大约 100 万亿个细胞，细胞总数大致为整个银河系中明亮的恒星总数的 1000 倍。

每个细胞都被一层膜包裹着，这层膜里面装的是浆状物质（细胞溶质或胞液），在植物细胞中，包含叶绿素并参加光合作用的叶绿体根据 DNA 中的编码指令，将水和二氧化碳等简单成分合成为生命所需的有机分子。在细胞的"心脏"部分，包裹在另一层膜中的是细胞核。细胞核外面的所有物质叫作细胞质，细胞的工作就在这里进行。

我们暂且不去关心这些，而是将精力集中在 DNA 本身，它在细胞核内部储存的结构单元称为染色体。生物体的生长就是生物体的细胞不断通过分化、增殖增加品种和数量的过程。在分裂增殖的过程中，细胞核中的所有染色体都进行了复制。

在生命起源的所有过程中，细胞都扮演了非常重要的角色。它们参与了生命早期的顶层设计，甚至还在前生命时代的"原始汤"时期，一群一群的细胞已经开始施展拳脚了。

原核和真核世界中的大多数细胞皆由细胞膜外部的结构包围，从柔软的绒毛到坚硬的细胞壁都属于这些外部结构。它们用来支持和保护细胞，充当分子过滤器的作用，同时也使细胞与外界隔开一定空间。包括蛋白质、脂类、复杂糖类等在内的多种物质都参与构建了这些胞外结构。

染色体是 DNA 与蛋白质的混合物。每条染色体都携带着大量的 DNA。细胞在有丝分裂过程中展开这些染色体并对其复制，其顺利程度令人惊讶。那些有性繁殖的物种都有两套染色体，分别从两个亲本那里继承而来，这使得复制的数量增加了 1 倍。例如在人体内有 23 对染色体，它们携带了有关如何建造和管理人体的全部信息，这些信息被编码在许多更短的一小段 DNA 里，称为基因。

它们都属于生命源头的物质，具有生物活性。活性分子是创造生命世界的原始祖先。在我们的感觉中，虽然那些形形色色的生命有着巨大差别，但有一点是非常类同的，那就是它们的细胞都以非常相近的方式进行着代谢过程。

二、细菌：最古老的生命形式

经过长期的研究和探讨，我们能够对生命物质所具有的基本特征进行一般的概括，这就是，通过一系列的过程和变化，能够把外界物质中的养料转换成建造自身的物质基础，并将能量储存起来，这是新陈代谢的基础；能够繁殖后代，并使后代按照遗传的特征生长、发育和运动，这是一个自然的过程；在环境变化的时候，能够对外部环境产生一定的适应能力，这是一个适应环境并在适应中改变和调整自己属性的过程。为了便于记忆，我们可以把这几个特征总结为新陈代谢、发育繁殖、适应环境。这几句话虽然简单，但要真正理解生命的特征和本质，却不是一件简单的事情。

1. 细菌概貌

除病毒外，世界上最小的生物是细菌，细菌的结构比任何其他生命都要简单。每种细菌都只有一个细胞，其中仅含有生存所需的最基本物质，细胞外是一层坚硬的物质，能够保护细胞不受外部世界的伤害。细菌的种类不是很多，但其数量宏大，远远超过地球上所有其他生物数量之和。很多细菌都是将自己固定在同一个地方度过匆匆忙忙的一生，也有少量的细菌可以滑行和游泳。

细菌是地球上最古老的生命形式，通常只有几十万分之一厘米的细菌在显微镜下呈球形或线形。每个细菌都由一个单细胞组成，其外形通常呈圆形、杆形或螺旋形。细菌外围有一层坚固的壁，表面是一层胶或黏性的纤毛，可以帮助细胞固定在某一个地方。

细菌的谋生方式包括三个方面，第一种是通过阳光获取能量；第二种是依靠岩石中的化学物质生存，这是地球上原始时期生命的一种生存方式；第三种是从动植物尸体甚至活的机体中吸取养分而存活，绝大多数细菌属于这一类。

在我们的常识中，细菌似乎是可怕的幽灵，它可以传播鼠疫、霍乱、结核、麻风、白喉及其他可怕的疾病。每当想起细菌，我们常常会有一种谈虎色变的感觉，好像它们都是导致疾病的源头，因而对它们深恶痛绝。其实很多细菌是有益的，至少是无害的。从动物的肠道到晒干的海盐，再到火山爆发煮沸的水里，到处都有它们的踪影。当你喝酸奶的时候，你可能会想到乳酸菌，它对你的健康很有益。

含细菌最多的地方是土壤，这些看不见的生物在土壤里分解着动植物的遗体，进行着生命的循环过程。如果世界上没有细菌，大多数生物的生命（包括人类自身）都难以为继，因为细菌是自然再循环的主要作用者。现在你知道细菌有多么重要了吧！

为了完成自然赋予的使命，细菌终生忙碌。一般来说，细菌喜欢温暖湿润的环境，越温暖，它们的工作效率就越高。当细菌分解食物后，释放出来的营养物质也许是其他生物所必需的。

氢气也是一些细菌代谢的产物，我们称其为产氢细菌，它们带给我们对能源的美好向往。只需要简单的食物资源，这些细菌就源源不断地生产氢气，氢气的燃烧可以带来电能。

产甲烷菌也存在于动物的消化道中，特别是牛等植食性动物的消化道中，那里已成为甲烷气体的加工厂。甲烷气体也是温室效应的参与者。

在海水和淡水沉积物中，甚至在地层深处，产甲烷菌同样丰富，在泥泞的底层物质中，产甲烷菌废寝忘食地工作着，那一个个小气泡和不断发出的"噗噗"声就是它们勤奋工作的见证。它们随时会打破沼泽地带的平静，在伸手不见五指的夜晚，你甚至会看见一束束幽蓝的"鬼火"从地平线上滑过。这时，你可能会恍然大悟，为什么会有那么多的天然气被开采出来，并成为我们生活的能源。

2. 古细菌

科学家发现的最早的古生物化石是 32 亿年前的细菌化石。原始细菌是最早的原核细胞生物，实际上，它们在地层中留下了许多活动痕迹。在非洲、澳大利亚和加拿大等地都发现了一些叫作叠层石的岩石层，其中记录了远古时代的原核细胞生物活动的痕迹。据地质学家和古生物学家推算，这些岩层的地质年龄约有 35 亿年，这意味着，最早的原核细胞生物在 35 亿年前就已经出现。

分子进化研究表明，原始细菌中核糖体 RNA（rRNA）的分子序列与一般细菌的 rRNA 分子序列十分不同，其相差程度比一般细菌 rRNA 分子序列与真核生物（细胞中含有细胞核的生物）rRNA 分子序列的差异还要大。

科学家认为，这些非同寻常的细菌应该代表一个既不同于一般细菌也不同于真核生物的生物类群，因此把它们称为古细菌（或古核生物），而把一般细菌称为真细菌（或原核生物）。因此，地球上最初的原核细胞生物是古核生物而不是原核生物。

真细菌在很多分子生物学和细胞生物学性状上与古细菌相差甚远，它们拥有不少进化的或特化的性状。

在现代生物学中，把细菌类都归结为最简单的无核单细胞生物，它们都是简单、低级和原始的生物，已经进化了至少 30 亿年时间，从这个角度看，它们也是现代生物的一种。

古细菌的后裔至今犹存。从现代细菌中几种特殊的细菌那里就能隐约看到古细菌的影子，包括能够利用二氧化碳和氢气产生甲烷的厌氧细菌、能够生长在极浓盐水里的盐细菌、能够在自然的煤堆里生长的嗜热细菌，及能够在硫黄温泉或海底火山区生长的嗜硫细菌，类似的例子还有很多。

3. 细菌的进化策略

在约占整个生命历史的 5/6 时间内，地球上占据统治地位的是原核生物，正是这些原核生物在古代海洋中进行着物质与能量的双重交换。

今天，人们一般倾向于认为，我们的细胞核和线粒体起源于独立的原核生物。一些原核生物可能会侵入真核细胞中，并能够和谐地生活在其中。原核细胞和真核细胞的结构和大小也是相似的，它们最初的生命过程也没有太大的差别。

由于古细菌的生活环境比较接近原始地球的环境，因此，可以认为它们是地球上最原始生物的比较直接的后代。古细菌的其他一系列分子生物学特性与真核生物有不少相似之处。已经发现的 21 亿年前的真核生物化石，可能是最古老的生命化石之一。实际上，最早的真核生物可能早在 30 亿年前就已经出现了。真核细胞的直接祖先是一种具有巨大吞噬能力的古核生物，它们靠吞噬糖类并将其分解来获得其生命活动所需的能量。在当时的生态系统中，存在着另外一种需氧的真细菌，它们能够更好地利用糖类，将其分解得更加彻底，从而产生更多的能量。

在地球初期生命演化的过程中，古核生物曾将原核生物作为食物吞噬进体内，却没有将其消化分解掉，而是与之建立了一种互惠的共生关系，即古核细胞为细胞内的真细菌提供保护和较好的生存环境，并供给真细菌未完全分解的糖类，而真细菌由于可以轻易地得到并分解这些营养物质，因而可以产生更多的能量，并允许宿主利用。

在古核细胞内共生的真细菌由于所处的环境与其独立生存时不同，因此，很多原来的结构和功能变得不再必要，结果就逐渐退化，甚至消失殆尽。因此，细胞内共生的真细菌的组织结构越来越特化，最终就演化为古核细胞内专门进行能量代谢的细胞器官，即线粒体。

古核细胞的能量代谢越来越依赖于其内共生的真细菌，同时，为了避免自身的一些细胞内结构，尤其是遗传物质被侵入的真细菌"吃掉"，也产生了一系列应激性的变化。首先是细胞膜大量内陷，形成了原始的内质网膜系统，这个系统限制了线粒体的前身——真细菌的活动；其次是原始的内质网膜系统中的一部分进一步转化，将细胞的遗传物质包在一起，形成了细胞核，这一部分内质网就转化成了核膜。

一种更加进步的生命形式由此诞生，这就是真核细胞，也是最初的真核原生生物。细胞核的产生使真核细胞的细胞核和细胞质相对分离，遗传信息的转录与翻译分别在核内和细胞质中进行，这提供了一种有利于基因组向更加复杂化和多功能化方向发展的环境。

细菌的进化策略可以说是自然选择中适者胜出的极好例子。当天气寒冷的时候，人会多穿些衣服，以适应环境。当光线太强时，通过缩小眼睛的瞳孔以对强光做出反应。在细菌世界，当温度下降或光线增强时，只有那些抵御寒冷能力强的个体或不惧光的个体会生存下来；反之，当温度上升或光线减弱时，那些喜热的个体或适应暗环境的个体获得了生存机会。极高的繁殖率保证细菌能在很短时间内从"灾难"中崛起。

一些古细菌甚至能在 110℃ 的高温下生存。婴儿时期的地球环境大概就是这个样子。最古老的产甲烷菌就是一种耐热菌，不过它们后来获得了在较低温度下生存的能力。如今，产甲烷菌占据了有机物质无氧分解的几乎每一个位点。

原始海洋中生命单体的出现是婴儿时期的地球演化过程中的历史性事件，自然选择的结果促成了生命向着既定目标演化。生命形态沿着螺旋形阶梯向着越来越复杂的方向进化，它们几乎是同时从原始的单细胞生物向着两个方向进化。一个方向是自养功能加强而运动功能退化，逐步进化为单细胞菌藻类植物，成为植物界的进化源头；另一个方向是运动功能和异养功能增强，自养功能退化，逐步进化为单细胞原生动物，成为动物界的进化源头。地球的自然环境也因此发生了根本变化。

我们知道，很多植物有休眠的本领，一些动物也有这样的习性。它们中的某些种类甚至能自动调节休眠节奏。细菌更是擅长于此：当环境变得不适宜生存时，它们就通过休眠来消极对抗，最终迎来新的生命轮回。某些细菌的冬眠孢子可以存活几百万年之久，几乎超过了迄今整个人类的生命历史。这真的令我们感慨万千，在坚韧和耐力方面，细菌是当之无愧的冠军。

一旦环境适宜，细菌就会以惊人的速度繁殖。大部分细菌通过简单分裂成两半进行繁殖，最快的时候，单个细菌可以通过分裂在几分钟内繁殖出百万个以上。这就是为什么地球上会有这么多细菌的原因。在任何我们可以想到的地方都有细菌的身影，包括湖泊、深海、温泉和动植物体内，等等。

细菌的基因组精简高效，这有利于快速复制。它们的基因紧密排列在染色体中，其间几乎没有给无用 DNA 留有任何余地。染色体本身松散的结构对于复制过程没有任何阻碍。

细菌是永不疲倦的生命者。它们几乎不停地进行 DNA 的复制，同时操纵基因的转录，并构建其生存所需的所有 RNA 和蛋白质。有的细菌甚至在第一轮复制完成之前就开始了第二轮复制。只要基因组的两份拷贝可以利用，它们就会分裂。细菌完成一个完整的生长和分裂周期平均只需要 20—30 分钟，可见其繁殖速度之快。而一般动物或植物的细胞经过一个同样的生长和分裂周期则需要 20 多个小时。

下面这个例子最能说明细菌的繁殖速度有多么快。假设一个单一的细菌细胞以非限制性的指数形式生长，则在不到两天时间里，它的子孙后代就可以覆盖整个地球表面。如果是一个真核细胞，则至少需要两个多月的时间才能达到同样的结果。当然，前提是有可利用的资源。

如此高的繁殖率必然会带来大的突变。当一个真核细胞分裂成两个时，一个细菌细胞在这一时间内可产生一万亿个细胞，其间，由于复制错误而产生的几百亿个突变体会独立地分散开。

许多突变是中性的，它们对细胞的繁殖没有太大影响。一些有害的突变可能过不了自然选择那一关，最终被淘汰出局，被它们所影响的细胞无法繁殖，或繁殖速度很慢。也存在另一种可能性，某些偶然突变产生了有益（仅对细菌而言）结果，当其生存环境改变时尤其如此。这就是为什么与引起疾病的微生物的斗争从来没有停止过。无论人们发现多么新的抗生素，与之相对抗的突变体都可能出现，而且在药物存在的情况下能够大量繁殖。这种情况用一句俗语"道高一尺，魔高一丈"来形容是再合适不过了。所以，一定要慎用抗生素。

在长期进化过程中，这种情况在细菌身上已经发生了无数次。无论什么时候，生存条件一旦改变，总会有一些突变体能够利用新的生存条件，它们不仅能够很快适应新的环境，而且"小日子"还过得十分惬意。

细菌生存条件的多样性使它们的足迹能到达每一个生态位。所以，我们不难理解，它们总是以旺盛的生命力活跃在地球表面的每一个角落。它们是当之无愧的卓越的生存者。

4. 叠层石：古老细菌存在的证明

细菌是最简单的生命形式，也是最古老的生命形式。因此，细菌的化石遗迹对于寻找生命的源头极其重要。

叠层石化石记录告诉我们，它们是按叠置方式形成的巨大菌落化石，每层化石都由不同种类的细菌组成。菌落的上层，是可以利用太阳能的细菌，即光养细菌。光养细菌死后，为下面的菌落提供食物。随着时间的推移，这些菌落逐步形成化石，其过程的每个阶段都因某些有代表性的岩石的发现而非常清楚。

叠层石存在于一些特殊岩层中，在世界上不同的地形地貌中均可见到，几乎涵盖了所有的地质年代。有些数据可以追溯到 35 亿年前，这几乎达到有地质记录的极限。也许叠层石菌落的生存时间更早，但它们的遗迹未能随着地壳的变迁而流传下来。

生命至少存在了 35 亿年，这就是叠层石带给我们的惊人信息。把这个年龄与动植物有限的 6 亿年岁月相比，我们会发现，地质记录几乎是在经历了 30 亿年的漫长时间后才产生了最初的植物和动物的。生命的演化是如此缓慢甚至近于停滞，以至于 10 亿年前和 30 亿年前的叠层石几乎没有差别。

这种生命演化几乎停滞的表象造成了一种误解，让我们误以为生命总是沿着一条老路重复着同一个过程。事实上，在叠层石的阴影下面发生的很多变化所做的漫长积累，为 6 亿年前生命形式的大爆发奠定了基础。

5. 氧气是生命代谢的产物

叠层石起源于叠置的细菌菌落。在这一类型的大量菌落中，顶层被蓝细菌占据，作为深层异养菌的基本食物供给者而存在。

如上所述，最古老的叠层石可追溯到 35 亿年前。如果构成这些岩石的菌落像它们今天的后代一样，被蓝细菌那样的生物覆盖，就意味着至少在 35 亿年前，能产生氧气的光养生物就出现了。后来氧气的含量虽然增加，但增速十分缓慢。到 15 亿年前，氧气的含量明显增多，而且在相当一段时期内，氧气的含量基本维持在一个相对稳定的水平。

从 35 亿年前到 15 亿年前，虽然光养生物的数量和种类在增加，但大量无氧无机物的存在抑制了大气中氧气的增加。一个典型例子是曾经广泛存在的二价铁，在早期的海洋中，二价铁非常丰富，光养生物产生的相当一部分氧气与二价铁反应，结果生成了三价铁，三价铁与没有反应的二价铁随大洋沉积物沉入底层，这可能就是早期磁铁矿形成的真正原因。这个过程持续的时间可能超过了 20 亿年。

一方面，氧气是生命代谢的产物；另一方面，氧气又是生命的基本食物。氧是维持生命所必需的。但是，对早期形式的生命而言，氧却是可怕的毒素，因为最早的生命是在地球的还原型大气中形成的，对它们来说，氧气就是可怕的杀手。

今天，也有厌氧性生物，如厌氧菌只能在缺氧的条件下生存。对厌氧生物而言，氧的毒性在于它可以将其活性系统转变为高反应性的化学成分，例如自由羟基、超氧离子和过氧化氢，它们能严重破坏厌氧生物活细胞的结构，包括 DNA 和脂双层细胞膜。从代谢的角度看，贾第虫就是一种厌氧的微生物，只能在无氧环境中生存。

对厌氧生物来说，氧气的出现就意味着它们生命灭绝的开始。但氧气无处不在，它能侵入泥土的每一条缝隙，溶于水中，到达海洋深处……

20 亿年前，当氧气明显增加时，地球上的生命对这些"毒素"毫无抵抗能力，一场大屠杀威胁着生命的存在，早期的生命大灭绝即将开始。幸运的是，这一过程十分缓慢，生命有充足的时间去产生并实施适应进化的主要对策。牺牲的是绝大多数，但少数幸存者产生了世界上新的生命形式，一场大灾难转瞬间成为生命革新的主要源泉，结果就是化危为机。

一些生物不仅存活下来，还具有了传递电子的能力，将氧气作为一种食物资源而消耗掉，同时形成了副产物——水。这一过程成为水／氧循环的一个自然范例。

当氧气含量增加时，一些古细菌却如鱼得水。嗜盐菌是需氧菌，嗜热菌和嗜酸菌也是需氧菌。它们生存于今天我们视为最恶劣的生态位中，即非常热、非常酸或充满硫化氢恶臭味的水体中——早期生命的摇篮有可能就是这样一种环境。

今天，地球上能够拥有一个富氧的大气层完全是生命作用于时间的结果。正是生命的演化使得大气层中自由态的氧有了滋生和积累的可能，越来越多的自由态氧又可以使各种生命能够存在和繁荣下去。

地球上所有生物的共同祖先最有可能是细菌或原核生物。直到今天，细菌还是这个世界上最重要的群落，其种类还在不断变化。细菌是最原始生命的缩影，也是当之无愧的最古老生命的活化石。

三、藻类：没有种子，也不会开花结果

1. 藻类的一般特征

藻类是微小的植物，看上去很不起眼，数量却非常多。只要有阳光和水，藻类就能够生存。大部分藻类都存在于陆地水系中，它们比真正的植物简单，但生存方式与植物相同，光合作用是它们得以生存的基础。对水生生态系统而言，藻类的存在至关重要，它们处在食物链的上端，时刻为下端的生命提供源源不断的能量需求。

当藻类广泛占据河流、湖泊和海洋的时候，陆地上还是一片荒芜。我们常常对藻类习以为常，其实藻类在形态上是一类非常奇特的生命，它们的生命历史即使不是最悠久，也是其中之一。直到今天，藻类依然繁盛，在随便一处池塘或沟渠里，都能看到它们的身影，它们随着水的漂移而前进。甚至在盛有水的瓶子里，都能感受到藻类顽强的生命力。

藻类属于原生生物，一些种类只有一个细胞，属于单细胞植物。与一般原生生物不同的是，藻类细胞常常集结在一起，组成一个叫作群的部落，每一个个体在那个群里繁衍生息。当条件理想时，它们的繁殖速度特别快，用不了多久，就会将一池水变得色彩斑斓。

藻类没有种子，也不会开花结果，它们通过不断分裂而达到繁殖的目的，这种繁殖方式既简单又特别，还非常高效和快捷。藻类能够感受到阳光的明媚和春天的温暖，那一段时间是藻类分裂繁殖的最佳季节。其结果就是在不长的时间内，藻类迅速生长。有了藻类的充分供给，位于食物链下方的浮游生物、鱼类和其他动物也就衣食无忧了。

随着体形增大，藻类身体中包含的细胞开始增多，这对它们的繁殖非常不利。为了解决这个问题，体形较大的藻类就会通过孢子繁殖。孢子有点儿像种子，但个头要小得多，一阵风就可以把它们带到遥远的地方，或随着水流到远方建立新的家园。

一些藻类还会游泳，它们游泳的方式是滑动纤毛，缓慢推进，直到找到充足的阳光和适宜的环境。对它们来说，阳光就意味着能量，能量就是它们繁衍生息的力量。有些海藻只有几厘米长，最大的海藻则长达几米。在北美洲西海岸生活着一种巨藻，它们的生长速度非常快，是世界上著名的天然速生生物。

尽管藻类的种类很多，但它们不是一个独立的自然类群，而是一个非常庞大的集群。我们习惯把这个集群叫作藻类，属于最低等的植物之一。

2. 一些重要藻类

硅藻是藻类的一种。许多硅藻都是扁平的，但有一种叫作马鞍藻的硅藻却是螺旋状的。硅藻从周边水域的无机物中吸收硅元素，从而形成自己身体的一部分。它们收集硅的能力相当惊人，即使水中硅的含量不到百万分之一，它们也能成功地收集到。一代代死去的硅藻就能形成几米厚的软泥，那里富集了非常多的硅。在这里，你会看到"物以类聚"的另一种运作方式。

在藻类植物中，蓝藻门（也叫蓝绿藻门）是最简单、最低级的一门，也是生命史上最古老的植物。蓝绿藻是地球上出现得最早的原核生物，早在38亿年前，地球上就有了它们的身影。它们的适应能力非常强，可以忍受高温、冰冻、缺氧、干涸、高盐度和强辐射等。蓝绿藻主要分布在富含有机质的淡水中，也有一些生活在湿土、岩石、树干和海洋中，极个别的还能生活在极地和高温温泉旁。它们的细胞壁缺乏纤维素，也没有真正的细胞核。蓝绿藻属于无性繁殖，通过分裂生殖繁育后代。

红藻门植物种类多，数量大，是海洋藻类植物的主要成员。红藻门植物体多为丝状体、叶状体或枝状体。红藻门的细胞壁包含两层，内层由纤维素组成，外层由果胶质组成。其繁殖方式是有性生殖。

红藻门植物的颜色并不是纯正的红色，一般是紫红色，也有褐色和绿色的，甚至还有黑色。这与它们含有的化学成分有关，除了叶绿素和胡萝卜素之外，还含有藻红素和藻蓝素。红藻储存的养分通常是一种特有的非溶解多糖类，也叫作红藻淀粉。红藻门植物对环境的要求很低，它们能够适应各种气候和生态。从热带到两极，从阳光明媚处到阴暗的角落，都有它们的身影。

甲藻门植物的细胞壁含有很厚的纤维素，有些像古代将士穿在身上的铠甲，甲藻门的名称由此而来。甲藻门植物属于单细胞生物，储存的养分多为淀粉和脂肪，生存方式包括腐生和寄生，繁殖方式包括细胞分裂或产生游孢子，有性生殖为同配或异配，不过，这种情况并不多见。

我们最熟悉的紫菜也属于藻类，它们是人类生活中常见的藻类食物，紫菜不仅含有大量蛋白质，还含有多种维生素、无机盐和碘，其中的碘能够预防甲状腺肿，还能够降低胆固醇。目前已知的紫菜有70多种，分布范围极其广泛，但主要分布在中纬度的温带地区。人类对紫菜的需求量很大，但自然生长的紫菜数量有限，因此，我们餐桌上的紫菜多半都来自人工养殖。

无论是在细胞的构造方面，还是在光合作用及对于营养的储存方式方面，轮藻门和绿藻门植物几乎相同，但轮藻门植物的藻体比较大，而且是直立生长，和高等植物类似。轮藻门是单核细胞植物，生殖器官具有藏精器和藏卵器的作用，当精卵结合为合子后，就发育出新的个体。

轮藻门植物大约有300种，它们喜欢淡水环境，因此，稻田、沼泽、池塘和湖泊都是它们安家的好地方。由于古轮藻化石在地层中的交替演化比较清楚，因而对含油地层的划分有一定价值。

绿藻门植物的外表通常呈绿色，其内部结构有单细胞、群体和多细胞，外部主要呈丝状、片状和管状。绿藻门细胞壁的内层主要是纤维素，外层是果胶质，以黏液状态存在。绿藻的叶绿体能够进行光合作用，这一点和高等植物一样，但其光合作用的产物是淀粉，因而绿藻植物可能是所有高等植物的祖先。

绿藻门是藻类家族的一大门类，其物种数量为 8000 多种，分布范围极其广泛，从两极到赤道、从高山到盆地都能见到它们的身影。绿藻门植物通过细胞分裂繁殖，或者是产生孢子，当然也存在有性生殖的情况。单细胞绿藻繁殖快，产量高，含有大量的蛋白质、糖类、氨基酸和多种维生素，是食品和饲料的来源之一。

褐藻门植物的进化程度较高，其细胞内含有叶绿素、胡萝卜素、墨角藻黄素和叶黄素等，其中叶黄素的含量最多。褐藻门植物的储存养分是海带多糖（也叫褐藻淀粉）和甘露醇。褐藻门植物的繁殖方式主要包括营养繁殖、无性生殖和有性生殖。说到褐藻门植物，我们最熟悉的莫过于海带了。海带也叫昆布、海带菜、江白菜，营养价值很高，含有大量人体必需的营养元素，特别是碘。虽然碘是人体中的微量元素，但对于人体健康至关重要。甲状腺疾病就与碘元素缺乏有关。此外，食用海带还能预防动脉硬化、降低胆固醇和脂肪在人体内的积聚。

四、真菌：游离在植物与动物之间

真菌和一般植物有很多相似之处，它们大多从地上或枯木上开始萌发，然后通过孢子传播后代。然而这仅仅是一种表面现象。

在本质上，真菌和植物是两种完全不同的生物，真菌通过分解它们周围的物质来获取生存所需要的养分，植物则通过它们的叶子吸收阳光来获取能量，说植物不需要食物也不太正确，但它们的食物是如此的简单和不可思议——水和二氧化碳触手可及，至少在地球上是这样。目前已经发现的真菌约有 10 万种，植物则是真菌的 4 倍还多。

　　真菌是地球上常见的生物，我们最熟悉的可能就是各种各样的蘑菇，但蘑菇只不过是真菌中极小的一部分。大多数真菌体形都很小，也有体形巨大的种类。在森林、海底和人的皮肤上，甚至在沙漠深处，都能找到真菌活动的踪迹。大多数死去生物的残骸就是真菌的最爱，还有一些真菌喜欢生活在活的机体中，只是人们平时很少注意到。

　　很多年前，人们认为真菌是植物，不过这种想法后来得到修正，和植物相比，真菌与动物的关系更亲近。

　　真菌的形状和大小不一。它们并不像动物那样直接吞咽食物，而是会吸收和消化那些所谓的食物释放出来的营养。执行这一任务的就是菌丝，菌丝是一种极细极长的组织。有些菌丝长得惊人，会从地面一直延伸到树顶，并在土壤中形成细密的菌丝网络，有些食木菌甚至可以沿着一条街道挨家挨户地传播。

　　真菌是一种陆生真核生物，是具有真核和细胞壁的异养生物。真菌通常属于多细胞生物。大多数真菌能分解动植物的残骸，使许多重要化学元素进入再循环，直接或间接地影响着地球生物圈的物质循环和能量转换。大部分真菌是腐生生物，以死亡的或正在分解的有机体为食。像念珠菌这样的真菌以活的有机体为食，这样的情况并不是太多。像地衣这样的真菌则与其他生物共存共荣。

　　真菌的繁殖包括无性繁殖和有性生殖。无性繁殖是指营养体不经过核配和减数分裂产生后代个体的繁殖；有性生殖是指真菌生长发育到一定时期，经过两个性细胞结合后细胞核产生减数分裂，从而产生孢子的繁殖方式。

　　大部分真菌的营养体是由纤细管状菌丝构成的菌丝体。在真菌的细胞壁中，多数含有甲壳质，其次是纤维素。常见的真菌细胞器有细胞核、线粒体、微体、核糖体、液泡、溶酶体、泡囊、内质网、微管和鞭毛等。

　　常见真菌包括酵母菌、霉菌和蕈菌（大型真菌）。大型真菌是指能形成肉质或胶质的子实体或菌核，其代表物比较常见的有香菇、草菇、金针菇、双孢蘑菇、平菇、木耳、银耳、竹荪、羊肚菌等，很多都是人类餐桌上的食品。

　　一些真菌味道鲜美，比如某些可以食用的蘑菇；也有许多真菌中可能含有致命的毒素。

　　毒蕈是分布于北半球林地中的毒蘑菇，其外形类似于食用蘑菇，但其毒性非常大，误食一株就可能致命，毒性常常会在食用之后的 12 小时发作，所以，当误食毒蕈的人感到不舒服的时候已经来不及了。

　　1928 年，苏格兰生物学家亚历山大·弗莱明（Alexander Fleming，1881—1955）在实验室中发现一个培养皿中的霉菌有些异常，这个培养皿通常用于培养细菌，但是霉菌导致周围的细菌全部死去，这是一种神奇的现象。后来，人们从这种霉菌中成功分离出了一种化学物质，这种化学物质可以杀死细菌，这就是我们最熟悉的青霉素（Penicillin），它是最重要的抗生素，也是目前世界上最重要的药物之一。

　　对有些动物来说，真菌的存在至关重要，比如蘑菇是鼻涕虫和某些昆虫幼虫的食物来源，鼻涕虫是一种小型动物，它们利用齿舌吞噬真菌——齿舌是一种包含数百颗微型牙齿的口器。有些真菌会无声无息地侵入动物体内，动物往往在不知不觉中就会毙命。

　　许多昆虫在树木中产卵，幼虫出生后就以栖居的家园为食，它们通常在针叶树中钻洞。蛀空的树木又成为真菌的居所，不断增多的真菌和树木一起成为幼虫的大餐。幼虫活动的地方布满了真菌形成的"皮毛"，幼虫就以它们为食。

　　足癣是一种由以人类表皮为食的真菌引起的皮肤病，在温暖潮湿的环境下，这种真菌会大量滋生，很多人都遭受到它的侵袭。患足癣以后虽然很麻烦，但不必恐慌，积极治疗，注意卫生，防止自身传染及继发感染。

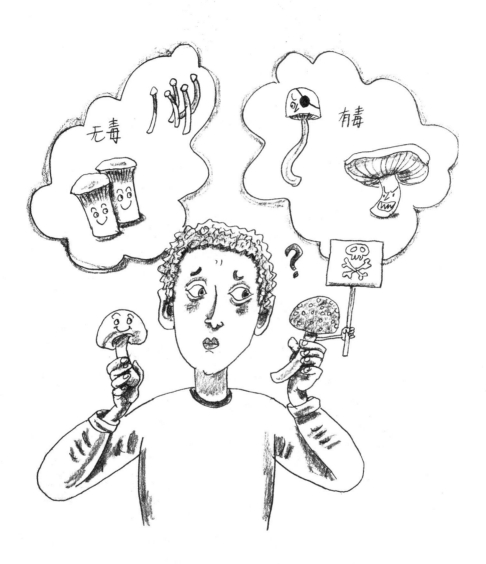

蘑菇也属于真菌类

五、微生物：不仅仅是微小的生物

　　微生物其实是个广义名称，说它们是微小的生物好像也没错。仅从体积方面来看，微生物确实有些微不足道。很多微生物只有粉尘般大小，还有一些微生物需要放大几千倍才能被看见，可见其之微小。病毒是其中个体最小而数量最多的群体，次之便是体形较大、单细胞的原生生物。微生物还包括微小的真菌及一些特别微小的动植物。

　　体形微小是一种天然优势，这意味着它们的栖息地无处不在。大多数微生物生活在水中或潮湿的地方，泥土特别是含有大量动植物尸体的泥土是它们最爱居住的地方。动物的皮肤、口腔、牙齿及身体内部的许多地方同样是它们生活的天堂。

　　微生物是地球上最基础的生物。在自然界中，微生物是不可缺少的一环，也是食物链的重要组成部分，它们和其他生命群体一起，完善着进化的过程。

　　一些微生物对动植物有害，它们侵入动植物体内，以栖居之所为食，它们就是我们常说的病原体，一些疾病的发生就与它们有关。不过动植物在漫长的进化过程中也具有了抵抗那些微小侵略者的能力，使自己受到特殊防护，才不至于在这些微生物的侵略面前全线溃败。

　　但更多的微生物是无害的，有些甚至还是有益的。当动物处于良好的健康状况时，居住在其体内的细菌就与周围的环境和谐共存，齐心协力地维护着它们共同的家园。

　　我们很难对微生物所在的世界做出感性判断。人常常能感受到重力对自己身体的影响，但微生物完全不一样，重力对它们几乎没有什么影响，因为它们的体重如此之小，以至于基本上不受地球引力的影响。

微生物居无定所，没有什么可以将它们与外部世界隔开。一阵风，甚至是轻微的气流就可以使它们背井离乡，并且很难再回到它们曾经生活过的地方。

为了生存下去，很多微生物都会采取一套独特而有效的措施。比如，它们常常通过自我"关闭"来度过艰难困苦的时期，有时候，"关闭期"可以长达几个月，有些微生物甚至可以保持睡眠状态达10年以上。

尽管没有一种高等动物能够消化纤维素，但有些微生物却能做到这一点，例如寄居在反刍动物和白蚁肠道中的微生物就能够以纤维素为食。这类微生物能够把大量的纤维素转化成葡萄糖，消耗掉自己所需要的一部分葡萄糖后，把更多剩余的葡萄糖供给寄主。

在这个例子中，微生物供应加工过的食物，寄主提供原料和住所，两种生物相互依存，相得益彰，在各自的生态位上尽职尽责。它们之间这种互惠的合作方式就是我们常说的"共生现象"。多亏了这些默默无闻的微生物的帮助，牛才能靠吃草而生存，白蚁才能靠吃木头而活命。它们固守着属于自己的生态位，共同维护着生命的平衡关系。

六、病毒：在流浪中寻找衣食父母

病毒比细菌更小、更简单，也表现出生命的特性，它们只能依靠其他生物存活，具体来说，它们通过攻击活细胞而维持生命。与其他微生物不同的是，除非进入适宜的宿主细胞中，病毒自身不能生长，也不能繁殖。

　　病毒的传播能力极强，很难被控制。绝大多数病毒的体形远远小于细菌。与其说它们是生物，不如说它们是一种有机机器。病毒的化学组成相当精密，在形成病毒时，一定是进行了考究的分子自组装。

　　病毒并不需要进食，它们犹如一个劫匪，通过"劫持"活细胞而强迫细胞复制病毒，病毒攻击的宿主包括细菌、植物和动物。

　　大部分生物每天都会受到病毒的攻击，不过，大多数病毒只会造成很小的危害，尽管如此，对少数病毒对生命造成的伤害仍然不可以掉以轻心。人类免疫缺陷病毒（Human Immunodeficiency Virus，HIV）病毒会导致艾滋病的发生，这种疾病对人类造成的危害已经到了触目惊心的程度。截至目前，人类还不知道病毒到底来自何方，一种理论认为，病毒是从活体生物中逃脱出来的"背叛"基因。

　　病毒只能在活细胞化学体系的帮助下完成复制。脊髓灰质炎、狂犬病、天花和麻疹等，都是从动物或人的细胞中复制出来的病毒引起的疾病。还存在着可以感染植物细胞、原生生物或细菌的病毒。所有病毒都有携带遗传模板的基因组，而且都可以将它们导入细胞复制增殖。有些病毒具有 DNA 型基因组，有些病毒则具有 RNA 型基因组。

　　病毒常常从一个细胞流浪到另一个细胞，走到哪里吃到哪里，没有可吃的东西时也能忍饥挨饿很多天，甚至几个月。在生命发展的早期阶段，有些病毒可能就习惯了流浪生活，特别是 RNA 病毒，它的产生可以追溯到原细胞清除 RNA 复制酶和反转录酶的那个时期。

七、原生生物：寄生生活也丰富多彩

　　大多数原生生物只有一个细胞，但其构造相对复杂一些，不同的构造对应着不同的功能。原生生物通常生活在水中，有些种类的举止类似于微型动物，有些则类似于微型植物。放射虫是一种生活在海洋中的原生生物，它们使用黏性丝线来捕捉比自己体形更小的猎物。

一些原生动物寄生在其他生物体内，不过只有少数会致病。更多的原生动物生活在水中。原生动物体形很小，在显微镜下，看起来好像是处于高速运行中，它们会绕开障碍物，然后迅速集合在食物周围。原生动物其实并不是动物，它们没有眼睛和嘴巴，甚至没有大脑，充其量只能算是一个细胞，是一种真核单细胞微生物。

与藻类不同，原生动物需要进食，而且进食的方式各种各样。许多原生动物都是积极的掠食者，另外一些则静止不动，依靠漂流到附近的任何可食物质为生。放射虫是一种生活在海洋中的原生动物，其骨骼多刺，活的放射虫会从骨骼中伸出胶冻状的细丝，捕捉附近的漂流微生物。

原生动物体形微小，没有四肢，但它们擅长四处活动。阿米巴虫通过变化体形移动，这种能力对于通过狭窄的缝隙尤其有用。当阿米巴虫追踪猎物时，会将其包围，然后吞噬，整个过程就像猎物被一个有生命力的果冻给吞噬掉了。即便阿米巴虫用尽全力，其时速也不会超过 2 厘米，真是慢得不能再慢了。可是池塘里或湖泊中的有些原生动物的移动速度却要快得多，会达到阿米巴虫的几十倍，像草履虫的移动速度就很快。

原生动物是极其重要的浮游生物，也是食物链中的重要一环。一些原生动物的居住环境比较特殊——在植食性动物的肠和胃里，它们帮助主人分解食物。一头成年大象的肠道里就生活着几十亿个原生动物，由于数量极其庞大，因而总能圆满地完成工作。

生活在生物体内真是一件幸福的事情，可以说是居有定所，衣食无忧，拥有丰富多样且源源不断的食物供应，还有一个温暖舒适的居住环境。怪不得它们那么乐不思蜀呢！不过，这样的好日子可能不会长久，有时候，动物肠道的不断蠕动就会将许多原生动物冲到下游，并最终冲出体外。它们随时都面临着失去"家园"、背井离乡的危险。

寄生类原生动物经常游到一些水源地，或者通过昆虫叮咬而传播到动物体内。几乎所有的野生动物都受到原生动物寄生虫的影响，只不过危害不大。也有十分危险的原生动物，引起疟疾的原生动物——

疟原虫不仅能影响人类和其他哺乳动物，还会危及爬行动物和鸟类。疟疾是一种很危险的疾病，在医疗水平很低时甚至会致死。

八、源头在哪里

地球上生命存在的最早证据来自年龄约达 30 亿年的岩石。从那时起，在以后近 20 亿年的漫长时间里，原核生物大概是其中唯一的种属。零散的化石记录模模糊糊地证明了这一点。然而，关于真核生物还没有准确的化石记录。蓝绿藻肯定是那个时候地球上最复杂的生命形式。

今天，古生物学研究已经证实：大约 30 亿年前，地球上就存在着细菌和蓝绿藻两类生命系统。那些被埋在深山老沟里古老岩层下的细小化石默默印证着 20 亿—30 亿年前生命的繁荣景象，让人们认识到了时间的深刻穿透力，并会产生一种物是人非的慨叹。

说实话，我们对 20 亿—30 亿年前地球景观和生命形态的认识是模糊的，肯定也是肤浅的，甚至还可能是错误的。时间不会倒流，消逝的东西不会给我们留下多少记忆，一切曾经辉煌过、繁荣过的生命早已变成了岩石和泥土的一部分。

婴儿时期的地球岩石不会给我们留下多少记录，我们对那些原始生命的一般特征和形态缺乏最起码的了解，即使是后来具有柔软身体和躯干的生命也会灰飞烟灭。只有那些具有骨骸或其他坚硬部分的生物，以及那些本身就身披甲壳或身体重到能够在泥地上留下脚印或痕迹的生物才有可能在岩石上留下记录，否则就不会留下任何记录来表明它们曾经在这个地球上存在过。

第三章
植物：自养生命的成功范例

植物在陆地上生存，就必须要解决几个问题，其中最主要的问题是陆生新环境中水的供应。登上陆地的植物必须在气生状态下保持自身不致干枯，它们不仅要学会从潮湿的土壤中汲取水分，还要完成把这些水分从底部向身体的其他部分运输的任务。

植物的进化拓宽了生命演化的空间，植物的复杂结构点缀了自然的丰富多彩。而且，植物一般处于食物链的底端，它们是更多生命的衣食父母。在生物多样性的自然天地中，植物的存在至关重要。

一、植物登上陆地

稍稍回顾一下地球的历史很有必要。在长达 30 多亿年的前显生宙，地球上的生命一直生活在原始海洋中。后来，生物由海洋向陆地扩散，这是生物圈演化过程中的重大事件。陆生植物的出现促进了原始大气层中氧气的循环和积累，为陆生动物的演化提供了必要的先决条件。

1. 最早登陆的可能是苔藓类

志留纪初期，陆地上就有了植物的踪影，最初的植物属于苔藓类。自那时起，它们的残骸就不断落入泥沙中，后来保存为化石。植物化石是保存在地质记录中的植物遗体及其印痕，它们是植物的残骸经过沉积物掩埋，从生物圈进入岩石圈，发生一系列的石化过程后形成的。这些植物化石显示的是过去植被的景观，我们可以据此从中推断出植物和植物群落的演化历史。

在较早期的生境中，可能生活着一些细菌和原生真核动物，但它们从未达到像植物那样的自然地位。直到陆地上至少已经有了一些植物后，动物可能才试图登上陆地。在远古时代的陆地上，植物是动物赖以生存的食物和栖所，如果没有这样的前提，动物的永久生存环境就不可能建立。

志留纪地层中具有最早的陆生植物化石记录。陆生植物的出现是志留纪生物革新的一个重要标志。

由于剧烈的造山运动，地球表面出现了较大的变化，海洋面积减小，陆地面积扩大。作为陆生高等植物的先驱，低等维管束植物开始出现并逐渐占领陆地，其中，裸蕨类和石松类是目前已知最早的陆生植物。

在有流水的地方，自然界营造出凉爽和潮湿的环境，苔藓最容易在这些地方安家。苔藓是非常原始的植物，没有真正的叶子和根。远远看去，它们像一片鲜绿色的毯子。如果是在水下，它们会随着水波的叠加而摇曳。

苔藓植株矮小，生长得又很紧密。在澳大利亚大陆生长的世界上最高的苔藓也只有半米左右。所以，仅从高度看，苔藓根本不能和开花植物相比。

潮湿环境是苔藓类生存的基本条件，很多苔藓有很强的吸收和保持水分的能力，这一点有些像海绵。但也有相对耐旱的苔藓，它们生长在岩石和墙壁上，可以一直保持干燥状态长达几个星期甚至几个月。它们看起来有些脱水，外表灰暗，好像已经死了，但是一场大雨之后，它们又恢复了生机。

苔藓植物起源于绿藻，它们是一群小型多细胞的绿色植物，多生长在阴暗潮湿的环境中。尽管苔藓植物小得微不足道，但对于自然界非常重要，苔藓植物能够吸收自身所需要的水分和养料，并通过光合作用产生养分。在苔藓植物中，我们比较熟悉的种类有地钱、葫芦藓和金鱼藻。其中，地钱可以入药，具有清热解毒的功效。

苔藓植物没有真正的根，只有假根。它的叶片只由一层细胞组成。根据营养体的形态结构，可以把苔藓植物分成两类，一类是苔类，苔类植物保持着叶状体的形状；另一类是藓类，藓类植物已经开始有类似茎、叶的分化。

从植物分化的角度看，苔比藓更加原始和简单。我们常把成片的苔藓植物叫作苔原，苔原主要分布在欧亚大陆北部和北美洲，少数出现在树木线以上的高山地区。

苔藓植物的雌、雄生殖器官均由多细胞组成，它们借助于水才能受精，精子与卵子结合后形成合子，分裂形成胚，胚进一步发育成孢子体，孢子在合适的环境中萌发成丝状体，外形像丝状绿藻类，称为原生体，一段时间后，在原生体上再生成配子体。

苔藓植物是无花植物，没有种子，以孢子繁殖。在植物演化史上，苔藓植物代表着从水生逐渐过渡到陆生的类型。它们能有效地吸收水分，从而防止了水土流失。由于苔藓植物的叶是单层细胞结构，这就使它们很容易吸入空气中的污染物，对周围的污染物比较敏感，这也意味着它们具有净化空气的作用。

苔藓植物在生长过程中分泌出来的酸性代谢物会腐蚀岩石，结果促进了岩石的分解而形成土壤。

志留纪时，空气中游离氧的浓度大约为现在的10%，一些游离氧在远古雷暴放电时变成了臭氧，臭氧层的形成减弱了太阳紫外线对陆生生物组织的伤害。那些原来在潮间带广泛生活着的藻类，特别是某些绿藻类，可能进化成最早的陆生植物，以类似叶状体的形态生活在沼泽中。

2. 裸蕨类紧随其后

在植物界，除了海生藻类仍然繁盛外，从藻类演化而来的半陆生的原始裸蕨植物开始出现。志留纪后期出现了大面积海退，半陆生的裸蕨类植物进一步繁育。晚志留世末期，植物终于从水中开始向陆地发展，这是生物演化史上的里程碑事件。

裸蕨的出现，是志留纪的某一阶段有冰川存在的一个证明。当时，天气变凉，海平面下降，地壳抬升，陆地面积扩大，有些浅海转变成沼泽。

在中志留世的地层中，发现了早期的陆生植物化石。植物的繁衍发展对陆地生态产生了重要影响。中志留世文洛克期，陆生维管植物出现，其代表是矮小的莱尼蕨植物或拟莱尼蕨植物和石松植物。

裸蕨类属于维管植物。为了适应陆地生活，摆脱对水的依赖，需要发展自己的支持和输导系统，即维管系统。表皮细胞分泌出的多糖类和类脂与空气中的氧气形成的角质膜，也起到了保护植物组织控制体内水分的作用，这为它们的陆生生活创造了条件。随后，维管植物进入了繁盛期。石松类、楔叶类、真蕨类和种子植物相继出现。

陆生植物的出现是此后两栖类、爬行类和哺乳类动物荣衰更替的基础和必不可少的环节，人类社会的出现同样如此。

与苔藓类植物相比，蕨类植物更像开花植物，因为它们有真正的根、茎和叶，植物体内也有输送管道，可以把从泥土中吸收的水分从根部输送到每一片叶子。蕨类植物没有花，是真正的无花植物，通过孢子而不是种子传播和繁殖后代。

世界上的蕨类植物多达 1 万种以上，它们构成了最大的无花植物群。最矮的蕨类植物只有几厘米高，最高的树蕨高达 25 米。大多数蕨类植物都在地上安家，一生扎根泥土。一些蕨类植物以树干为家，终生攀缘在树上。有极少数蕨类植物习惯于漂浮在池塘的水面上。

蕨类植物具有根、茎、叶等营养器官的分化，以孢子进行繁殖。重要的是，蕨类植物的茎内进化出了维管组织，它们比藻类植物高一级，比种子植物低一级。过去也把蕨类植物称为羊齿植物。

根的出现使植物体得以稳定，并可以深入土壤下层吸收更多的水分和矿物质。茎可以使植物直立起来，同时其内部的维管结构就是一个输导系统，可以输送营养物质到植物体的每一个部分。叶的出现和增大有利于进行光合作用和储存能量。总之，蕨类植物根、茎、叶的出现在植物进化史上非常重要。

尽管蕨类植物进化出了许多植物所需的重要器官，但它们依然不是完全的陆生植物。蕨类植物和苔藓植物一样具有明显的世代交替现象。蕨类植物的生殖方式包括无性繁殖和有性生殖。无性繁殖就是直接产生孢子；当进行有性生殖时，它的生殖器官是精子器和颈卵器。不过，蕨类植物的孢子体有了根、茎、叶的分化，其中还有维管组织，远比配子体发达。这就是蕨类植物不同于苔藓植物的明显特征。蕨类植物能产生相对高等的孢子，却没有种子，且蕨类植物的孢子体和配子体都能独立生活，从这个角度看，蕨类植物与种子植物又有明显的不同。

地球上的蕨类植物达 12 000 多种，喜欢阴湿温暖的环境，除了海洋和沙漠外，其余地方均有蕨类植物的身影。蕨类植物的叶子非常美丽，比如常见的巢蕨、卷柏、桫椤、槲蕨等都是非常好看的观赏植物。

蕨类植物基本上都是草本植物，但也有外形与树差不多的蕨类植物，我们把这类蕨类植物称为树蕨，桫椤就是其中之一。桫椤一般生长在热带和亚热带地区湿度比较大、温度比较高的林下和阴地。整个中生代期间，就在恐龙成为动物界霸主的时候，在植物界，树蕨也逐渐占据优势地位，足迹几乎遍及全球。中生代末期，随着种子植物的兴起，树蕨类植物开始衰落，至今只剩下少数几种，桫椤是其中的幸存者。桫椤的古老性和孑遗性对于研究物种的形成和植物地理区系具有重要价值。今天，当恐龙已经变成化石的时候，桫椤仍然活着，因此它们对于重现恐龙生活时期的古生态环境、研究恐龙兴衰、地质变迁等具有重要参考价值。

二、植物的生长策略

微小的植物通过细胞内的膨压来支撑自己，但对大多数植物而言，这远远不够，植物的部分组织还通过细胞壁的加厚来解决支撑问题。一些早期陆生植物通过增强茎的外部组织满足支撑的需要，坚实组织就是这么形成的。在现生的一些藓类植物中，仍然能够发现这种坚实组织。

然而，植物体内更为有效的支撑组织是茎中央形成的坚实的中干，称为维管柱或中柱，中柱的强韧部分主要由木质部构成，木质部由坚韧的细胞构成，称为管胞。管胞壁有明显的木质化加厚，有螺纹、环纹或梯纹式样。除了局部被称为纹孔的空隙外，管胞壁都是加厚的。有时，我们能从化石记录分离的碎片中识别出管胞，但在识别时一定要慎重，千万不要将它们和某些动物混淆了。

中柱确保植物直立生长，使它们对光的竞争远远超过了大多数其他没有中柱的非维管植物（如苔藓植物和藻类植物）。到了中泥盆世，植物发展了次生生长，在中柱中形成了次生木质部。这样，一种叫作乔木的植物界巨人就迎来了它们生命中的春天。

中柱不仅具有支撑作用，还解决了植物生活在陆地上必须克服的另一个障碍，即把水分从植物体的一部分运输到另一部分。植物发育成熟后，管胞就失去活性，仅留下加厚的细胞壁，形成一个长、中空、能够流通液体的管道。相邻的管胞彼此之间通过小的筛状结构或纹孔联系起来，因而整个木质部就变成一个通路，通过这个通路，液体从植物体基部被运输到其上部的各个地方。

中柱的另一部分韧皮部也参与了植物体内流体的运输。与木质部不同的是，韧皮部由活的薄壁细胞构成，它不具有支撑功能，而是负责运输植物体内光合作用的产物。

在植物的大部分气生表面覆盖着一种叫作角质的保护层，借助于它的保护，植物部分地防止了身体的干枯。角质还具有防止病原体侵入的功能。当然，植物不可能完全与外界隔绝，因为它们的生命运动离不开二氧化碳和氧气，它们是光合作用和呼吸作用所必需的。

薄的叶片直接通过表面吸收气体，但较大、较厚的叶子需要气体进入它们的组织内部，否则气体交换不可能充分。在这种情况下，气体交换通过植物外表面上的气孔来完成。通常有一对细胞（保卫细胞）控制着气孔的大小。发生蒸腾作用时，也是通过气孔散失大量水分的。植物通过控制与外界气体的交换节奏，实现了自身在自然界的生存，在这个过程中，它必须防止失水过多。因此，当植物需要与外界进行气体交换，而且其体内储存的水分足以进行蒸腾作用时，气孔就会张开；当需要保存水分时，气孔就会关闭。

角质层主要发现于现生植物的孢子体中。因为配子体世代需要潮湿的条件进行受精作用，所以角质层对它们并没有生态益处。然而，孢子是由孢子体产生的，它们是大多数植物的主要传播体。孢子在母体植物释放和最终的萌发之间可能有一个长期的等待过程，所以它们的确需要一些保护。

孢子表面覆有保护层，虽然其组成与角质层不同，但功能与角质层相似，称为孢粉素。在植物的早期演化史中，孢子的产生方式发生了一些变化，植物开始以四分体的方式产生孢子。早期陆生植物孢子的三维四分体构造致使每个孢子表面形成了一个明显的 Y 形三缝标记。在许多现生植物的孢子表面，仍然能够看到三缝标记。然而，有些植物类群以线性四分体的方式产生孢子，每个孢子的表面仅形成一个单缝标记。

研究地质历史时期的植物学，就要考察古代植物的形态解剖、系统分类、生态、时间和空间的分布、各门类植物的起源、发展和进化的历史、古代植物区系、各地质历史时期的植被和它们的演替等。在应用方面，常常涉及地质学（特别是地层学）、古地理学和古气候学，这些研究有助于我们寻找矿产、考察含有煤炭和石油等矿产地层的分布、划分和对比。

在古植物学的研究中，很重要的一个方面是植物分类学的研究及植物系统分类的建立。因为地质历史时期有不少已经灭绝的类别，必须把它们与现存的植物统一考虑，才能建立起科学的分类体系，反映各类别植物间的系统关系。植物学家早期曾将植物分为 4 个门，即菌藻植物、苔藓植物、蕨类植物、种子植物。后来，随着植物学、古植物学研究的深入，又产生了多种分类方案，但迄今，还没有一个被大家广泛接受的方案。

三、植物演化

陆生植物的演化是从志留纪开始的，它们的祖先是原始的莱尼蕨植物和石松植物，到中泥盆世，陆生植被迅速分化。真蕨植物（或真蕨植物的祖先类群）出现于中泥盆世，木贼植物和裸子植物出现于晚泥盆世。泥盆纪末期，除了被子植物外，维管植物的所有主要门类都已出现。

1. 改变结构和性状

泥盆纪初期，维管植物通过改变自身的结构和性状，较好地适应了陆地生活。到了中泥盆世，许多原始的陆生植物变得越来越高大，但它们茎轴的初生构造限制了自身的大小。植物通过次生生长，尤其是次生木质部的发育克服了这种局限性。

初生木质部是由植物茎和根的顶端产生的，这里的细胞类型称为顶端分生组织，它不断分裂产生新的组织。在这个生长点的稍后部位，新的细胞群分化出植物中的主要组织，例如初生木质部和初生韧皮部。次生生长是通过侧生分生组织或维管形成层的活动完成的，它位于初生木质部和初生韧皮部之间。次生生长形成的次生木质部和次生韧皮部使植物的茎干大大增粗。最终，一些植物发展为高大乔木，成为地球上最美丽的植物之一。

次生木质部最早发现于中泥盆世，对维管植物来说，次生木质部的形成是它们得以生存的一种策略，这是当时维管植物演化过程中的一种普遍现象。通过产生次生木质部，植物增大了自己的形体，也丰富了结构的多样性。乔木乃至森林的形成对泥盆纪地貌产生了显著的影响。

植物适应了陆地生活之后，在进化中又出现了胚珠。植物的配子体即使能够独立生活，其受精作用也要受到环境的影响，它们主要局限于比较潮湿的生境。胚珠具有几个优点，但最重要的是它为受精作用的发生和形成种子提供了有利条件，使植物的受精作用可以不依赖于潮湿环境。

泥盆纪期间，植物片化叶子的发育提高了光合作用的效率。这个过程可能是逐渐完成的，有迹象表明，在木贼植物、真蕨植物和前裸子植物中，片化叶子的发育是独立进行的。出现在维管植物中的主要生殖革新是产生了种子。虽然这是一个通过异孢性而产生的渐进演化过程，但最早被称为种子的结构发现于晚泥盆世。种子的功能显而易见，它使植物的受精作用不依赖于水，这也意味着植物可以分布到更加广泛的生境中。

种子还为幼苗提供了营养来源，结果，它们就优越于那些同孢植物，因为同孢植物萌发后不久就必须通过光合作用产生营养。在萌发之前，种子通常度过一段休眠期，这使它可以利用出现的有利条件再进行萌发。泥盆纪植物形态结构和性状的变化为它们后来的发展提供了便捷。

自然选择偏爱那些允许植物从土壤中吸收充满无机盐的水分的改变，也偏爱角质层上的开口，此为当今气孔的前身，它使得光养细胞更容易吸收大气中的二氧化碳，并且释放出氧气。能使植物附着于地面的结构也是有利的，这避免了由于季风的原因引起与生命相关的水分散失。

植物需要的最后一种发育，是在地面上完全得以立足。它们的繁荣必须在没有水生祖先细胞的参与下进行，世代交替为进化提供了恰当的机制，单倍体孢子发育了保护性外被，并且可作为通过空气进行扩散的工具。

在土壤中，受保护的孢子可保持休眠状态，直到有了足够的水分诱导其萌发。由萌发孢子生长起来的单倍体植物在相近的结构中产生能运动的雄性配子和不能运动的雌性配子，保证足够的湿度使得雄性配子向雌性配子游动，并与之结合。所产生的二倍体合子，经过简短的发育阶段后，再产生单倍体孢子。正是由于这些适应，原始藓类植物开始覆盖海岸，并随着其假根在土壤中扎得更深，通过吸取水分和无机盐而向内陆进一步延伸。

一旦产生了一个成功的存活对策，环境压力就随之降低，而内在制约则变得更为紧迫。紧接着发生的事情大多是次级辐射，即通过增加许多细节的多样性浸入越来越多的生态位中。这就是藓类植物在今天依然繁盛的原因。这类植物可分为大约15 000个独立物种，它们适应于从热带到北极的多种气候，并且附着于各种各样的支持结构，从热带雨林中浸透着水的树皮到赤裸的岩石。

早期的陆生植物一般限制在湿润的海岸，更多的地方是广阔的干旱陆地。远古的沙漠被突变植物一点一点地征服，这些植物逐渐获得了根部，能够在更厚的土壤里扎根，更为有效地吸收水分和无机盐。

其他的几种变化伴随着这种发育。这些植物的身体分成了两个不同的生长区，即地下的根部和空中的叶和芽，两者通过茎系统连通。同时，植物变得对地球的重力场敏感（向地性），倾向于选择直立的姿势。

最重要的是，这些植物发育出导管，使得从土壤中吸收的水分和无机盐可以沿着根部向上运输至植物的其他部分，同时，由于光合作用，在绿色部分形成的有机产物可以向下运输至根部和其他部分。

正是由于维管的进一步发育，植物才能够长得更高大，同时将其能够获取阳光的光合作用部分扩展为具有扁平叶片的分支系统。进化上的重要一步就这样完成了。

有了这些发育，便开始了生命历史最为重要的一个阶段。4亿年前，绿色植物大规模地从海洋向陆地入侵，借助于当时发生的气候与地质变迁，它们从土壤中吸取水分。大气变得更为湿润，有丰富的雨水，土壤也变得更易保持水分。

所有种类的细菌伴随着入侵者，不久就出现了首次基于陆地的真菌和动物，这使得生命群落的生态环境进一步丰富多彩。植物长得更高大，并且发育出一种坚韧的、被称为木质素的多聚物，这样便有了坚固的树干。树木的一般高度达到十几米，直径也有1米多。大部分陆地变成了广大的热带雨林，包含多种植被类型，其生长速度远远超过了以其为食的异养生物。这个时期，大地开始充满了绿色，也有了更多的生机。

2. 种类更加丰富多样

大多数征服陆地的先驱者早已灭绝。根据化石记录，与它们亲缘关系最近的现存种类包括木贼、石松，特别是蕨类植物。后者目前大约有9000种。这些植物只是它们的祖先在辉煌的生命历史中存留下来的残余部分。

有可靠的证据表明，首先登上陆地的植物是现在已经灭绝的裸蕨类，这种高不足1米的初闯禁区者是最早的多细胞植物。它们没有真正的根和叶，只有许多单细胞的根毛和腺毛状的刺，裸蕨之名由此而来。这种结构简单、形态原始的植物是靠孢子传播生命的。

原始的裸蕨类一旦登上陆地，就会不顾一切地扩展自己的势力范围，并带来其他新的变种。它们的结构和习性能够更好地适应大陆环境。这个时期，一些高大植物的代表主要有戟枝木（Aneurophyton）、原始髓木（Protopitys）、古羊齿（Archaeopteris）和种子蕨（Pteridospermae）等。它们中的最高者可达 40 米。

石松植物是一个体形相对适中的小型植物类群，外表看起来有点儿像藓类植物，例如石杉属（*Huperzia*），其非正式的名字叫作石松（Clubmosses），就与此有关。石松植物在植被演化史上有过重要作用，我们对此类植物的认识还远远不够。在所有植物类群中，石松植物有最漫长的化石记录，早泥盆世时，地球上就有它们的踪影，后来的一段时期，它们在陆地植被中占据了主导地位。晚石炭世，它们成为最高大的植物，在热带的大部分地区形成了一望无际的森林。

木贼植物从未成为特别多样化的类群，今天只剩下一个木贼属（*Equisetum*），约有 20 个种。然而，它们却是一个极其成功的类群，分布于世界各地的许多生境中。

木贼植物非常特别，它们的枝和叶轮生于茎上，茎大多中空，或中央具有柔软组织；节部（即叶或枝在茎上着生的位置）有横穿茎中央的隔膜。因为茎常常中空，所以在化石记录中木贼植物通常保存为髓核化石。所有的现生种和大多发现于化石记录中的种，每轮叶子的基部融合，形成一种特有的围绕茎的叶鞘。大多数古生代类型的叶子并不融合，或仅通过非常狭窄的领状组织联合起来。繁殖是通过茎末端的孢子叶球产生孢子来完成的，除了一些比较原始的古生代类型外，孢子囊着生于特化的盾状孢囊柄上。这个柄与营养叶大不相同，也不同于真蕨植物和石松植物。

最早的真蕨类植物出现于早泥盆世晚期，它们是一个具有新型结构和生殖性状的植物类群。人们曾经认为，所有具有大型裂叶的泥盆纪植物都是真蕨植物的祖先，后来才发现这种看法是错误的，实际上许多具有大型裂叶的泥盆纪植物是前裸子植物。

真蕨植物是产孢子的植物类群，它们以多样化和广泛分布为特征，是最引人注目的一个类群。实际上，它们是仅次于被子植物的维管植物类群。真蕨植物以大型蕨叶为特点，叶子是从平面片化的枝系演化来的，不像石松植物和木贼植物那样，其小型叶起源于茎轴表面的突起。真蕨植物是陆生植被中最成功的类群，主要表现在它们的生活习性和多样化特征方面。

大多数真蕨植物是同孢的，但少数类群演化为异孢习性。它们的孢子囊通常聚集成簇，称为孢囊群，着生在裂叶最终裂片的下面。许多真蕨植物还形成了特化的生长方式，它们能够通过营养繁殖扩展到相当大的地区，还可以通过鳞茎进行无性繁殖。

在植物演化史上，真蕨植物还是最复杂的维管植物类群。化石记录显示，真蕨植物在地质历史时期发生了几次大的变化，这与石松植物和木贼植物所表现出来的比较渐进的变化形成对比。对化石的研究发现，泥盆纪真蕨植物的早期类型被早石炭世不同的科所取代，它们在二叠纪衰退。虽然真蕨植物科的多样性是在白垩纪和第三纪演化分异的，但有些现生真蕨植物的科最早却出现于晚古生代。

最后简单提一下种子植物。种子植物有两大主要类群：裸子植物和被子植物。两者的主要区别在于，种子是裸露还是包被在子房中。裸子植物种子裸露，出现于晚泥盆世，在古生代就发生了重大分化。许多古生代的裸子植物类群在二叠纪-三叠纪界限消失，取而代之的是一些其他类群，例如松柏类植物、银杏植物和苏铁植物。当中生代快要结束时，被子植物开始占据优势。

四、植物的结构

  细胞是组成生命的基本结构，是组成有机体形态和功能的基本单位，植物也不例外。植物的细胞一般由细胞壁、细胞核、线粒体、叶绿体、内质网、液泡等有机体构成。其中，细胞壁是动物细胞所不具备的，它是存在于细胞外围的一层厚壁，主要成分是多糖类物质。植物细胞壁的主要成分是纤维素、半纤维素和果胶质。

  细胞核是细胞内最大也是最重要的部分，由核膜、染色质、核仁和核液几部分组成。细胞核不仅是细胞的控制中心，在细胞代谢、生长、分化中起着重要作用，还包含着植物细胞中的遗传物质，是整个植物细胞的生命中枢，这主要是因为细胞核中存在染色质，即染色体。

  染色质的主要构成成分是 DNA，而 DNA 上面的碱基排列顺序里储存着细胞的遗传信息。因此，细胞核是所有真核生物细胞中最重要的物质。线粒体由双层膜围绕而成，是植物的呼吸作用发生的场所。线粒体就像一个能量供应站，通过呼吸作用，把糖类转化为二氧化碳和水，同时释放 ATP。

  叶绿体是指植物体中含有叶绿素的细胞器，是植物进行光合作用的重要场所，而且是植物特有的结构。通过光合作用，太阳能被转化为化学能。这是大自然最神奇的现象之一。光合作用的结果是消耗了二氧化碳和水，生成了糖类和氧气。对自然界来说，光合作用的重要性由此得以体现。叶绿体中除了含有叶绿素外，还含有胡萝卜素和叶黄素，但叶绿素的含量最多，所以，绝大多数植物都是绿色的。

内质网是植物细胞内膜系统所构成的一个连续的管道系统，这个管道系统有两种类型，即粗糙内质网和光滑内质网。粗糙内质网含有核糖体，其功能是参与所有蛋白质的合成与加工；光滑内质网的表面没有核糖体，只是参与合成脂类。

液泡的表面包裹着一层薄薄的膜，这就是液泡膜，里面充满细胞液。细胞液是含有多种有机物和无机物的复杂水溶液，包括无机盐、生物碱、糖类、蛋白质、有机酸、各种色素等。细胞液始终处于高渗状态，因此，植物细胞常常处于饱满状态。

细胞膜上面有很多细孔，能够让一些微小的物质通过，即它对物质的渗透具有特殊的选择性。细胞合成的许多物质积聚在液泡中，使得不同的植物具有不同的味道。由于细胞液中富含各种物质，并且保持着一定浓度，其浓度与细胞的渗透压及水含量的多少有关。液泡与植物细胞的水分代谢密切相关。当植物吸水后，液泡保持稳定的膨压，这时植物的叶子就是舒展的；当植物缺水时，液泡缩小，植物的叶子随之萎缩。

五、植物的器官

动物的器官非常复杂，而植物的器官就要简单得多，最高等的被子植物具有根、茎、叶、花、果实、种子六大器官。裸子植物具有根、茎、叶和种子。蕨类植物只有根、茎、叶。苔藓植物只有茎和叶。大部分藻类植物根本没有器官的分化，一些藻类的组成仅仅只有一个细胞。

1. 根

植物的根生长在地下，其首要任务是固定和支撑植物，避免植物被风吹走或被植食性动物彻底吃掉。对那些躯干非常高大的被子植物

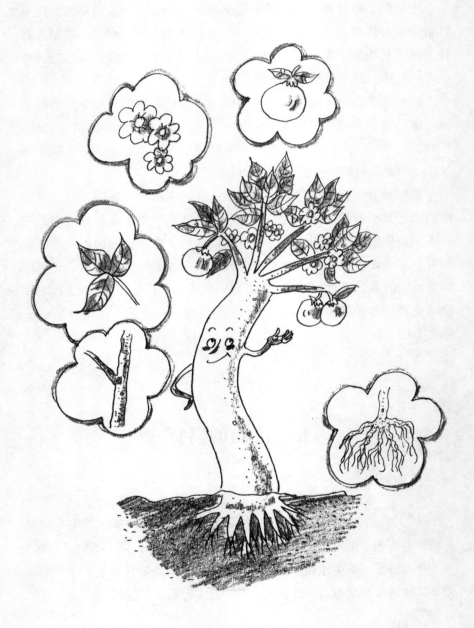

植物的器官

来说，根的重要性更加突出，为了支撑地面上的庞大形体，土壤里的无数根系就像伸向四面八方的爪子一样牢牢地抓住泥土，这样植物才能稳扎地面。

根是吸取土壤里的水分和无机盐的唯一器官，植物根尖的表面生长着许多根毛，这些细小的根毛犹如许多微型的吸水器，不断地汲取地表下的水分和水溶性矿物质。同时，根还有合成和储藏有机物及进行营养繁殖的功能。植物的枝繁叶茂和繁花似锦与根有着密切关系。

植物的根部可以产生一种压力，这就是根压。根压使得植物体内的溶液进入导管，并在导管里沿着管壁上升。如果把一些植物的茎在靠近基部的地方切断，就能看到液体从伤口处流出，这就是根压作用的结果。

在植物正常的生长过程中，根还能相应地改善土壤结构。

2. 茎

茎是植物最显眼的部分，有点儿像人体的脊椎。正是由于茎的存在，植物的根、芽、叶和花才能连接成一个整体，在这个整体中，茎还承担着运送来自根部的水分和营养物质的工作，并支撑叶、花和果实在空间的伸展。

植物的茎通常包括四种类型。

第一种是直立茎，即直立向上生长的茎，大多数被子植物的茎是这种类型。在具有直立茎的植物中，又包含草质茎和木质茎，对此我们再熟悉不过，比如玉米、荞麦、向日葵等都是草质茎，几乎所有树木都是木质茎。

第二种是缠绕茎，这种类型的茎不能直立，必须有一个载体或支撑物，缠绕茎一生都缠绕在它们的支撑物上生长、开花和结果。牵牛花就是其中最典型的代表。

第三种是匍匐茎，特点是细长且柔弱，只能蔓延生长在地上，以避免风吹雨打。西瓜和南瓜等就生有匍匐茎，如果走进大自然，也不难找到具有匍匐茎的草类。

第四种是攀缘茎。这种类型植物的茎实在是太小了，以至于无法直立，它们只好攀缘在其他支撑物上生长，一些豆科植物就属于这种情况。

　　以上四种类型并不能包含所有植物的茎。许多植物在生命演化和适应环境的过程中，形成的茎发生了变化，称为变态茎。变态茎主要包括地上变态茎和地下变态茎，前者的代表是豌豆，后者的代表是马铃薯。一些植物的茎上布满了刺，那是为了防止植食性动物的掠食而采取的策略，也是一种变态。

　　植物的根与叶之间的关系相当有意思。在它们相依相存的过程中，茎扮演了非常重要的角色。叶子通过光合作用制造有机物是植物获取养分的重要途径，这些有机物主要通过位于茎韧皮部的筛管向植物体的各个器官输送。在筛管中输送的有机物是能溶于水且体积较小的分子。筛管不能直接输送淀粉、蛋白质和脂肪，它们必须经过分解，变成小分子的葡萄糖、氨基酸、甘油和脂肪酸等简单的有机物，然后才能被输送到目的地。

　　为什么一棵树的树皮遭到大面积破坏后，这棵树就会死去？这是因为没有了树皮，树的根部由于得不到足够的有机养料而萎缩甚至死亡。根是植物生命的核心，根的死亡意味着整棵树生命的结束。由此可见树皮的重要性。

3. 叶

　　叶子是植物重要的组成部分。最小的叶子只有几毫米长，最大的叶子可以盖住一辆公共汽车，比如棕榈叶。有些植物的叶子柔软如纸巾，有些植物的叶子坚硬如塑料。有些叶子有锯齿状边缘，或具有锋利的叶尖，或上面密布着细小的尖刺。叶子的这些不同特征是在与环境和生态系统的适应过程中进化出来的最佳选择。当然，其进化时间相当漫长。

　　植物叶子的功能有些像太阳能板，核心工作就是有效收集植物所需的阳光。无论是哪一种植物的叶子，其功能大致一样。不论叶子的外形如何，其工作原理完全相同。它们从阳光中收集能量，从而合成维持生命的物质。最核心的一步就是光合作用，在这个过程中，水和二氧化碳缺一不可。二氧化碳通过密布在叶面上的微小气孔进入叶子里，这些气孔的开合受一些特殊的细胞控制。沿着这些气孔，二氧化碳进入能进行光合作用的细胞中，在光能的诱导下，与水反应生成葡萄糖，与此同时释放氧气。这就是光合作用。

在植物体内，水的运输路径就没有二氧化碳那么直接，实际上水的运输路径要复杂得多。一般的路径是，水首先进入根部，通过一套极其细微的管道系统，穿过茎到达叶柄，最终到达叶脉。水分到达叶子后，大部分都通过气孔蒸发掉了。所以，在植物体内水的输送从来不会停止，除非降雨很多，空气很湿润，或者说已经接近饱和状态。只有在这时候，水的输送和蒸发过程才会缓和下来。

植物吸收和储存水分的能力因其种类的不同而不同。有些植物的生存需要非常多的水分，而有些植物只需要很少的水分就能够存活下来——因为它们已经适应了干旱的气候环境。叶子的形状不仅影响着植物收集阳光的效率，也决定着植物体内水分的蒸发速度。

不同植物的叶子完全不一样，即使是同一株植物，每一片叶子也不一样。所以，德国哲学家、数学家戈特弗里德·威廉·莱布尼兹（Gottfried Wilhelm Leibniz，1646—1716）才说："世界上没有两片完全相同的树叶。"大部分植物的叶子都是单叶，即一个叶柄上只有一片叶子。与此相对应，如果一个叶柄上生长着很多相似的小叶子，那就是复叶了。植物叶子的特点不仅在外形和大小方面，叶面本身也有区别，有些叶子平滑有光泽，有些叶子摸起来有一种黏黏的感觉，或者是在叶子上面布满一层细细的软毛。绝大多数草类的叶子长而窄，叶脉平而直。

不要随便用手触摸叶子，有些叶子可能会带来危险。荨麻叶上就覆盖着一层刺手的毛刺，毒葛叶子上带着毒脂，如果沾到皮肤上就会中毒。叶子的这些特点是自然选择的结果，可以防止动物的掠食，以及干旱气候带来的威胁。

热带植物的叶子常常显得宽阔和松软，这与它们生活在高温和潮湿的环境中有关，如果是在寒冷、干旱的地区，这样的叶子就很难面对各种各样的气候挑战。所以，把南方植物移植到北方是违反常识的选择，因为这在本质上是一种反自然的行为。

　　植物叶子的寿命各不一样，它们的生命循环是自然节奏的一部分。在非洲西南部，千岁兰植物虽然只有两片叶子，却可以持续存活几百年。但是，大部分植物的叶子却没有那么幸运，它们的生命周期很短暂。在植物生长过程中，一旦它们完成了历史使命，植物就切断了对这些叶子的营养供应，叶子就开始凋落。

　　一年之中，常青树的叶子是逐步凋落的，而落叶树的叶子几乎同时凋落。在北方高纬度或四季分明的地区，秋天的落叶随处可见，飘零的落叶也是一种风景，虽然有些秋风萧瑟，但其中充满了无限诗意，那是一种"零落成泥碾作尘，只有香如故"的感觉。那些消逝的落叶应该感谢处于食物链下端、泥土中无处不在的细菌和真菌等微生物，正是在它们的共同作用下，将那些零零落落的叶子变成了细小的碎片，最终融入了泥土中，成为生命得以继续繁荣的优质肥料。由此可见，食物链的每一个环节都很重要。

4. 花

　　对于花，我们再熟悉不过，因为我们就生活在一个有花植物时代，也就是被子植物时代。花是被子植物的繁殖器官。我们常常把"花"和"朵"两个字组合在一起，叫作"花朵"。不知道谁最先创造了这个词，既简单又韵味深厚。

　　毫无疑问，花是美的象征，各种各样的花朵构成了万紫千红的世界——当然，对花粉过敏又另当别论。很难想象没有花的世界是个什么样子，那一定会单调乏味透顶。

　　自然界的花朵并不只是为了供人欣赏，它们承担着更加重要的使命，那就是植物的繁衍生息。当雌性细胞接受了雄性花粉后，种子就开始孕育。对几乎所有的植物来说，开花就是为了结果，目的很简单。

　　在我们熟悉的陆地生态系统中，花的种类和形态数不胜数，我们把经过花儿装饰的地方叫作花园，那里似乎是有闲族的最爱。即使是在马路边，在荒山野岭的拐角旮旯儿处，甚至是在下水道的裂隙中，也有花儿静静地开放。它们似乎是生命中的弱者，又好像非常坚韧，总是让人们在不经意间为之动容。

一朵花的构成大致如下，最外围是花萼，它类似于绿色叶片，当花还处于花蕾阶段时，它就起保护作用。接着是花瓣，这是一朵花中最鲜艳、最引人注目的部分，花朵的美丽全靠它们点缀，作用是吸引动物前来，使花粉在不同的植株间传播。

花萼和花瓣包围着一朵花的中心部分，那就是花蕊。花蕊包括两部分，外圈是雄蕊，它是花朵的雄性器官，其功能是产生花粉；占据中心位置的是雌蕊，是花朵的雌性部分，功能是等待和接收来自其他花朵上的花粉，这里才是孕育子孙后代的核心地方。

为了吸引传播花粉的动物，各种花儿尽展艳丽。花朵的多姿多彩是一方面，比这更重要的是花朵诱人的芳香和丰富的营养。这些营养就藏在花粉和花蜜中，它们是花朵引起外界生命瞩目的真正原因，很多花朵是一些昆虫的最爱，比如蜜蜂。

昆虫沿着直线或弧线轨迹飞行或穿越在百花丛中，目的是啜饮藏在花蕊里甜美的花蜜，在这个过程中，植物借助于它们飞行的翅膀拓展着自己生命的梦想。那真是发生在自然界的一种"双赢"啊！

并不是所有的花儿都需要昆虫来传播花粉，有一些植物是靠风来传播花粉的，它们就是风媒植物。

一般情况下，动物界雌雄分明，少有雌雄同体的现象。但大多数植物的花都同时具有雄性和雌性器官。

有些植物有点儿像动物，它们是雄性植株和雌性植株分开，比如奇异果。笔者最熟悉的是一种叫作麻子的植物，它是在黄土高原和干旱山区经常种植的一种可用于生产植物油脂的农作物，农民常常把雄性植株叫作花麻，意思是"只开花不结果的麻子"。每当到了七八月，花麻从上到下开满了细碎的花儿，花儿一点都不艳丽，花粉却特别多，一不小心把花粉沾在脸上或手上，就有一种滑腻腻的感觉。

麻子是一种典型的风媒植物。在开花授粉的十几天或几十天中，它们默默地盛开，然后默默地凋谢。如果那些日子风力适宜，雌雄植株一定会非常愉悦。一旦给雌性的麻子授完了花粉，花麻的使命就完成了。农民就把那些花麻拔下来拿回家当柴火用。

　　不过，只有这样，才能让那些结满果子的植株吸收更多的营养。事实确实如此，拔掉花麻的最初时刻，地里显得有些空旷，但过一段时间，待剩下的麻子长高后，地里又会变得郁郁葱葱。

　　特别让人奇怪的是，在一片麻子地里，雄性的麻子总是占很少的部分。那是因为如果那块地里的雄性麻子比雌性麻子更多，那么到了秋天收获的季节，产量怎么能得到保障呢？谢天谢地，真的从来都没有出现过这种情况。

　　对于动物的繁殖过程，我们见得太多，那是雄雌两种动物的直接相合。因为见得太多，也就见怪不怪了。对于植物来说，繁殖后代需要很高的技巧。理论上说，只有雄性细胞和雌性细胞零距离碰撞并融合在一起，受孕才可能有保障。如果讲究优生优育的话，这两种细胞最好来自不同的植株。要命的是，植物自身不会移动，一生都待在同一个地点，一直到死。所以，两个不同的植株永远都不会碰面，更不要说进行雄雌相合了。

　　花粉的出现弥补了这一不足，花粉是自然选择的产物。有着淡淡香味的花粉里含有植物的雄性细胞，它们既小又轻，风一吹，便会扩散到四面八方，越过一棵又一棵植株，到达心仪的"圣地"，一旦在花朵的雌蕊上着床，就可以使雌性细胞受精。生命的这一关键步骤完成后，雌性细胞便开始产生出种子。

　　每朵花在微观上都不同，它们有些像人类手指上的指纹。莱布尼兹曾说"世界上没有两片完全相同的树叶"，世界上也没有两朵完全相同的花儿。

　　靠使者传播花粉而繁殖后代是开花植物的聪明选择。选择当然是有前提的，那就是花儿的多姿多彩和浓郁花香。这足以吸引动物前来，这些动物在享受饕餮盛宴的时候，也在不知不觉中把花粉带到了它们想去的地方。

　　我们最熟悉的传播花粉的使者是蜜蜂，其实不仅仅是蜜蜂，还有更多叫不出名字的昆虫和某些鸟类（这里特指蜂鸟，因为蜂鸟是唯一在进食时传播花粉的鸟类）。对植物生命的延续来说，它们是须臾不离的贵人。

　　在长期的合作中，它们配合得相当默契。当一种动物抵达一朵鲜花上时，它们身上就会沾上雄蕊产生的花粉，当这只动物再光顾另一朵鲜花时，花粉就被带到了那里，巧的是，花的雌蕊也正在那里等待着花粉的到来。

　　一旦这个过程完成，花粉就沿着一条细长的管道到达花的子房，在那里与花的雌性细胞相遇，并使其受精。这时，一颗种子就孕育成功了。

　　观察动物传播花粉是很有趣的一件事，根据花朵的形状和气味就能大致猜出它们是靠哪类动物传播花粉的。靠昆虫传播花粉的花朵通常有明亮的颜色和香甜的气味，颜色鲜艳和气味香甜是吸引昆虫的撒手锏。相貌平平的花朵常常受到苍蝇和黄蜂的光顾。管状花朵一般由蝴蝶和蜜蜂传播花粉，这两种动物有很长的口器，可以触及花朵底部，甜美的花蜜就藏在那里。

5. 果实和种子

　　果实是被子植物独有的特征。换句话说，凡是孕育果实的植物都是被子植物。被子植物也叫有花植物，它们开花授粉后，剩下的事情就是结出丰硕的果实。果实通常包括果皮和种子两个部分。

　　种子的使命是繁衍后代，延续植物的生命。种子不仅是被子植物的繁衍器官，也是裸子植物的繁衍器官。据统计，自然界中能形成种子的植物数量超过了20万种。

　　成熟的种子离开母体后仍然是活的，但其寿命随植物的种类而异，有些种子的寿命差异特别大，这与环境因素有关，更秉承着遗传特性。巴西橡胶的种子只有一周左右的生命周期，可以说非常短暂。莲的种子的生存期最长可达千年以上，属于寿命很长的种子。

　　具体的例子不胜枚举，你的家里或许就有一些植物的种子，比如各种豆科植物的种子，甚至是一枚花生，即使放置几年，你再把它们放在潮湿的地方，它们或许照样会生根发芽。

　　能够很快占领一块土地是种子天生的本领。在你家的后院，或者是一个废弃的遗址旁，甚至是在一座远离海岸、无人居住的小岛，都会看到它们的身影。在那些地方，它们或艰难挣扎，或非常安逸地享受着生命的每一天。

一些植物会在其他植物上安家，一些植物会在城市的高楼顶或水泥墙缝里扎根，甚至还有一些植物会在某些动物的耳朵里发芽。

植物之所以能够到达这些地方，是因为它们的种子是天生的"旅行家"，只要有机会，它们就会借助于外部力量完成自己周游世界的目的。世界上最重的种子是一种称为海椰子的棕榈树，是太平洋塞舌尔群岛的景观植物，最重的海椰子重达 20 千克。当海椰子成熟时，就会掉到地上，滚出几米远。但是更多的种子不会满足于这样的距离，它们暗藏绝活，有各种各样的技巧，在扩展自己的地盘时可谓八仙过海，各显其能。

豆荚像一个弹射器，被太阳晒干后，它们突然裂开，种子就被弹射了出去。一种叫作喷瓜的果实更像一个小型炸弹，当它们成熟时，果实就会炸开，里面的种子就被喷射出去。蒲公英的果实像一朵团成絮状的花儿，它们经常随着风儿背井离乡，甚至可以到达几十千米远的地方。自然界中类似的例子非常多。

弹射和炸裂是很好的传播方式，但这对扩散植物的领域远远不够，在陆地生态系统中，更多的植物种子靠风来实现自己征服异域的梦想，如果遇到河流、湖泊或沼泽地带，漂流或飘浮就成为它们传播生命的另一种方式。不排除一些植物的种子具有能漂洋过海的本领。

椰子树的果实能够随水漂流，甚至能够漂洋过海，到遥远的海岸边寻找适宜生长的土地。还有一种叫作海豆的加勒比海岸植物，它们的种子就有这种本领，所以它们穿越大西洋到达北非的事情屡见不鲜。

植物种子迁徙的途径并不仅限于上面提到的那些，实际上，它们还有更令人惊叹的传播方式。就像植物利用动物来传播花粉一样，植物也利用动物来传播种子。

很多果实表皮上长着类似钩子的器官，当动物从旁边经过时，这些果实就钩挂到动物的皮毛上，然后开始免费旅行，直到在新的土地上安家。如果你经常走进自然，一定会有这样的感受，那些带有毛刺甚至还有些黏性的果实特别善于粘到你的裤子、袜子和鞋子上，它们其实是想借助你的力量完成它们扩展领土的愿望。

能够"搭顺风车"的果实都比较小，也比较轻。那些体重太大的果实也有自己的诀窍。多汁的果实常常采用比较迂回的方式，它们利用动物来传播或完成自己的迁徙历程。它们颜色鲜亮，美味可口，是很多动物的最爱。在这些美味可口的果实前，动物们常常是狼吞虎咽，甚至是囫囵吞枣。果实被吃进了动物的胃里，果实的肉质部分很快被消化，而种子却被完好无损地排出体外。当它们来到地面上时，已经到了另外一个地方，种子的迁徙可谓是不费吹灰之力。更妙的是，动物的消化液还能使种子更好地发芽，包裹着种子的动物粪便又是天然的有机肥料。自然界中生物的相互利用、相生相克与和谐共存的关系在这里体现得真是淋漓尽致啊！

很多鸟类和哺乳动物都食用植物的果实，甚至还包括一些鱼，也把植物的果实作为自己的盘中餐。正是它们帮助种子从一处传播到另一处，一直到达很远的地方。

在中美洲的雨林中，凤尾绿咬鹃常常食用一些大型果实，但又不能完全消化掉果实，特别是果核，当它们飞到另一个地方后，就把那些没有消化的果核排泄出去，掉到潮湿的泥土里等待发芽。对植物来说，这样的行为帮助它们传播了种子。在自然进化的这个层面上，植物和动物真正地实现了"双赢"。

六、植物的生命周期

除了个别例外，动物的一生只有几十年、十几年或者几年，也有更短的情况。植物的生命周期更是参差不一。有些植物只能存活几个星期，有些却能存活几千年以上。不论植物的生命周期长短如何，它们都要按照一定方式来展现自身的存在。

对于很多一年生杂草来说，它们在匆匆忙忙的一生中要完成生长、发育、繁殖的所有事情，一些杂草通常生长在干旱的地方，这些地方还常常被各种动物或人侵扰，它们在发芽的几个月之后就要完成开花和结果的全过程，然后等待漫长冬季的到来。

很多植物还能根据雨水的到来时间调整自己的生命节奏，当干旱肆虐时，它们把保存体能作为自己的首要选择。这时候，那些植物看起来是一副半死不活的样子，但它们其实在跟严酷的自然做最后的斗争，当然也有没能坚持下来的个体它们倒在了生命进化的路上。

一旦雨水降临，它们就抓紧时间吸取水分和营养，把所有的能量都用在开花和结果上。当秋天寒意渐浓时，来年的种子也基本准备就绪。

更奇特的是沙漠中的一些植物，平时你都不知道它们身在何方，但一场大雨过后，它们突然间就枝繁叶茂，繁花似锦。

植物的生命周期是自然循环的一部分。两年生植物在寒冷地区可能更常见一些，在生命的第一年，它们集中精力于生长和储存养分，到了第二年，就利用去年储存的所有养分为开花和结果提供能量。当冬天到来的时候，它们的生命也就走到了尽头。

一般情况下，两年生植物把养分储存在根部或块茎处，这两种器官都藏在地下，能抵御一定的低温，也不会轻易被动物吃掉。我们熟悉的胡萝卜就是两年生植物，但它们经常是在第一年就被人挖掉了，那时候它们还活得好好的。除了极个别的情况，我们很难看到胡萝卜开花和结果的过程。

一年生植物和两年生植物的生命历程有些太短，它们一生只享受一两年的阳光，接着就消失得无影无踪。而有些植物就要耐久得多，它们的生命能够更长久，这类植物就是多年生植物。

多年生植物靠持久战取胜，它们生长缓慢，需要很多年才能长成成年植株。一旦长成后，就把那些速生植物比了下去。表面看起来，多年生植物的枝条每年都会死去，但它们的根是活的，其实它们的茎干和主要枝条也是活的，只不过冬天处于休眠状态。当天气转暖时，新的枝芽又会长出，接着就是绿树成荫、繁花似锦。

狐尾松的寿命超过了5000年。石炭酸灌木可能已经过了10 000个生日，它是多年生植物，每当春暖花开时，那些看起来已经枯萎的老灌木丛上都会发出新的枝芽。

一年生植物、两年生植物和多年生植物占到了植物种群的99%，甚至还多一些。剩下的例外就非常奇特，它们是植物世界中的另类。它们把所有的能量都用在一生唯一的一次开花上。这些植物包括各种不同的竹子、龙舌兰属植物和贝叶棕榈树。贝叶棕榈树的生命周期大约为75年，在生命的最后阶段，它们会开出世界上最大的鲜花，然后结果，最后老去。

像竹子这样的植物，一生也只开一次花，开花之日也就是它们生命的终结之时。这听起来有些残酷，但事实就是这样。对熊猫来说，竹子开花不是什么好兆头，因为那意味着它们食物的断绝。那是一场真正的灾难，因为熊猫的食性相对单一。好在总有新的竹笋出现，才使局部生态维持相对平衡的状态。

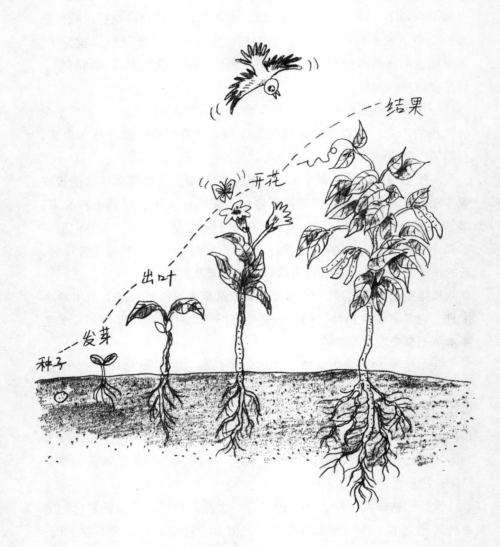

结果

开花

出叶

发芽

种子

植物的生命周期

七、光合作用和蒸腾作用

　　植物与动物不同，它们没有消化系统，因此只能依靠其他方式来摄取营养。在阳光充足的白天，植物利用阳光的能量进行光合作用，由此获得自身生长发育所必需的养分。光合作用的关键参与者是植物体内的叶绿体。

　　通过光合作用，植物的叶绿体就能把经由气孔进入叶子内部的二氧化碳和由根部吸收的水转化成储存能量的有机物葡萄糖，同时释放出氧气。阳光中的能量就这样轻而易举地被叶绿体捕获了。

　　植物的光合作用与生命的繁衍息息相关。通过光合作用，植物每年可以生产出大约 5000 亿吨的有机物，这些有机物又直接或间接地成为人类和其他动物的食物，"绿色工厂"这个名称由此而来。这是光合作用的第一大好处。

　　光合作用在温和条件下实现了能量的相互转化，即把太阳能转化为化学能，地球上几乎所有生物的能源都来源于此。这是光合作用的第二大好处。

　　光合作用的第三大好处是，维持了大气中二氧化碳和氧气含量的相对稳定。有人做了这样一个统计，地球上所有的动物，每秒钟要消耗 1 万吨氧气，如果以这样的消耗速度来计算，只需要 2000 年，地球上就将没有氧气可供利用，其结果就是生命的灭绝。但植物的光合作用避免了这种情况的发生。光合作用使空气中的二氧化碳在一个相对稳定的时期不会明显增多，在人类的生产活动和生活范围如此迅猛扩张的今天，这显得尤其重要。

　　蒸腾作用是植物吸收和运输水分的主要动力，还包括运送矿物元素、无机盐和在根部合成的有机物。植物体内能够运输水分的主要原因是通过蒸腾作用造成了压降，促进水分向植物上部运输。可见其对植物维持正常生命的重要性。

　　蒸腾作用受内部机能的调节和控制，同时也受外部环境的影响，比如天气炎热、干旱或多风都会使蒸腾作用加快。蒸腾作用不仅仅是一种物理作用，更是一种复杂的生理过程。叶片是植物进行蒸腾作用的主要部位。叶片的蒸腾作用表现在两个方面：第一种蒸腾作用通过叶片的角质层进行，这就是角质蒸腾；第二种蒸腾作用通过叶片的气孔进行，这就是气孔蒸腾。

　　大家都知道水对于生命的重要性，离开了水，植物生命的延续也就无从谈起。为了减少蒸腾作用对自身带来的不利影响，在植物的叶片表面进化出了角质层，它能有效地阻止水分流失。气孔巧妙的结构对水分的保存也大有帮助。

　　蒸腾作用引起叶片周围湿度的增加，避免了叶片被强光灼伤。夏天是植物蒸腾作用最强烈的时候。虽然蒸腾作用有很多益处，但也会散失很多水分。研究结果表明，一株玉米从出苗到收获的时间内，需要的水分超过了 200 千克，其中只有 1% 的水被自身吸收，其余的都在蒸腾作用中消耗掉了。所以，我们就不难理解，为什么在高湿度的地方植物的生长特别茂盛，为什么原始森林更容易出现在湿热的地方。

八、被子植物

　　植物种类繁多，主要包括藓类植物、蕨类植物、裸子植物和被子植物，此外，如果把藻类和真菌类都考虑在内，那植物就是一个庞大家族了。

植物界在经历了裸子植物（如苏铁、银杏和松柏等）和蕨类植物的繁盛后，一种更加高等的植物逐渐占据了统治地位，这就是被子植物。最初出现的被子植物有木兰、柳、桦及栎树等。由于种子储藏在子房内，受到子房壁的保护，被子植物具有更加适应陆地复杂气候的能力。从白垩纪晚期以来，被子植物在陆地上占有绝对优势。

在过去1亿年的时间里，被子植物在大多数陆地生态系统中占据了主导地位。现在大约有1万多属，24万多种，形态极其多样。它们的生境范围更加广阔，生长习性和形态变异更加多样，并且比其他维管植物拥有更多的科、属和种。

今天，大多数植食性动物主要以被子植物为食，人类社会的农业、园艺和许多医药产品也依赖于被子植物。可见被子植物与我们的关系有多么密切了。

被子植物也叫有花植物，在很大程度上，多姿多彩的被子植物构成了风景如画的世界，点缀了大地的万紫千红。

植物界的一半都是被子植物，它们是生存能力很强的植物类型，它们已经很好地适应了地球的环境，这与它们内部复杂的结构和相对完善的器官密切相关。

九、被子植物的起源和进化

直到今天，人们还没有完全弄清楚被子植物的起源。我们主要根据被子植物与现存裸子植物及其化石的解剖学比较来推测它们的祖先。

像任何庞杂的植物类群一样，被子植物在化石记录里是零星保存的。现有20多个中生代的植物类群可能是被子植物的祖先。实际上，确认工作困难重重，甚至关于它们的花的演化也是一个争论不休的问题。因为在裸子植物的生殖结构和被子植物的花之间，没有一个清晰的界限，结果就产生了各种各样的假说，用这些假说来解释转变是如何发生的。因此，进入我们视野的，一定是非常模糊的景象。

被子植物肯定是由那些首先进化出被子植物性状组合的植物类群产生的。这些性状随后给予它们竞争的优势，使它们能够胜过同期那些被子植物性状不太明显的植物类群。

进化始于中生代最早期的植物类群，这暗含着被子植物的进化谱系到晚三叠世就已经与众不同了，一些生物化学证据表明它们起源得甚至更早。然而，花粉和压印化石的证据表明，它们的出现和主要进化辐射发生在白垩纪。

一般认为，白垩纪早期的被子植物最有可能是多年生草本或小灌木，生长在更加开阔的河畔。那时候，全球气候温暖，早白垩世的极地可能没有冰盖，低纬度地区干旱或季节性干旱。早白垩世的植被可分为几个区，由不同的裸子植物组合占优势。

当时的气候条件可能诱发了这样一些草本植物的进化，使它们长出了能有效进行光合作用的扁平叶子、网状叶脉（这种叶脉甚至在叶子受到伤害时也能提供有效的输导系统）、发达的维管系统和花，从而保证了高效迅捷的繁殖。

在研究了白垩纪植物叶子的化石后，我们对被子植物早期进化和辐射的情况有了初步的了解。到了中白垩世，叶子变化很大，出现了羽状复叶或具有规则掌状脉式的掌状裂叶。这时，被子植物开始在部分植被中占据主导地位。

很明显，在白垩纪中期，被子植物已经迎来了自己的明媚春光。因为那时爆发了一次大的演化辐射，在较晚期的白垩纪被子植物群中，叶子的面貌越来越复杂。在白垩纪结束之前，产生了许多其他的科。

马斯特里赫特期 ① （Maastrichtian），植物群演化辐射的规模比先前和随后任何一个时期都要大。这可能与气候变化及板块构造运动有关，它形成了自早二叠世以来最广阔的热带雨林。许多花在这一时期变得

---

① 　中生代白垩纪最后一个时期，时间约为7000万年前至6500万年前。在本时期末期发生了白垩纪-第三纪灭绝事件，恐龙、蛇颈龙、沧龙等生物灭绝。

更加特化，有些发育了蜜腺，用以吸引膜翅目昆虫和无蜇刺的蜜蜂，在这些辐射类群的早期成员之间，花的形态特化、花粉变化、结构变异，以及遗传上潜在的亲和性，导致了类群间高水平的繁育。

被子植物具有落叶习性，在演化辐射早期，被子植物对间歇性干旱的进一步适应使有些种可以在某一时期同时脱掉所有的叶子进入休眠期。这种落叶习性使被子植物能够在间歇性干旱或低温逆境中存活下来，而裸子植物却不能在那里立足。这也使得被子植物可以向高纬度和高海拔地区散布，尽管那里冬季光照不足，温度较低，但它们却可以通过进入休眠状态而存活下来。

有证据表明，许多被子植物在晚白垩世向北迁移，这种迁移很可能是沿着海岸平原进行的。一旦它们向北接近了茂密的松柏类森林，就离开海岸向内陆迁移和扩散。

十、动物对被子植物进化的影响

许多早期被子植物是动物重要的食物来源，因为比起松柏类植物坚硬的针叶和球果，被子植物的叶子、花和果实更容易消化，它们个头矮小，更容易成为动物的掠食对象。被子植物高效的繁殖策略可以避免被动物过度采食，在这一方面它优于任何一种裸子植物，在幼苗时期尤其如此。这也是被子植物比所有的松柏类植物具有更大竞争优势的原因。

古生物学研究发现，被子植物在中白垩世分化的同时，动物群也发生了相应的转变。可见它们相互间的依存和演化关系有多么深厚。

蜥脚类占主导地位的恐龙动物群渐次转变成掠食性的、鸟脚类占优势的恐龙动物群，这是中生代发生在恐龙家族的一件大事。鸟脚类恐龙具有适于采食植物的研磨型牙齿。被子植物成为更多的食物来源，植食性恐龙的数量和多样性随之增加。后来又演化出以这些植食性恐龙为食的大型食肉恐龙，例如霸王龙（*Tyrannosaurus*），从而形成了类似于今天哺乳动物中的食物链。

有证据表明，动物食叶的习性最早可追溯到石炭纪。到侏罗纪，有明显的证据显示，裸子植物厚羊齿属的叶子上具有被蛀空的印痕。后来的被子植物叶面宽阔，叶肉丰富，与松柏类植物相比，是一种更具吸引力的食物来源。

被子植物在早期演化辐射的 2500 万年里，植食性昆虫逐渐将它们作为主要的食物来源。面对动物和昆虫的大量采食，被子植物之所以能够存活下来，靠的是它们的落叶习性，即脱掉老叶，生出新枝。

一些被子植物的种子能够在掠食者的消化道中安然无恙，借助于这些掠食者的活动和排泄，它们散布到了更加遥远的地方，并在那里安家落户。多汁的果实和膨大的子房是动物最可口的美食，但它们的核却原封不动地保留了下来，在适当的条件下又生根、发芽、开花和结果。

动物与植物不仅仅是食与被食的关系，它们之间还有另一种相互作用：一些被子植物依赖昆虫传播花粉繁殖下一代。为了有效繁殖，花粉必须在雌性繁殖器官的柱头上萌发。传播花粉的方式多种多样，但在现生被子植物中，昆虫是最常见的传播媒介。综合以上很多实例，我们不难体会动物对被子植物进化的影响。

第四章
动物：异养生命的
多样表现

　　动物能够对环境做出反应，能够移动并捕食其他生物。根据最新遗传学研究结果，动物的祖先可能来自于多种原生生物的集合，然后进行细胞分化，而不是来自一个多核原生生物。

　　化石研究结果表明，地球上最早的动物出现在海洋中。早期的海洋动物经过漫长的地质时期，逐渐演化出各种分支。在一定的地质历史时期，史前动物得以繁荣发展，也由于不断变换的生存环境而相继灭绝。

　　但是，地球上的动物仍以从低等到高等、从简单到复杂的趋势不断进化并繁衍至今，才有了今天的种类繁多和千姿百态。

自然界的物质分为生物和非生物两大类。前者具有新陈代谢、自我复制、繁殖、生长发育、遗传变异、感应性和适应性等生命现象。因此，我们也把生物世界叫作生命世界。

生命的最初形态沿着螺旋形阶梯向越来越复杂的方向进化，它们几乎是同时从原始的单细胞生物向着两个方向进化，一个方向是自养功能加强而运动功能退化，逐步进化到单细胞菌藻类植物，成为植物界的进化源头；另一个方向是运动功能和异养功能增强，自养功能退化，逐步进化到单细胞原生动物，成为动物界的进化源头。

生物学家把已知动物分为无脊椎动物和脊椎动物两大类。

一、前寒武纪：动物真的很原始

大约在 10 亿年前（介于元古宙中元古代末到新元古代初），出现了第一种动物，这标志着生命的演化向前迈出了一大步。尽管它们非常微小，但相较于早期的生命形式而言却更为复杂，因为它们体内存在着许多细胞，已经初具生命形式的多样化。元古宙结束前，海洋中出现了一些低等无脊椎动物。

到新元古代末的埃迪卡拉纪（6.3 亿年前—5.7 亿年前），多细胞生物已经很常见了。这个时期出现的软体生物很少留下化石。埃迪卡拉纪后期，有一些虫子爬行的痕迹，也找到一些小的硬壳动物。可是大部分的埃迪卡拉动物是一些不能动的球状、盘状或叶状体。

与今天的大多数动物相比，埃迪卡拉动物显著不同，它们没有头、尾、四肢，也没有嘴巴和消化器官。因此，当它们从水中摄取养分的时候，多半都是固着在海底，这一点和植物十分相近，或者在浅海处等待营养物质顺水流过，这种"守株待兔"式的生活方式看起来非常原始，可是与更早以前的生命相比，还是进步了不少。

在后来的几千万年甚至更长时间里，它们中的一些具有了一定的活动性，更适应恶劣的生存环境，另一些则永远地从地球上消失了。

二、古生代：温暖水域的生命绝唱

1. 最早的脊椎动物出现在寒武纪

寒武纪是地球生命界真正萌发勃兴的时期，菌藻类继续繁盛，同时，在短短的几百万年时间内出现了种类繁多的无脊椎动物，最早的脊椎动物也开始出现。这种突然出现在寒武纪地层中门类众多的无脊椎动物化石包括节肢动物、软体动物、腕足动物和环节动物等，三叶虫化石是其中最著名的。

寒武纪时，浅海边缘出现了最古老的多细胞动物，它们的身体构造十分简单和原始，具有骨骼的种类极少。在漫长的白天，它们张开类似降落伞的皮膜，在碧波荡漾的海面过着漂浮生活，许多蠕虫在海滩上或礁石间挖洞和觅食，少数节肢动物在水中游来游去，海绵动物则固着在礁石上，用多孔的身体，从四面八方吸食着海流送来的浮游生物，蜗牛的老祖先软舌螺壳顶翘起，在海底来回摇摆。

这时期，海洋中开始出现了大量带有外壳的动物，这是动物演化的一个历史性事件。

2. 性的出现

真核细胞的出现使性成为生命进化和发展的头等大事，性的生物功能是通过异体中个体基因的混合产生变异性。在真核生物中，性细胞具有正常体细胞一半的染色体，当两个性细胞结合产生一个后代时，原来的遗传物质又恢复了。

性的出现为生命的变异与演化提供了一个广阔的舞台。在不太长的时间内，生物种类的多样化和生命世界的繁荣景象就形成了，这都是因为有了性。

3. 三叶虫：一种古老且繁盛的生命

古杯类动物是寒武纪最有特色的生命。有一种叫作三叶虫（Trilobite）的形似蚜虫的小动物开始在浅海底爬行和蜷缩，在慵懒的阳光下自由舒展着柔弱的身体。此后又出现了一种叫作海蝎的动物，它们有点儿像今天生活在土壤中的蝎子，行动自如，生命力旺盛，大概是当时海洋里所有动物中最灵活和最有力的一种。

三叶虫是当时生物的典型代表，由于三叶虫具有坚硬的外壳，化石容易保存，我们才得以看到它们频繁活动的身影。

这种腹部两侧长有很多附肢的节肢动物最小的不足 1 厘米，最大的可达 70 厘米。它们成群地在海水中底栖游泳或过着浮游生活。在三叶虫最繁盛的时候，几乎占据当时海洋动物的半数以上，它们种类繁多，形体各异，在地球上足足生活了 3 亿多年，后来全部灭绝，却留下了大量化石。寒武纪结束时，多数三叶虫灭绝了，但有一支似乎进化成了水蝎，体长竟然超过了两米。

寒武纪是三叶虫的时代。现代的鲎就是这种原始的节肢动物现存的近亲。鲎因为长期以来没有发生什么改变，我们有时候形象地把它们称为"古老生命的活化石"。

4. 向纵深演化

奥陶纪是海生无脊椎动物真正达到繁盛的时期，也是这些生物发生明显生态分化的时期。

奥陶纪的生物化石以三叶虫、笔石、腕足类、棘皮动物中的海林檎类（Cystoides）、软体动物中的鹦鹉螺类（Nautilites）最常见。此外，苔藓虫、牙形石、腔肠动物中的珊瑚、棘皮动物中的海百合、节肢动物中的介形虫和苔藓动物化石也很多。

奥陶纪中期，陆地上的淡水中出现了无颌类脊椎动物。奥陶纪时期的海洋动物是现代动物的最早祖先。一种叫作古老海星的星状动物生长在洋底。海底的带壳动物包括与现代牡蛎有亲缘关系的软体动物、看起来与软体动物相似的腕足动物和外壳蜷曲的腹足动物。现生鱿鱼的近亲头足类运动灵活，它们能够快速游过海底搜寻猎物。在南美发现的无颌类萨卡班巴鱼的原始祖先就出现在这一时期，它们是地球上最早的脊椎动物之一。但这一时期仍然没有任何动物生活在陆地上。

另一种重要的动物是鹦鹉螺（Nautilus），它们是一类生活在热带海洋中的头足类肉食性动物，最早出现在寒武纪晚期，到奥陶纪和志留纪达到全盛，之后逐渐衰亡，现代仅残留一个属种，而且十分难觅，成为最珍贵的活化石。

这一时期，腕足动物演化迅速，大部分类群均已出现。鹦鹉螺进入繁盛时期，它们身体巨大，是奥陶纪海洋中凶猛的肉食性动物。由于大量食肉类鹦鹉螺的出现，三叶虫在胸部和尾部长出了许多针刺，以避免肉食性动物的袭击或吞食。这是在生物进化中为了生存而采取的防御策略。

5. 有颌类首次出现

志留纪的海洋生物与奥陶纪的海洋生物面貌基本相似，但各门类和数量有了很大差别。笔石类已经走过了巅峰状态，而海胆、海星、海林檎、有壳头足类等则十分繁荣。繁盛的珊瑚常与腕足类及苔藓虫等组成生物礁体。今天澳大利亚东部的大堡礁就是这样形成的。

在奥陶纪就出现的脊椎动物无颌鱼类继续繁荣昌盛。无颌类是最早和最原始的脊椎动物，它们没有上下颌，口如吸盘，大都生活在水中，具有鱼形的身体，与通常意义上的鱼类相比，它们是更原始的脊椎动物。现生无颌类仅有盲鳗和七鳃鳗两大类约 50 种，但在早古生代的海洋中，它们的数量和种类繁多，是真正的海洋霸主。

在志留纪中期，进化出了更先进的有颌鱼类，如盾皮鱼类和棘鱼类，这在脊椎动物的演化历史上是一个重大事件。生存水域面积的扩大为泥盆纪鱼类的繁荣创造了条件，为高等脊椎动物的进化奠定了基础。

6. 鱼类的进化

在一个相当漫长的时间内，古代水蝎曾是动物世界的至尊。在被称为志留纪的古生代岩石中，又发现了一种新型、具有原始流线型的生物，它们一般具有良好的视力，能够在海洋中自由地运动。这种不知不觉地漫游在深海里的生物不仅是最早的脊椎动物，也是最原始的鱼类。

到了泥盆纪，鱼类走向全面繁荣，也成为脊椎动物中最多的一类。主要代表包括甲胄鱼（*Ostracoderm*）类、盾皮鱼（*Placodermi*）类、总鳍鱼（*Crossopterygii*）类和肺鱼（*Lungfish*）类等。我们在这一时期的岩石中看到了许多真实生动的记录，因此也把这个时代称为鱼类时代。

那些今天已经从地球上消失的远古鱼类，那些和现在的鲨鱼、鲟鱼等极其相似的各种鱼类都曾存在过，都曾经在古代的海洋里穿梭。它们或深潜于水底小憩，或浮游在水面沐浴着温暖的阳光，或在各种原始的海藻和浮游生物间自由觅食。

脊椎动物经历了一次全面的繁荣，这种繁荣可以说是爆发式的。淡水鱼和海生鱼类都相当多，这些鱼类包括原始无颌的甲胄鱼类、有颌的盾皮鱼类，以及真正的鲨鱼类。新的类型有肺鱼类——一种既有鳃也发育着肺作为辅助呼吸器官的原始类型，今天仍然能找到这类鱼的某些进化后代，它们构成了用鳃呼吸的鱼类和用肺呼吸空气的两栖动物间的一个重要环节。在漫长的进化过程中，它们的漂浮囊变成了原始的肺，其中的一些还能进化到成对的阔鳍状的鳍状肢，结果就是其生存空间和运动能力比原来大大增强了。

7. 两栖类动物：试图摆脱对水的依赖

到了泥盆纪晚期，无颌类如甲胄鱼开始灭绝，地球上首次出现了原始的两栖类动物。

石炭纪晚期，脊椎动物演化史出现了一次飞跃，由于摆脱了对水的依赖，就能适应更加广阔的生态领域，北美宾夕法尼亚早期地层中的林蜥是一个突出的例子。生活在大陆上的昆虫，如蟑螂类和蜻蜓类，是石炭纪突然崛起的一类陆生动物，它们的出现与当时茂盛的森林密切相关，有些原始昆虫体形非常大，这个时期曾有过羽翅展开达70多厘米的大蜻蜓。

木质苔藓、木质凤尾、巨大的木贼等装点着这个时期的植物界。不久之后，一些动物又从水中爬了出来，试图在陆地上安家落户。像蜈蚣、马陆、原始的蟹以及后来演变为古老蜘蛛的海蝎、陆蝎和其他昆虫等先后游荡到陆地上。

当时已经是两栖动物时代，自此之后，总鳍类在陆地上度过了它们的整个成年期。

鱼类和两栖类动物迅速繁衍，后者逐渐成为当时动物界的主宰，到了石炭纪晚期还出现了爬行类动物。

石炭纪所有呼吸空气的脊椎动物都属于两栖类。它们很像今天的蝾螈，不过其中的一些体形十分巨大。它们必须栖居在沼泽里，或爬行在附近温暖湿润的陆地上。这个时期大多数植物特别是羊齿植物的生活习性也属于两栖类，它们还不能孕育出只接受阳光的沐浴和雨露的滋润就会发芽的果实和种子，因此，它们必须把孢子散落到水中或潮湿环境中发芽。

无论是动物还是植物，在生命最初孕育形成的时候，都离不开水环境，这在一定程度上暗示了地球历史上生物进化的方向和过程。比如，包括人类在内的比鱼类更高级的生命，在新生命出世以前，都生活在这样的环境中，并且都经历了一个鳃裂消失的阶段。

两栖动物的英文名称为amphibian，意为"过两种生活的动物"。大多数两栖动物的幼体生活在水中，像鱼一样有尾巴，并用鳃呼吸，而它们的成体在陆地上生活，用肺呼吸，尾部消失。生物学上把这个发育过程称为变态，变态是这类动物的一个重要特点。

登陆初期，两栖类是当时陆地上最进步的动物。在距今约 3.5 亿年前—2.9 亿年前，两栖动物开始发展和繁盛，之后，到了大约 2.3 亿年前，随着爬行动物的兴起，两栖动物开始衰落，只有少数种类残存到现在。目前，有 4000 多种两栖动物，在 5 万种现生脊椎动物中，属于种类最少的类群之一。

两栖动物虽然完成了由水到陆的第一次飞跃，但它们还不能完全脱离水，还必须在水中产卵并度过整个幼年时期。因此，还不能说它们就真正征服了陆地，在从鱼类到爬行类动物的演化过程中，它们总是处在一个具有缓冲性质的地带。

二叠纪是生物界的重要演化时期。海生无脊椎动物的主要门类仍然是筳类、珊瑚、腕足类和菊石，但构成成分发生了重要变化。节肢动物中的三叶虫只剩下少数代表，腹足类和双壳类有了新的发展。二叠纪末，四射珊瑚、横板珊瑚、筳类、三叶虫全都灭绝；腕足类急剧衰退，只有少数类别存活。

这个时期，昆虫广布在世界各地。在茂密的森林中能够见到众多的昆虫在飞舞追逐。昆虫之间与人和人之间一样，也是通过"语言"进行交流的，但那不是普通意义上的语言，而是气味（一种化学信号）。昆虫不论出行多远也不会迷路，就是这种语言在起作用，而这种语言是其在爬行过程中沿途撒下的一种叫作追迹素的传信素，通过它来给自己或同伴建立路标，引导觅食或回巢。铺设这种化学路标只需极其微量的传信素，每千米只需 0.01 毫克。

三、中生代：爬行动物的世纪挽歌

3 亿多年前，一类迷齿两栖动物为了更好地征服广袤的大陆，终于产下了"羊膜卵"。它们也因此摇身一变成为爬行动物。这是生命演化史上的里程碑事件。它们可以称之为两栖类中的有志者了。爬行动物形成的标志是羊膜卵的出现。羊膜卵的出现也是脊椎动物进化史上继"脊椎出现""颌的出现""从水到陆"之后的又一次重大飞跃。

羊膜是蛋中的一层薄膜，它包裹着胚胎，里面有液体（又叫羊水），像温室一样保护着小胚胎，使它不怕干燥，能在陆地上孵化出幼体。羊膜卵的出现，使爬行动物的发育过程完全摆脱了对水环境的依赖，从而确立了脊椎动物完全陆生的可能性。

最初的爬行动物出现在古生代的石炭纪，是从某种迷齿两栖类进化而来的。到中生代的三叠纪，它们开始繁盛起来，在此后长达 1.5 亿—1.6 亿年的时间里，它们是地球上最具优势的动物，那时的海洋、陆地和天空，到处都是它们活动的身影。正因为如此，中生代也被称为爬行动物的时代。

那时候，天空中翱翔着翼展达 16 米的翼龙，海洋中隐藏着重达 150 吨的蛇颈龙，陆地上则游荡着成群结队、大小悬殊的各类恐龙。爬行动物正走在通向未来的金光大道上。原始哺乳动物在三叠纪即将结束的时候也已涌现于世，它们最有可能是由爬行类缓慢演化而来的。在中生代快要结束的时候，偶尔还能看到原始的鸟类十分笨拙地飞翔在天空中。

　　作为爬行动物的庞大家族，恐龙及其近亲在这个时期走向繁荣，它们以各种奇异的形态、众多的特征、庞杂的类别及不同的生活习性闻名于世。它们的踪迹遍布于大地、天空和海洋中。那时期，善于飞翔的翼龙（*Pterosauria*）穿梭在高大的阔叶林之间，剑龙、雷龙和霸王龙旁若无人地漫步在生机无限的大地上，原野和湖泊充满了生命的闹音，遥远的水域中，三三两两的庞然大物如孤舟一样慢慢地浮出。

　　6500 万年前，一场直到今天还不甚清楚原因的事件，使恐龙、翼龙、鱼龙等爬行动物全部灭绝，其他爬行动物也跟着遭殃。新生代时，只有少数种类残存了下来。今天，地球上生活的爬行动物有龟鳖类、鳄类、有鳞类（包括蜥蜴和蛇）和新西兰的喙头类。

四、飞上天空

　　"飞上天空"是脊椎动物进化史上的第五次飞跃，这意味着脊椎动物进一步扩大了自己的生态区域。

　　在恐龙占统治地位的时代，有一类动物始终占据着天空。它们飞上天空的时间比鸟类早了 7000 万年，是中生代真正的空中霸主，它们就是翼龙。翼龙是地球历史上最早能够飞行的脊椎动物。

　　翼龙又叫"飞龙"，顾名思义，它们是一种会飞行的爬行动物，从化石中发现，它们的骨骼中空而轻，头骨低平而尖长，嘴很长，视觉灵敏，胸骨发达，有像鸟一样的龙骨突。因此，它们会飞行就很自然。不过，需要澄清的是，翼龙并不属于恐龙，而是一类非常特殊的爬行动物，具有独特的骨骼构造特征。翼龙并不能像鸟类那样自由地、长距离地翱翔于蓝天，它们只能在其生活的区域附近，如海边、湖边的岩石或树林中滑翔或飞行，有时也在水面上盘旋。

　　翼龙属于爬行动物，很可能是温血动物。越来越多的化石证据表明，一些翼龙为了适应飞行的需要，已经具有产热和体温恒定的生理机制、较高的新陈代谢水平、发达的神经系统以及高效率的循环和呼吸系统，成为一类最不像爬行动物的爬行动物。

翼龙是与恐龙同时代、会飞行的爬行动物，它们虽然不是恐龙，却是恐龙和鳄类的远亲。翼龙类大约是从 2.25 亿年前的三叠纪末开始适应空中生活的，是历史上最早克服地球引力的脊椎动物，并在地球上生活了将近 1.6 亿年，最后与其同时代的恐龙类及其他多数爬行动物同时灭绝于约 6500 万年前的白垩纪末期。

它们独特的骨骼构造特征引起了古生物学家的极大兴趣，同时也为我们带来了许多研究课题，如研究翼龙的起源、形态学、生理学以及生活习性等。

从已发现的化石看，翼龙种类繁多，形态各异，但它们的一般结构是一致的，从而使它们成为非常明显的一类。化石记录告诉我们，翼龙最重的约 75 千克，最轻的仅为 4 克，比蜂鸟稍重一些。翼龙类的生殖行为和生长方式可能和鸟类相似，所有的迹象表明，它们是卵生、温血和聪明的动物，其许多特征都与鸟类相似。

翼龙的前肢第四指较长，与体侧延伸出来的皮膜相连形成无羽的"翅膀"。第五指已退化消失，其余三指很小，前端有爪。一般以海洋、湖泊中的鱼虾为食。

根据翼龙尾部的发育情况，可以将它们分为两大类，即长尾巴的喙嘴龙类和短尾巴的翼手龙类。喙嘴龙类生活在侏罗纪，比较原始，身长约 80 厘米，嘴里长着向前倾斜的牙齿，尾巴长，尾端带有一块与苍蝇拍一样的皮膜，可能是在飞行时用来控制身体平衡的；翼手龙类则是从喙嘴龙类进化而来的，它们大约生活在侏罗纪晚期到白垩纪，牙齿已经退化或完全消失，尾巴很短，头骨向前后伸出呈冠状突起，身体不大，但两翼展开时最长可达 8 米。

最早的翼龙化石是从德国巴伐利亚地层中发现的。当时的科学家一时无法给这个构造十分奇特的海生动物分类，于是请来了古生物学家乔治·居维叶（Georges Cuvier，1769—1832），看了这个标本后，居维叶认为这是一只会飞行的爬行动物，随即将它命名为翼手龙。那一年是 19 世纪刚刚开始的第一年。

20 世纪 70 年代初，在美国得克萨斯州白垩纪晚期的地层中发现了一种巨型翼龙化石，它的两翅展开时竟有 15.5 米长，下颌骨约有 1 米长。这是迄今所发现的世界上最大的飞行动物，飞上蓝天时可能有一架中型飞机那么大。它们用进化成类似于蝙蝠状的前肢飞翔，并捕捉昆虫和鱼虾。根据推测，它们最先可能是跳跃式地行走，由于巨大翅膀在空气中的浮力和滑翔作用，它们跳得轻松，落地自如，最终又能够在林间飞行。它们的祖先飞上天空的时间约在三叠纪晚期。

五、鸟类的起源和演化

侏罗纪晚期，始祖鸟（Archaeopteryx）开始出现。它们的大小和乌鸦相仿，全身披着羽毛，说明它们是温血动物。作为鸟类的祖先，它们的前肢已转变成翼，脚有四趾，这些特征和鸟类相似。它们同时又长着由多节尾椎骨形成的长尾，嘴里长有牙齿，翅膀前端又有能抓握的爪子，这些特征和爬行类十分相似。因此，现在一般认为，始祖鸟是从爬行类向鸟类过渡的一种中间类型。

始祖鸟前肢指端的爪子大概是用于抓握树枝的，由于它们还没有发达的适于飞行的骨骼和肌肉系统，长尾巴也不便于起落和转向，所以，它们是一种飞行能力较低、只能在树枝间滑翔的原始鸟类。从牙齿特点看，始祖鸟是肉食性鸟类，常常以水中或陆地上的小动物为食。

始祖鸟的化石标本主要是在德国南部的巴伐利亚州发现的。1861年，该州索伦霍芬地区的采石工人在灰色的石灰岩中发现了一根羽毛化石，长约 68 毫米。接着又发现了带有羽毛的动物骨架，这些沉睡在古老岩层中达 1 亿多年的骨骼保存得十分完整，连羽毛的微细印痕都十分清晰。这一重大发现立即轰动了整个世界。据说古生物学家

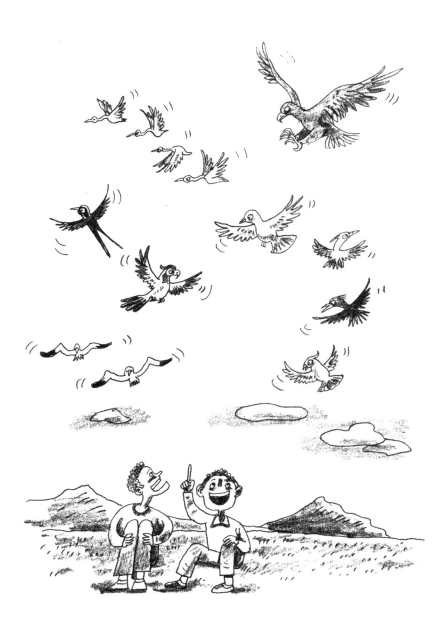

征服空间的鸟儿

冯·迈耶（Hermann von Mayer，1815—1892）看了标本后，认为这是一种从未见过的鸟，遂将其命名为古翼鸟，我们则称其为始祖鸟。

始祖鸟生活在距今大约 1.5 亿年前的晚侏罗世，身披羽毛，但在许多骨骼特征上和爬行动物一样，它们是鸟类从爬行动物演变而来的最好的古生物学证据。首次发现始祖鸟化石的时间只比达尔文发表《物种起源》的时间晚了两年，当时，这一发现毫无疑问成为支持进化学说的最重要证据之一。时至今日，始祖鸟化石仍然是最知名的化石种类之一。

说到鸟类的起源，让我们稍稍回顾一下历史。1986 年的夏天格外炎热，7 月中旬，以美国得克萨斯州立大学古生物学家桑戈·查特杰为首的一个野外考古队在该州进行田野作业，由于得克萨斯州相对干旱，闷热和焦渴自不必说，但考古队在雨季到来之前却有了一个重要收获。那是一个微风送爽的下午，桑戈和他的队友们在该州西部波斯特城附近的三叠纪地层内发现了两具鸟类化石标本，经测定地质年代，认为它们比始祖鸟早了 7500 万年。其中一个属成年鸟，一个属雏鸟。身体大小如乌鸦，颌上长有牙齿，身体后部拖着一条骨质长尾，翅膀前有残留的爪子。

虽然这些外部特征与始祖鸟没有明显差异，但它们体内的骨骼特征却有明显不同，从它们拥有叉骨、空心骨和一个似龙骨脊的胸骨及鸟的头骨看，它们具有一定的飞行能力。它们的后肢又相当粗壮，说明当它们尚未进化到鸟类之前，能够向前快跑。

因此，古生物学上有一种观点认为，鸟类的祖先与快跑的小型恐龙有进化上的关系。还有一种观点认为，始祖鸟的出现时代较晚，应属于鸟类进化道路上的旁支。这些三叠纪的鸟类化石，现在被命名为 *Protoavis*，意为"原始鸟"。

在脊椎动物中，鸟类是征服空间最成功的一类。白垩纪早期（1.3 亿年前），鸟类获得了初步繁荣。这一时期，鸟类个体较小，但飞行能力和树栖能力都比始祖鸟大大提高了。新生代（距今6500万年）以来，鸟类的进化更加令人瞩目。鸟类的生存空间也变得更加广阔和深远。无论是在大地、海洋还是在天空，到处都有它们活动的身影。

关于鸟类的起源，大体上有三种假说：鳄类起源说、槽齿类爬行动物起源说和恐龙起源说。鳄类起源说从诞生至今一直没有引起太多关注，学术界以后两种假说为主。

槽齿类爬行动物起源说认为，鸟类起源于一类原始的槽齿类爬行动物，学者认为，槽齿类不仅是鸟类的祖先，也是包括恐龙在内的多数爬行动物的祖先。

恐龙起源说认为，鸟类起源于一种小型的兽脚类恐龙。目前，大多数古生物学家支持这一观点。小盗龙、尾羽龙等带有羽毛的恐龙的发现，为鸟类的恐龙起源说提供了最好也是最关键的证据。

古生物学和环境考古研究表明，1.2亿多年前，中国辽宁西部是一个生机勃勃的原始鸟类的乐园。那时的鸟类大多口长"钢牙"，长着尖利的爪子，是那个时代比较凶猛的飞行动物。它们中的一些还在笨拙地试飞或滑翔，另一些则已是身怀绝技的飞行高手，更有一些飞出丛林，在天空或更大的空间尽享生活的乐趣。

研究发现，在鸟类进化史上，羽毛比翅膀先出现。羽毛发育完全后，才长出了翅膀，其目的是为了飞行。最初的鸟类大概以一些飞虫和小鱼为食，它们的前肢有点儿像现代的企鹅。这些笨拙、憨态可掬的鸟类祖先混迹于中生代的翼指龙群中。它们给那个时代的天空增添了许多生命的亮色。

但是，中生代的鸟类肯定少得可怜，如果你站在那时仍显荒寒的山顶上，大概几天都看不见一点鸟类的影子。你能看到的也许是众多的翼指龙和更多的小飞虫在低凹地带的羊齿丛和芦苇间飞进飞出，天空中偶尔会有几只始祖鸟飞过，与它们的影子一起飘过来的，是一种类似于"呼呼"的声音。这就是那个时期大地上空的美丽景观。进化是漫长的，生命的新种还有待于继续进化。

六、新生代：哺乳动物的史诗表演

哺乳动物是指用母乳哺育幼崽的动物，是动物世界中形态结构最高等、生理机能最完善的类群。哺乳动物的智力水平要比其他动物高，与人类的关系也最密切。哺乳动物的种类非常多，其中有的善于在陆地上奔跑，有的能够在空中飞翔，也有些种类常年生活在水中，善于游泳，捕食鱼虾。与哺乳动物不同的生活习性相适应，它们的身体结构也复杂多样。

1. 生存策略

在遥远的中生代，正当恐龙等大型爬行动物在地球上不可一世时，生活着一类特别的脊椎动物，它们有着不同于其他所有动物的生理习性，它们的大脑相对较大，身披毛发，直接产下幼崽，而不是卵，幼崽出生后由母兽哺乳。正是这些特点，使它们逃过白垩纪末期的那次大劫难，在那次大劫难中，恐龙等大型爬行动物退出了历史舞台，而哺乳动物却迅速辐射进化，成为现代陆地生态系统的优势物种。

比较可靠的化石记录显示，最早的哺乳动物出现在大约 1.5 亿年前的侏罗纪晚期，而它们的直系祖先（原始的哺乳型动物）约 2.2 亿年前就已在地球上生活了。

三叠纪晚期，就在恐龙刚刚登上生命进化舞台的时候，一群在当时并不起眼的小动物从兽孔目爬行动物当中的兽齿类中分化出来。它们有些"生不逢时"，因为在随后从侏罗纪到白垩纪长达 1 亿多年的漫长岁月里，它们一直生活在以恐龙为主的爬行动物的巨大阴影和压力之下。

从晚三叠世开始，哺乳动物在整个中生代经历了艰难而不屈不挠的发展过程，分化出始兽亚纲、异兽亚纲和兽亚纲三大类。其中，始兽亚纲包括柱齿兽目、三尖齿兽目两类；异兽亚纲仅有一目，即多瘤齿兽目；兽亚纲包括三个次亚纲，即祖兽次亚纲、后兽次亚纲和真兽次亚纲。

直到白垩纪末，大多数在中生代异常活跃的爬行动物（如恐龙）灭绝之后，哺乳动物才得以在随后的新生代顽强地崛起并成为新生代地球上的主宰。哺乳动物最终能够从生存夹缝中崛起的原因在于它们已经具备了一系列进步的特征。

6500万年前的白垩纪末，恐龙家族退出了生命历史的舞台。那场灾难也标志着中生代的结束和新生代的开始。那时的地球比较温暖，亚热带的森林一直延伸到了极地，也许就因为缺少大型植食性动物恐龙的存在，森林才长得更加茂密。

曾经"寄人篱下"1亿多年的哺乳动物终于得以发展，繁衍出更加优秀的子孙，但它们当中的多数没能延续至今，因为它们没能度过3000万年后的气候骤冷。发生在距今3400万年前（始新世末）的生物群大更替事件，就是古生物学上所说的"大间断"。大间断是地球历史和生命历史上的一次重要事件，它彻底改变了世界的面貌，也重构了新的生物圈和形态结构。早期古老类型的哺乳动物逐渐灭绝，到渐新世末基本消失，而一些与现代哺乳动物直接有关的门类，如象、熊、鹿、河狸等的祖先陆续来到了这个世界上。

中生代时期留下来的哺乳动物化石十分稀少，自1812年第一块化石发现以来的两个世纪，发现的完整骨骼标本不超过10具。不过，最近在中国辽宁早白垩世地层中已找到数具保存极为完好的哺乳动物骨架，包括张和兽、热河兽、中华俊兽、强壮爬兽、巨爬兽等，它们为判断和研究早期哺乳动物的进化细节提供了极为重要的信息。

2. 基本特征

最早的哺乳类动物在进化路线方面和最初的鸟类有某些相似之处，它们的身体表面也由鳞片演化为羽状，并长出了能保持体温的细毛，这使它们成为热血并能保持体温的动物。和鸟类不同的是，它们最终没有长出羽毛，而是披了一身厚厚的绒毛。同时，它们也不孵卵，而是将卵子永存在自己温暖安全的体内，一直到发育完全。这些生命新种的出现是适应寒冷环境的结果。

从化石看，爬行动物和哺乳动物的区别主要表现在以下四个方面。① 爬行动物的牙齿都一样，或全是尖锐的，或全是扁平的；而哺乳动物的牙齿出现形态分化，比如人类，有铲形的门齿、尖锐的犬齿和丘形的前臼齿和臼齿。② 爬行动物的下颌残存着关节骨和隅骨，而哺乳动物的下颌由一块骨头——齿骨组成。③ 哺乳动物的四肢直立在身体下面（比如马），而爬行动物的四肢向两侧伸展（比如鳄鱼）。④ 爬行动物的肋骨在身体中部的脊柱上从头到尾分布；哺乳动物（比如人类）腰部前后没有肋骨，哺乳动物有了"腰"，也就是从脊柱上分化出了腰椎，而爬行动物却没有。

这些特征使哺乳动物在进化过程中获得了极大成功。哺乳和胎生是哺乳动物最显著的特征。其他重要特征还包括：① 智力和感觉能力进一步发展；② 保持恒温；③ 繁殖效率提高；④ 获得食物及处理食物的能力增强。

哺乳动物有比较大的脑颅，脑量的增加和与之相关的神经控制能力及智力的提高有关。同时，它们有很高的代谢水平。

除了单孔类之外，其他哺乳动物都是胎生，它们的后代在出生前就已在母亲体内完成了一定的发育过程，因此更具生命力；同时，幼崽出生后吸食母亲的乳汁，得到母亲的保护，使得它们的成活更有保证。

哺乳动物的牙齿分化成门齿、犬齿和颊齿（包括前臼齿和臼齿），颊齿通常有一个包括几个齿尖的齿冠，以两个或更多的齿根固着在颌骨上，这样的牙齿更能适应于咀嚼多样化的食物。

哺乳动物还有一些不同于爬行类的解剖学特征。例如，哺乳动物颈部的肋骨（颈肋）与颈椎愈合，成为颈椎的一部分；腰椎两侧具有游离的肋骨；肠骨、坐骨和耻骨愈合成为一个整体，即骨盆结构；头骨有一对枕髁。尤其突出的是，哺乳动物头骨与下颌的关节由鳞骨和齿骨组成，原来在爬行动物中连接头骨和下颌的方骨和关节骨在哺乳动物中进入了中耳，分别变成了三块听小骨中的两块：砧骨和锤骨，它们与镫骨（爬行动物唯一的一块听小骨）一起组成一套杠杆结构，用以传导从耳膜到内耳的声波振动。在脊椎动物进化史上，这是解剖结构从一种功能转变为另一种功能的最好例证之一。

3. 渐成优势

最初的哺乳动物之所以能够逃过那次劫难（指发生在白垩纪末的生命灭绝事件）并走向繁荣，主要得益于它们在长期进化过程中所形成的特殊生理结构和相关机能的完善。所有形态结构的变化及由此产生的功能和习性方面的改变，都使得哺乳动物更能适应地球环境的变化。哺乳动物在中生代的演化，奠定了它们在新生代迅速辐射并成为地球优势物种的基础。

哺乳动物的优势主要表现在以下几个方面：① 身上披有毛发，能够有效地保持体温恒定，完善的循环系统强化了新陈代谢的功能，使其对外部环境有更强的适应能力；② 摄食器官机能改善，下颌仅由1块骨头组成，因此下颌作为一个整体更加坚固；③ 听觉器官发生了重要变化，中耳有3块听小骨（砧骨、锤骨、镫骨），而四足动物只有1块听小骨，使其听觉得到前所未有的提高，能够尽早感知潜在的危险，从而逃避敌害；④ 只有比较原始的哺乳动物在运动时四肢有一定程度的外展，大多数哺乳动物在运动和站立时，四肢直立于身体之下，这样的身体结构更加适合快速运动，运动时也更加省力；⑤ 与恐龙同时代的哺乳动物能够在树上活动，大大提高了躲避敌害的能力，也扩大了觅食的范围，有些可能还适应了穴居的生活。

哺乳类几乎都是胎生动物，新生命一落地，它们就担负起了保护和养育后代的责任，直到它们的后代能够自食其力。这种生存环境最有可能培养它们的关心、爱护、团结和互助意识，使中生代晚期生命的这一支向着聪慧和具有感情色彩的方向发展。

今天的大多数哺乳类动物都有乳房，以乳汁哺育下一代。但也有例外，现在仍生活着两种产卵的哺乳类动物，它们没有乳房，而是靠皮下乳腺分泌的乳汁养育后代。一种是鸭嘴兽，另一种是针鼹。母鸭嘴兽没有乳房和乳头，只在腹部有一片乳区，像出汗一样分泌乳汁，小鸭嘴兽就爬到母亲的腹部舔食乳汁。观察发现，针鼹产下卵后就被放进舒适安全的温囊内，直到小针鼹孵出为止。

现存有 4000 余种哺乳动物，包括肉食性动物如虎，植食性动物如兔，杂食性动物（既食肉又食草的动物）如熊等。牛、羊、马等家畜和猫、狗、鼠等也是哺乳动物。它们遍及全球，分布广泛，与人类关系极为密切。人类也是哺乳动物，是万物中最高级的生物。

生命演化新的一幕正在拉开。这是一个动物的生命意识和复杂感觉开始初萌的时代。

七、动物心理的进化

动物心理学研究表明，新生代的哺乳动物及鸟类的心理发生了显著变化。这些变化是革命性的，因为它将引导这些动物未来发展的方向和进化的速度。

它们养成了群居的习惯。它们之所以明显地不同于爬行类动物，在于它们更加懂得群居与自身安危的关系，以及在集体生活中团结一致的重要性。它们很少单独游荡在荒野或走近其他有危险的动物群中。生活在这样的大家庭里，它们潜在的感情就慢慢地培养起来了，在共同的实践中，这种带有更多动物性的本能增进了它们的感情。

但是，爬行类中的绝大多数从不关心它们的后代，任凭自然的孕育和风吹雨打，在山高水险、孤苦无援的环境下艰难成长。它们的后代一般是孤独的和残忍的，没有同类相怜的互助意识，也不知道个体生命对同类群体的依赖关系。

比如说，爬行类把它们产下的卵放置在一个地方便离开而任其孵化，天地、太阳在无形之中就充当了它们后代的天然父母，空旷苍凉的自然是它们生命的孕育者和保护者。一旦它们出生，就必须面对无情的自然，包括漫漫长夜、炎热的盛夏、严酷的冬天等，有时甚至还要面对地球环境的灾难性变化。

笔者设想，这种只知下蛋不懂孕育下一代的大型怪物是否也由于如此不良的生活习性而延误了生命的永续呢？这是否能构成它们灭绝的原因？比如说，时间的流逝带来了环境的变化，长期而缓慢的日积月累，可能会给生命的孕育和生长带来严重影响。

阳光不再灿烂，干旱日益加剧，气候变冷，自然环境不再像过去那样能够把这些任意丢弃的卵孵化出小生命。只有少数的幸运者才能诞生，一旦它们出世就毫无希望地孤零零地游荡在干旱寒冷的荒野。它们的后代越来越少，最终导致了自然灭绝，那次生命灭绝事件可用"惊天动地"一词来形容。

由于爬行类动物从出生的那天起就不知道谁是自己的父亲，谁是自己的母亲，它们甚至互不理会，各自在寂寞的天地间生活着。

它们的生活能力仅限于自身积累的经验，它们面对外界的挑战而做出的反应仅仅出于一种本能的需要，它们不懂得胜利与失败对自身存在和发展的重要性。

虽然它们能够允许同类存在，但绝无共同的交流语言（指动物语言），没有互相亲昵和互致问候的动作，也不可能在共同生活中创造一种互助的气氛，从而把真正的心理感受和外在的表情动作和谐地融为一体。它们不互相模仿，不互相学习，不互相寻求支持。

在生存环境日益艰难的荒野，它们只是一些孤独的游荡者。在夕阳下，在远古的废墟上，你会看到这一个个互不相干的悲壮的影子跃动在深蓝色的天地间。在面临厄运或吃饱喝足后，偶尔发出一声闷重的干吼，一种类似于孤独的哀鸣。毁灭的力量始终伴随着它们。

　　但是，哺乳动物和鸟类则完全不同，它们之所以不同于爬行类，在于它们已经知道了哺育后代的过程和方法，这实质上是一种不同智力的表现，它们甚至还有点儿小智慧，在共同的生活中它们获得了模仿、学习和迎接陌生环境的挑战能力。

　　它们的语言系统已经进化得较为复杂。这主要表现在警告、呼喊、惊喜、愉悦、厌恶、悲哀等方面，这说明，一种具有最初感情的动物、一种可以实施教育和驯养的动物已经到来。这使它们具备了接受训练并在训练中学会某些技能的可能。

　　新生代的哺乳类动物，哺乳过程一结束，就要和它们的父母分开生活。哺乳过程是幼弱后代健康成长的关键时期，在这期间，小生命将会学到许多非常重要的生存能力和技巧。动物感情的纽带就是在那时候连接起来的。当互相沟通和理解的力量产生后，它们就明白继续过群体生活十分有益。

　　新生代的很多哺乳动物都在一个种群的环境下生活。在纯粹生物学的意义上，远古时代人类部落社会的形成肯定与此有着演化上的必然联系。它们集体觅食，一起游乐，在共同生活中学会了照顾和模仿，并培养了一种自觉的意识，从各种动作和叫声中传递彼此的感情和想法。

　　这在中生代的动物世界中是没有过的。虽然在白垩纪的沼泽浅滩中也曾有过密集的爬行类和鱼类，但那是相同的小生境和有限交配时间才使它们不自觉地欢聚在一起，在本质上它们没有这种主动行为和自觉意识。

　　新生代喜好群居的哺乳类动物既有较高的智力又有相对合理的形体结构，环境演变迎合了它们身体发育的需要，这是一个维系生命辉煌的紧固链条。在共同的生存空间，它们互相依赖，它们相亲相爱，它们一起面对和适应自然界发生的大大小小的变化。

　　动物大脑的进化是地球生命历史的核心事件，它使动物的智力向着更高的层次演化和发展，这种在智力上和心理情感上从低级到高级、从简单到复杂的进化，为人类社会的出现积蓄着能量，提供着最基本的物质准备。

　　在某些方面，哺乳类和鸟类很像人类，比如它们有喜怒哀乐的表现：当它们心情欢悦时，会发出和谐悦耳的鸣叫，犹如一支悠扬的牧歌；当它们痛苦悲伤时，会撕心裂肺地呼叫或做出牵动我们感情和赢得我们同情的动作。

第五章
近代生命科学的兴起

生物学门类庞杂，分支众多，古代世界的博物学其实就是植物学和动物学的汇集，同一时期的医学里隐约可见生理学的影子。

亚里士多德和老普林尼分别是古希腊和古罗马时期在博物学方面有深刻造诣的学者。他们的著作代表了一个时代的伟大成就，其中有关于生命世界的众多奥秘。

中世纪时期，关于自然和生命的研究相对沉寂，但也有积淀，欧洲文艺复兴以来，近代生命科学才找到了新的发展方向。

一、维萨留斯和他的人体结构

中世纪时，人们沉迷其间的不是自然，也不是人自身，而是虚妄的上帝和不可一世的宗教信条。在宗教神秘气氛的笼罩下，自然科学缺乏生机和创造力。直到文艺复兴时期，科学才找到了新的发展方向，生物学同样如此。

如果要寻找为此做出杰出贡献的科学家，我们首先会想到两个人，一位是尼德兰医生、解剖学家安德烈·维萨留斯（Andreas Vesalius，1514—1564），一位是波兰天文学家尼古拉·哥白尼（Nikolaj Kopernik，1473—1543）。一个专注于人，一个执着于天。维萨留斯写出了《人体结构》，哥白尼写出了《天体运行论》。

我们知道，现代外科手术就是基于对人体结构的了解。掌握人体结构是外科医生必须学会的功课。道理很简单，对人体结构的熟知是实施手术的前提，要做到这一点，就必须学习解剖学，包括做人体解剖实验。

可是在中世纪及其以前，人体解剖工作受到很大限制，以至于解剖人体几乎成为一个禁区。宗教的阻挠自不必说，人们的传统观念和习俗也根深蒂固。善于冒险的人只能解剖一些动物，比如猴子。解剖学的发展跌跌撞撞，所积累的资料也有很大缺陷。

中世纪后期，科学家开始从古代的学术文献中掘金，大量文献和著作家被发掘出来，其中就包括克劳迪亚斯·盖伦（Claudius Galenus，129—199）和他的人体生理构造学说。盖伦的学说得到了教会的认可，因此成为那个时代学术领域的权威。但是，支撑盖伦人体生理构造学说的实验基础是错误的，至少是不全面的——他的实验基础不是基于对人体的解剖，而主要是基于对动物的解剖。

1514 年冬天，维萨留斯出生于比利时的布鲁塞尔，从他的曾祖父开始，就在皇家宫廷里当御医，一直到他父亲还是这样。1533 年，维萨留斯考入巴黎大学医学院，算是继承了祖先的基业。

当时的巴黎大学缺乏活力，用"故步自封"一词来形容一点儿都不为过。不仅是巴黎大学，当时整个欧洲社会都是这样，本本主义和教条主义充斥着各个领域，在人体解剖方面同样如此。那些所谓的专家们说，古代学术权威的著作就是指路明灯。

在这种思想的影响下，他们认为，一切知识都只能从著作中获得，书本之外的考察和实验似乎有些多余。解剖学同样如此，课堂教学只是重复权威的观点，而不愿意动手做实验，或者干脆照着挂图照本宣科，而那些挂图在很多方面都是错误的。

维萨留斯对这种学风很不满意，为了进行人体解剖，他想了各种办法，包括夜间到无主墓地和绞刑架下偷运尸体，这种行为不仅艰苦，还很冒险，但维萨留斯从中掌握了大量的人体解剖知识，也发现了盖伦学说中的很多错误。

1537 年，维萨留斯任帕多瓦大学的解剖学教师。在教学中，他一改教师只动口不动手的风气，亲自为学生示范解剖过程，使学生能清楚地看到人体的每一个器官和所在的位置。

维萨留斯将自己多年的教学实践写成了一本书，这就是《人体结构》，该书系统阐述了他多年来的解剖学研究成果。全书从人体的骨骼系统、肌肉系统、血液系统、神经系统、消化系统、内脏系统、脑感觉系统等方面进行了总结和说明。书中既有对盖伦和亚里士多德观点的继承，也有许多新的见解和对前人见解的直言不讳的批判。1543 年，《人体结构》出版，同一年，哥白尼出版了《天体运行论》。

《圣经》中说，男人少一根肋骨，因为上帝用男人的肋骨造就了女人，据说盖伦也坚信这一说法。不过，这种说法还需要考证。更主要的原因是，盖伦学说中带有显著的"目的论"色彩，认为人体的各种解剖构造和生理功能都是"大自然"有目的地创造和安排的，与宗教的神创理论一致，因而得到后世教廷的支持。教会的支持延续了盖伦思想的生命力。千百年来，他都被人们认为是古罗马医学的权威。

正是维萨留斯在《人体结构》中纠正了盖伦有关人体的错误描述。在《人体结构》中，维萨留斯说男人和女人的肋骨一样多，从而否定了女人是由男人的一根肋骨演变而来的说法。亚里士多德当初认为，思维受心脏控制。维萨留斯则认为，大脑才是思维的源泉。

《人体结构》的特点是图文并茂，文艺复兴时期著名画家提香·韦切利奥（Tiziano Vecellio，约 1488—1576）的学生卡尔卡也是一位颇有造诣的解剖学家，他为《人体结构》一书绘制了所有插图。插图栩栩如生，非常精致，甚至连最枯燥的骨架，看上去也充满了生机。对于解剖学图书来说，这些插图的重要性自不必说。

这部图文并茂的著作为西方医学特别是外科学的发展提供了重要支撑。这一时期，从事解剖学研究的其他学者，也已不再局限于对人体器官组织的形态描述，而开始探究它们对人体生命活动的意义。

维萨留斯的《人体结构》一书奠定了近代解剖学的基础，他被后人称为"解剖学之父"。但当时的情况是神学一统天下，因而维萨留斯的人体解剖实验被教会禁止。他指出了盖伦学说的错误，却触犯了教会的权威，因此遭到了教会的指责和迫害。维萨留斯最终被流放，并且在流放的路上永远离开了人世。

今天看来，维萨留斯所开创的不迷信权威，用观察、解剖研究人体的思想方法大大促进了后来生物学的发展。他是近代解剖学的奠定人，他的著作《人体结构》对近代医学的发展发挥了很大作用。

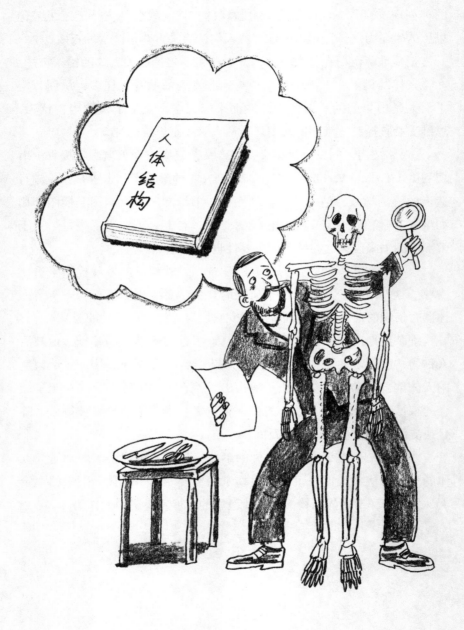

"解剖学之父"维萨留斯

二、探究血液循环

血液存在于人体中，而且永远都在流动。生命不息，流动不止。伤口为什么会出血？这是因为血液能够流动。但古代人对于血液运动的认识极为模糊。血液循环的规律，是在经历了漫长的岁月，经过许多科学家的努力，最终才得以阐明的。在人体生理学中，血液循环的规律有非常重要的地位，对它的正确认识有助于进一步了解人体的其他机能。

1. 16 世纪的科学家对血液运动的认识

16 世纪，维萨留斯在做解剖实验时，发现盖仑关于左心室与右心室相通的观点是错误的，但维萨留斯没有意识到人体内的血液是循环的。向发现血液循环道路迈出第一步的是西班牙医生迈克尔·塞尔维特（Michael Servetus，1511—1553），塞尔维特也是维萨留斯在巴黎大学医学院的同学，他是文艺复兴时期的自然科学家，也是一位神学家。1511 年，塞尔维特出生于西班牙的纳瓦拉，先后就读于法国图卢兹大学和巴黎大学，年轻时写过《论三位一体之谬误》一书，批判神学的荒谬，为此几乎被捕，不得不逃到里昂避难。

正是在巴黎大学期间，塞尔维特和维萨留斯成了一对很好的搭档，两人一起做医学实验，私下进行人体解剖研究。在维萨留斯离开巴黎大学后，塞尔维特继续进行实验研究，并且提出了血液的肺循环理论。

塞尔维特认为，所谓生命的精气是由物质产生的，精气来源于左心室，靠肺的帮助而产生。他第一次提出了关于血液由右心室经肺动脉分支血管，在肺内经过与它相连的肺静脉分支血管，与这里的空气相混合流入左心室的正确看法。这一学说与盖伦的"血液由腔静脉进入右心室，一部分通过纵中隔的小孔由右心室进入左心室"的提法大相径庭。

塞尔维特的这一学说提到了肺循环的基本事实。限于当时条件，他并没有提出循环的系统概念，也没有使用"循环"一词。尽管如此，基于他的历史功绩，后人常将肺循环的发现者归功于塞尔维特，将其称之为"塞尔维特循环"。

1553 年，在一本秘密出版的图书中宣布了塞尔维特的这一发现，该书叫作《基督教的复兴》（*Christianism Restitutes*）。这本来是一部宣传唯一神教（唯一神教是当时天主教和新教的共同敌人）的神学著作，塞尔维特的主要目的是利用他的发现批评正统基督教的三位一体学说。

塞尔维特的发现触犯了当时被教会奉为权威的盖伦学说。他触犯的不仅是盖伦的学说，更是盖伦学说背后强大的宗教和宗教福荫下的既得利益阶层。1553 年，塞尔维特被宗教法庭判处火刑，狂热的新教教徒把他残酷地烤了两个小时。但是一直到死，塞尔维特都没有放弃自己的观点。和塞尔维特一起烧掉的还有他的所有著作。

为发现血液循环做出奠基性工作的另一个人是意大利解剖学家法布里修斯（Hieronymus Fabricius，1537—1619）。1559 年，法布里修斯在帕多瓦大学获医学博士学位，1565 年，他成为该校的外科教授。法布里修斯一生致力于医学研究，特别是在外科学方面收获颇丰。

1603 年，法布里修斯出版了《论静脉瓣膜》，这本著作详细描述了静脉中瓣膜的结构、位置和分布。让人感到惊异的是，静脉内壁上的小瓣膜总是朝着心脏的方向打开，而向相反的方向关闭。在血液循环学说的建立方面，静脉瓣膜的发现是一个重大进步，但是他没能认识到这些瓣膜的意义，法布里修斯对盖伦也深怀敬意，这很有可能会妨碍他的进一步探索。系统的血液循环学说的建立要归功于英国医生威廉·哈维（William Harvey，1578—1657）。

2. 哈维发现了血液循环

1578 年，哈维出生于英国肯特郡一个殷实家庭。早年曾就读于剑桥大学凯厄斯学院，1597 年，哈维取得剑桥大学的医学学士学位，之后游学欧洲大陆，来到意大利帕多瓦大学学习解剖学，帕多瓦大学医学院的法布里修斯就是他的老师。

帕多瓦大学是 16 世纪世界上最好的大学之一，学术氛围相对自由，大学的政策也比较开明。特别是维萨留斯开创的亲自动手做解剖学实验的教学方法广受学生欢迎。一大批有志青年从欧洲各地来到帕多瓦大学。哈维留学期间，近代科学大师伽利略·伽利雷（Galileo Galilei，1564—1642）也在帕多瓦大学任教，这位实验物理学家所倡导的数学方法和力学自然观对许多学科领域产生了深远影响，哈维亦从中获益匪浅。他意识到，解剖学这门课程必须以实验为依据，而不仅仅是以书本为依据。

1602 年，哈维获得帕多瓦大学的医学博士学位，毕业之后回到英国，在伦敦开业行医。行医之余，他继续从事解剖学研究，特别是对心血管系统进行了深入和系统的研究。哈维曾对 40 余种动物进行了活体心脏解剖、结扎、灌注等实验，同时还做了大量的人体解剖。这些解剖实验积累了丰富的观察和记录，有了这些材料，他开始创立自己的血液循环理论。1606 年，他的血液循环理论已近成熟，在一次授课时，他公布了这一理论。

盖伦关于血液运动的观点表现在三个方面：一是静脉系统的双向潮汐运动，二是动脉系统的单向吸收，三是静脉部分地通过左右心室之间的微孔输入动脉。随着塞尔维特提出肺循环学说，盖伦提出的"静脉部分地通过左右心室之间的微孔输入动脉"就被人们否定。法布里修斯发现的静脉瓣膜本来可以否定盖伦关于血液运动的第一个方面，即静脉系统的双向潮汐运动学说，但他没有往前再走一步，一个近在眼前的真理就这样从他身边溜走了。

哈维发现，盖伦的血液运动理论越来越不可靠。哈维深入研究了心脏的结构和功能，他发现，心脏的左右两边各有一个腔，上下腔之间由一个瓣膜相隔，它只允许上腔的血液流到下腔，而不允许倒流。

解剖学上把上腔叫作心房，把下腔叫作心室。大动脉与左心室相连，静脉与右心房相连，而肺动脉和肺静脉则将右心室与左心房连通，形成小循环。哈维在做解剖实验时发现，心脏是一块中空的肌肉，不停地做收缩和扩张运动，收缩时将血液压出去，扩张时将血液吸进来。心脏的这种结构只能将血液压往动脉。

哈维接着研究静脉与动脉的区别，他发现，动脉壁较厚，具有收缩和扩张的功能；而静脉壁较薄，里面的瓣膜使得血液只能单向流向心脏。心脏的这种结构实际上意味着生物体内的血液只能单向流动。

哈维通过一个简单实验证明了这一点。当他用绷带扎紧人手臂上的静脉时，心脏变得又空又小；而当扎紧手臂上的动脉时，心脏明显胀大。这表明，静脉里的血确实是心脏血液的来源，而动脉则是心脏向外供血的通道。体内血液的单向流动实验，证明了盖仑学说中关于静脉系统双向潮汐运动的观点是错误的。

哈维认为，如果心脏每分钟搏动 72 次，那么，每小时由左心室注入主动脉的血液流量就相当于普通人体重的 3—4 倍。这么大量的血不可能马上由摄入体内的食物供给，肝脏在这样短的时间内也绝不可能造出这么多的血液来。这只能解释为人体内的血液是循环流动的。至此，哈维血液循环理论的大厦基本建立，在这一理论面前，盖仑的血液运动理论越来越站不住脚了。

1628 年，哈维出版了《心血运动论》(书的全名是《关于动物心脏与血液运动的解剖研究》)，这本只有几十页的小册子却是生理学发展史上划时代的巨著。这一重大发现使他成为近代生理学的鼻祖，哈维也当之无愧地成为英国最伟大的生理学家。生理学之所以能够成为科学，应该归功于哈维的血液循环理论。

该书的出版震惊了当时的医学界和生理学界，《心血运动论》系统阐释了血液运动的规律和心脏的工作原理。书中的观点从根本上推翻了统治人们头脑 1000 多年的关于心脏运动和血液运动的经典说法。血液是循环运行的，心脏有节律地持续搏动是促使血液在全身循环流动的动力源泉。这就是哈维的见解。

　　在科学思维和研究方法上，哈维从亚里士多德（Aristotle，公元前384—前322）的哲学中获得思路和灵感，从盖仑的工作中获得研究方法。通过对各种动物的活体解剖，哈维描述了心脏的运动过程及其与脉搏的关系，强调心脏的功能是通过心室将血液从静脉运送到动脉，再通过动脉将血液分配到全身，在这一过程中，他还将心脏的功能与水泵作类比，这样的类比可谓是意味深长。

　　哈维将心脏比作水泵，就使它变得不再那么神秘，它的结构和功能也能被了解和掌握。在这方面很可能是受了伽利略的影响。这样的类比在医学和生理学方面开辟了一种新的研究思路，即机械论的传统。后来的生理学循此思路深入，将生命体比作发动机，比作化工厂，甚至比作一个耗散结构。哈维并不是机械论生命观的独创者，为此做出贡献的还包括同时代较早的意大利医生散克托留斯（Sanctorius Sanctorirs，1561—1636）和意大利解剖学家法布里修斯等。他们的工作让我们回想起机械论在自然科学中的兴起。

　　哈维在胚胎学方面也有一定研究，他在1651年出版的著作《论动物的生殖》标志着胚胎学研究的真正开始，他也成为近代胚胎学的奠基人之一。哈维深受亚里士多德思想的影响，并同他一样反对预成论，这种假说认为，胚胎即使在其最早的阶段也与成年动物具有同样的结构，只是规模大小不同而已。哈维正确地提出了胚胎的最终结构是逐渐发展形成的。

　　哈维指出，鸡卵内的透明白点（即胚层）是鸡雏发育的起始位置，在个体发育方面，他认为，胚胎各部分是在卵中不断分化而逐渐形成的，哈维天然地成为胚胎学发展史中的渐成论者。他在胚胎学上有一句名言："一切生命皆来自卵。"

　　哈维的贡献是划时代的，他的工作标志着生命科学新纪元的到来，展示了生物学发展的新方向。因为出色的心血系统研究和动物生殖研究，他成为与哥白尼、伽利略、牛顿（Isaac Newton，1643—1727）等人比肩的科学革命的巨匠。他的《心血运动论》也像《天体运行论》《关于托勒密和哥白尼两大世界体系的对话》《自然哲学的数学原理》一样，成为科学革命时期以及整个科学史上极为重要的文献。

哈维发现了血液循环，但在当时的条件下，他并不能清楚地了解血液是怎样由动脉流到静脉的。他只是根据自己的观察和实验做出了正确的推断，即血液是由心脏经过动脉到静脉再回到心脏这样循环不息地流动着的。在他逝世后，显微镜技术得到改进。意大利的解剖学家马尔切诺·马尔比基（Marcello Malpighi，1628—1694）于1661年发现了动脉与静脉之间的毛细血管，从而完善了哈维的血液循环学说。

三、显微镜：认识生命微观结构的新工具

伽利略的望远镜拓展了人类的视野，使人类首次看到了过去从未见过的宇宙景观和天文现象。几乎在发明望远镜的同时，伽利略就在琢磨，能不能用显微镜将很小的物体放大，这样就可以观察小动物的身体结构。后来伽利略确实制造出了自己的显微镜，虽然很原始，但他还是用它对小动物的感觉器官进行了观察，发现了昆虫的复眼。

除了伽利略外，在这一领域做出开创性贡献的科学家还有马尔比基、安东尼·列文虎克（Antony van Leeuwenhoek，1632—1723）、罗伯特·胡克（Robert Hooke，1635—1703）和斯旺麦丹（Jan Swammerdam，1637—1680）。

1. 马尔比基的故事

马尔比基是17世纪意大利解剖学家、医生，据说他的双亲都死于1648年的一场流行病，这可能是促使马尔比基学习医学的一个重要原因。从医之余，马尔比基对哲学有着浓厚的兴趣。医学注重实践，哲学长于思辨，二者的有机结合往往有利于事业更上一层楼。

1653年，马尔比基从博洛尼亚大学医学院毕业，留校教授逻辑学，并开业行医。马尔比基一生的大部分时间都在科学研究中度过。他将

改进了的显微镜用于解剖学研究，他的开创性工作是发现了毛细血管，解开了当时生物学上的一大谜团。他早期从事的工作是用显微镜研究青蛙的肺。

1660 年，马尔比基发现，青蛙的肺里布满了血管网，这些血管网纵横交错，看起来非常复杂，这样的血管网结构使血液在肺里很容易吸收空气中的氧气。马尔比基还发现，正是血管网把肺动脉和肺静脉连接了起来。马尔比基在研究青蛙身体的其他部位时，发现了布满身体的毛细血管，这些毛细血管提供了身体内各处动脉和静脉的无数连接通道。这一发现从根本上解决了哈维血液循环理论中遗留的一大问题。

马尔比基主张通过实验来了解人体和动物身体的解剖结构，这严重触犯了学校的宗教势力，因而受到排挤。没有办法，马尔比基只能到比萨大学教书。几年之后，他又回到博洛尼亚大学任医学教授。

有一段时间，马尔比基把蚕放在显微镜下，看到了这种小动物有一个十分复杂的呼吸系统，用来呼吸的小管遍布全身。他又找来了植物茎秆，也发现了同样的现象。马尔比基所做的工作就是比较解剖学，利用这种方法，在观察了大量解剖结构的基础上，马尔比基总结出一个规律，即呼吸器官的大小与有机体的完善程度成反比，有机体越低级，呼吸器官比例就越大。

马尔比基又对小鸡在鸡蛋里的发育过程进行了仔细观察和记录，这一工作促进了胚胎学研究的发展，使法布里修斯和哈维当初所开创的研究领域被更多人所重视。

马尔比基的研究成果总是以论文形式发表，而当时盛行的形式是把研究成果写成自成体系、冗长详细的书籍。马尔比基常常把他写的论文寄到伦敦的英国皇家学会发表。由于马尔比基的出色成就，1668 年，他当选为英国皇家学会会员。

马尔比基在组织学、胚胎学、动物学、植物学等领域均有建树。特别是在组织学与胚胎学方面，他的贡献尤为卓著，是人们公认的近代组织学的奠基人。马尔比基的主要著作是《关于肺的解剖观察》（发表于 1661 年）和《论内脏结构》（发表于 1666 年）。

2. 列文虎克的故事

1632 年 10 月 24 日，列文虎克出生于荷兰代尔夫特市的一个酿酒工人家庭。父亲很早就去世了，在母亲的抚养下，列文虎克读了几年书，16 岁就外出谋生，漂泊生活的艰难困苦可想而知。几年后，列文虎克回到家乡开了一间布店，生活也稍稍稳定下来。

又过了很多年，代尔夫特市政厅招聘管理员，列文虎克抱着试一试的心理报了名，结果竟然被录用了。管理员的工作非常轻松，接触的人也多，这使他有充裕时间去做自己感兴趣的事情。

一个偶然的机会，列文虎克听一位朋友说，荷兰最大的城市阿姆斯特丹有很多眼镜店，除磨制镜片外，也磨制放大镜，这位朋友告诉他："放大镜可以把那些看不清的小动物放大很多倍，平时用肉眼看不到的身体结构也能看得清清楚楚，真是神奇极了。"

列文虎克天生就有强烈的好奇心，这个消息更是激发了他的热情，他想着这件新鲜有趣的事情，并开始琢磨："闲着也是闲着，我不妨也买一个放大镜来试试。"有一天，他走进一家眼镜店，不问不知道，一问却吓了一大跳，原来那些放大镜都贵得要命，列文虎克囊中羞涩，只好乘兴而去，败兴而归。虽然没有买上放大镜，但列文虎克却看到了磨镜人的工作情形，磨制方法并不神秘，但需要足够仔细和耐心。往回走的路上，列文虎克就有了自己亲手磨制镜片的想法。

从那时起，列文虎克利用自己的充裕时间，耐心地磨制起镜片来。磨制镜片不仅是一门体力活，更是一门技术活，需要掌握很多科学知识。列文虎克没有受过多少正规教育，当他意识到这个问题后，就开始自学。边干边学，效果可能会更好。

除了荷兰文之外，列文虎克对其他文字一窍不通。在那个时代，一些重要科学技术著作都是用拉丁文写成的，这对列文虎克开展研究工作极为不利。大量的拉丁文学术著作和文献其实是科学研究和探索的富矿，列文虎克不懂拉丁文，感到有些茫然，茫然之后，只能自己摸索着前进。

好在列文虎克心灵手巧，对磨制镜片十分痴迷，因而他磨出来的镜片质量极好。经过辛勤劳动，列文虎克终于磨制出了自己的透镜。由于透镜太小，他做了一个架子，把这块小小的透镜镶在上边。后来，他又在透镜的下面装了一块铜板，在上面钻了一个小孔，光线就能从这里射进而反照出所观察的东西。

这就是列文虎克制作的第一架显微镜，这种只有一个透镜的显微镜就是单显微镜。由于列文虎克没有多少光学知识，所有没能制造出复式显微镜。尽管如此，他的单显微镜也很管用。它的放大能力相当大，是当时世界上最好的显微镜。

列文虎克把自己的显微镜对准一切能观察到的东西。他把手伸到显微镜旁，只见手指上的皮肤粗糙得像柑橘皮一样，要多难看有多难看。他还在显微镜下观察了蜜蜂腿上的短毛、蜜蜂的螫针、蚊子的长嘴和一种甲虫的腿。

总之，他对任何东西都感兴趣，不放过任何一种能够仔细观察的东西。可是，当他把身边和周围能够观察的东西都看过之后，心中涌起的是一种不满足感。他觉得应该磨制一个放大倍数更高、显像更清晰的显微镜。

有了这种想法，列文虎克开始更加认真地磨制起透镜来。磨制透镜带来的不仅是快乐，也使他的生活发生了很大变化。最初的兴趣现在变成了执着，他索性辞掉了公职，并把家中的一间空房间改成了自己的实验室。

几年以后，列文虎克制作的显微镜不仅越来越多、放大倍数越来越高，而且越来越精巧和完美，最好的显微镜能把细小的东西放大200—300倍。

列文虎克从不允许别人参观他的工作间，但对赖因尼尔·德·格拉夫（Reinier de Graaf, 1641—1673）例外，格拉夫是列文虎克的朋友，他既是代尔夫特城里著名的医生，也是一位解剖学家，同时还是英国皇家学会的通讯会员。他早就听人说，列文虎克正在研制一种神秘的眼镜。有一天，格拉夫来到了列文虎克的工作间，列文虎克拿出自己的显微镜让格拉夫观看。通过显微镜看到的东西真的是光怪陆离，让人大开眼界。看完之后，格拉夫对列文虎克说："这可真是件了不起的创造发明啊！你知道吗？这不是一般的创造发明，它有可能具有极其伟大的意义。你不能再保守秘密了，应该立即把你的显微镜和观察记录送给英国皇家学会。"

"难道连显微镜也要送去？"把显微镜送给英国皇家学会，这可是列文虎克以前从来没有考虑过的严肃问题，因为这意味着要公开自己的显微镜。显微镜是列文虎克的心血，也是他的财富。所以他对格拉夫的劝告有些不解，还情不自禁地把显微镜收了起来。

格拉夫很耐心地劝道："朋友，这种公开不是坏事，谁也不会侵占你的成果，你必须向公众表明，你的观察意义重大，你开创了一个新领域，这是人类从未发现的新课题。"

听了朋友的好心劝告，列文虎克虔诚地点了点头。1673 年的一天，英国皇家学会收到了一个包裹和一封厚厚的来信。包裹里装的就是列文虎克亲手制作的显微镜。工作人员打开信封一看，原来是一份字迹工整的研究记录，信是用荷兰文写的，标题是：列文虎克用自制的显微镜观察皮肤、肉类以及蜜蜂和其他虫类的若干记录。

在场的学者们看了标题后，觉得很有意思，有人开玩笑说："这真是一个咬文嚼字的啰唆标题。"又有人说："这肯定是一个乡下佬写的，迷信加空想，里边说不定写了些什么滑稽可笑的事情呢！"

出于好奇心，他们很有兴趣地往下读，读完之后，大家的态度发生了 180 度的大转弯。大家一致认为，这是一篇极有价值的研究报告。工作人员用列文虎克的显微镜验证了其中的某些实验细节，又请英国皇家学会其他科学家进行了验证和审定，觉得这是一个了不起的发现和创造。

于是，列文虎克的这份记录被译成了英文，发表在英国皇家学会的刊物上。这份出自"乡下佬"之手的研究报告轰动了英国学术界，学术界对他的工作给予极高评价，列文虎克很快就成为英国皇家学会的会员。

成名之后，列文虎克一如既往地保持着锲而不舍的探索精神。1673 年，列文虎克详细描述了他对人、哺乳动物、两栖动物和鱼类等动物红细胞的观察情况，并把它们的形态结构绘成了图。列文虎克还观察了马尔比基所发现的毛细血管，在许多动物身上都发现了血液循环现象。

1675 年，经过多次对雨水的观察之后，又将他的观察记录送往了英国皇家学会，他在观察记录中说：

> 我用 4 天的时间，观察了雨水中的小生物，让人非常惊异的是，这些小生物不到用肉眼所看到的东西的百分之一。当这些小生物在运动的时候，头部会伸出两只小角，并不断地活动，角与角之间是平的。如果把这些小生物放在蛆的旁边，它就像是一匹高头大马旁边的一只小小的蜜蜂。

列文虎克发现的这种小生物实际上就是原生动物，一种单细胞的有机体。列文虎克说："在一滴雨水中，这些小生物要比我们全荷兰的人数还多许多倍。"

1677 年，列文虎克发现了人、狗和兔子的精子。他描述说，这些小家伙几乎像小蛇一样在用优美的弯曲姿势运动。

1683 年，列文虎克在人的牙垢中观察到更小的生物。但是，他的显微镜还不能完全清晰地看清这些小生物，他的描述和绘图也不够准确。直到 200 年之后，人们才认清了它们的真实面目，那就是无处不在的细菌。从这个角度看，列文虎克算是发现微小生物的鼻祖了。

列文虎克的名气越来越大，一位记者在采访他时问道："列文虎克先生，你成功的秘诀是什么？"列文虎克沉默片刻，伸出了自己因长期磨制透镜而布满了老茧和裂纹的双手，算是一种最诚挚而又巧妙的回答。

列文虎克是第一个用放大透镜看到细菌和原生动物的人。尽管他缺少正规的科学训练，但他对肉眼看不到的微小世界的细致观察、精确描述和众多的惊人发现，为 18 世纪和 19 世纪初期细菌学和原生动物学研究的发展奠定了基础。他借助于显微镜所看到的微生物而绘制的图像，今天看来依然正确。

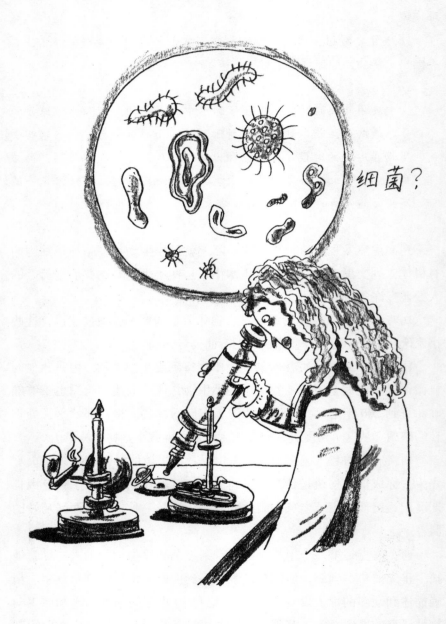

列文虎克的显微镜

由于基础知识薄弱，他所报道的内容仅限于观察到的一些事实，未能上升为理论。他制造的透镜最小的只有针头那么大，但适当的透镜配合起来最大的放大倍数可达 300 倍，这在当时是绝无仅有的，他的划时代的细致观察使他举世闻名。

1723 年 8 月 26 日，列文虎克去世，享年 91 岁，去世前的几天，他委托朋友给英国皇家学会寄了两封信和一个大包裹。一封信中详细地写着显微镜的制作方法；另一封信中写道："这是我从 50 年来所磨制的显微镜中选出的最好的一些，谨献给我永远怀念的英国皇家学会。"

人们打开包裹一看，里面有 26 台大小不同的显微镜，还有几百个放大镜。这些透镜以及他取得的那些伟大发现是他留给人世间最宝贵的财富。

3. 罗伯特·胡克的故事

在显微镜的改进和发展方面，做出突出贡献的另一个人是罗伯特·胡克。胡克是颇负盛名的物理学家，也是一位天才的实验大师。他制造了一种复式显微镜，虽然清晰度和倍率不太理想，但他开辟了显微镜以后发展的新方向。

1665 年 1 月，胡克发表了奠定他科学天才声望的著作《显微制图》，该著作一出版就引起了轰动。在胡克出生之前，显微镜就已被发明和制造出来，在显微镜发明后的半个多世纪里，并没有像望远镜那样给人们带来科学上的重大发现。直到胡克出版了他的《显微制图》，科学界才发现显微镜给人们带来的微观世界和望远镜带来的宏观世界一样丰富多彩。

在《显微制图》一书中，胡克绘画的天分得到了充分展现，书中的 58 幅图画都是胡克将从显微镜下看到的真实情景经过精心绘制而成的。《显微制图》一书为实验科学提供了前所未有的既明晰又美丽的记录和说明，开创了借助于图片进行科学阐述和思想交流的先河，并为日后的科学家所效仿。

胡克在用自制的复式显微镜观察一块软木薄片的结构时，发现它们看上去像无数的小房间一样，或者说像蜜蜂的蜂巢一样，胡克就把这些小房间叫作细胞，这个词一直沿用至今。在生命科学史上，这是一个非常重要的发现。胡克做得更多的工作是在物理学方面，不过这已经不在本书讨论的范围之内。

4. 斯旺麦丹的故事

还有一位科学家在显微生物学方面做出了重要贡献，他就是斯旺麦丹。斯旺麦丹出生于荷兰阿姆斯特丹，自幼喜欢昆虫，以后又对显微解剖技术感兴趣，在这方面表现出了特殊的天分。

斯旺麦丹还用显微镜证实生命自然发生说是错误的，因为在每一个被认为是自然发生的地方，他都发现了更细小的卵预先存在。

斯旺麦丹在显微生物学研究方面更加详细和具有系统性。他是第一个在显微镜下进行昆虫解剖的人，他采集了约3000种昆虫，用显微镜研究它们的解剖结构，并做了详细的解剖记录，他所做的这些工作奠定了近代昆虫学发展的基础。

显微镜的发明以及显微生物学的研究扩展了人类的视野，深化了人们对生物有机体的认识。

第六章
生物需要进化

　　18世纪中叶以后，随着地质学、比较解剖学和胚胎学的发展，人们逐渐意识到，生物物种是进化而来的，这一思想犹如一颗闪光的明星照亮了夜空。思想家不再孤独。直到达尔文出现，生物进化的思想才渐趋定型。

一、为生物分类

随着时间推移，博物学家所积累的物种数量越来越多，生物学客观上面临着由积累材料向整理材料、由感性经验向理性思维提升的迫切需要。

古希腊时期，亚里士多德就提出了"属"和"种"的概念，以作为生物分类的依据。亚里士多德描述过的动物约有 500 种。到 1600 年，人们知道的植物已多达 6000 种，动物学也面临着同样的材料"爆炸"问题，对生物物种进行分类变得极为迫切。17—18 世纪，生物学发展史上最杰出的研究是对物种的分类与变化的研究。近代的生物分类方法主要包括人为分类法和自然分类法。

1. 约翰·雷的工作

1682 年，一个名叫约翰·雷（John Ray，1627—1705）的英国植物学家在《植物新方法》一书中提出了"物种"一词，他改进了亚里士多德对植物的大致分类，而是求助于形态上的亲缘关系。在著作《植物史》中，雷删去了神话内容，否定了自然发生说，因此，他就有可能为后来的博物学研究划定自然生命的各种单元。在这部堪称不朽的著作中，雷根据果实、花和叶子等方面的特征对大约 17 000 种植物进行了分类。

曾在显微生物学方面做出重大贡献的意大利生物学家马尔比基是 17 世纪人为分类法的代表人物，而雷则是自然分类法的代表人物。

在具体工作中，雷特别注意把植物胚胎中的单子叶与双子叶加以区别，他同时考虑了植物的果实、花、叶子和其他特性，首创了植物分类的自然系统，并指出许多植物的纲目，直到今天，雷的这些分类方法仍为植物学家所采用。

完成了这些工作后，雷又开始研究动物学，并写出了关于动物的三部著作，即《蛇与四足动物纲要》《昆虫纲要》《鸟类和鱼类纲要》。雷将动物分为两大类：一类是有血的，另一类是无血的。前者就是我们今天所说的脊椎动物，包括哺乳动物、鸟类和鱼类等；后者即与此对应的无脊椎动物，包括昆虫和贝类等。

在《植物史》成书的年代，人们注重实用，不空谈理论，不做枯燥分类，所以，该书相当有吸引力，得以广泛流传。

雷是位博物学家，对自然充满热爱和好奇，在其著作《植物史》中，雷这样写道："人世间最为心旷神怡的快事莫过于漫步在树林、群山和原野之间，那里普遍点缀着各种各样的花草树木，美不胜收，百看不厌。"当时，雷坚持物种均变论和延续，其中包含着渐变和进化思想。它使整个自然界有一个国际通用的目录成为可能。

说到雷，我们就想起了另一位科学家查尔斯·赖尔（Charles Lyell，1797—1875），他是提出地球历史均变论的第一人。一个研究生命历史，一个研究地质历史，看起来风马牛不相及。但在方法论上，在对真理和未知世界的探索上，雷和赖尔有很大的相似性。他们的研究无疑展示了时间的深度和对自然史的领悟。

雷对博物学的贡献完全可以和牛顿的引力理论与动量概念对物理学的贡献相媲美。他为我们提供了一种简洁的方法，一种塑造世界的思想和一个掌握系统的杠杆。

2. 上帝创世，林奈分类

雷的生物分类方法看起来很巧妙，却并未得到动物学家的认可。他们更钟情于瑞典博物学家卡尔·冯·林奈（Carl von Linné，1707—1778）所提出的分类系统。

林奈小时候学习成绩一般，但对花草树木异乎寻常地热爱，这可能是受他父亲的影响，或者说是受他家居住环境的影响——林奈的家在瑞典的一个小村庄，那里山青水绿，风景如画。

后来，林奈接受了很好的教育。1735 年，林奈在荷兰取得医学博士学位，同年出版了《自然系统》第一版。之前，他随探险队考察了瑞典北部广大而荒凉的拉普兰地区，发现了 100 多种新植物，收集了许多植物资料。

在《自然系统》的第一版中，林奈根据植物的生殖器官创立了他的分类体系，该书虽然只有薄薄的 12 页，却立即给林奈带来了盛名，从该书的出版开始，林奈的分类方法实质性地影响了学术界。在生物分类学中，林奈最突出的贡献是建立了人为分类体系和双名制命名法。后来，《自然系统》多次再版，每一版都有大量内容增订。

在 1746 年出版的《瑞典动物志》一书中，林奈将动物分为六大纲，即哺乳纲、鸟纲、两栖纲、鱼纲、昆虫纲及蠕虫纲。特别难能可贵的是，林奈发现了人与类人猿在身体构造上的相似性，从而将猿类与人归入同一个属。人类在动物界中的位置也就这样确定了下来。这种分类法保持了多年，直到后来才被现代分类法所代替。

1758 年，《自然系统》第 10 版问世，其中最显著的部分就是林奈提出的对于动植物分类的双名系统，即一个名称给出了属或一般特征，另一个则给出了种的名称。这个双名系统分类法在生物学上意义合理，又非常实用，因而沿用至今。简明和精确是双名命名方式的最大优点，很快就得到了学术界的承认，结束了从前在生物命名问题上的混乱局面。

1768 年，第 12 版《自然系统》出版，从最初的 12 页变成了 1327 页的皇皇巨著。在该书中，林奈把自然界一分为三，即动物界、植物界和矿物界。今天，我们熟悉的纲、目、属、种的分类概念就是由林奈首创的。

林奈虽然对进化思想有抵触情绪，但他的生物分类工作却又孕育了这种思想，对后世的影响不可低估。有一种说法"上帝创世，林奈分类"，这句出自林奈追随者的话虽然不无渎神之嫌，却是对林奈一生最好的总结和赞美。

林奈既提倡自然科学，也提倡自然神学。他承袭了雷的使命，但比雷更进了一步，他将得自动物世界的概念推广到整个有生命的万物。在当时，这是要冒很大风险的。

在林奈的植物学研究中，特别突出了"性"的作用。在《植物哲学》一书中，他频繁借用 andros（雄性）、gamos（结缡）、gyne（雌性）等明显带有性和生殖色彩的希腊字命名植物。他描述单雄蕊纲是"一夫制"，双雄蕊纲为"二夫制"。罂粟和菩提都是多雄蕊，即一雌蕊与二十余雄蕊同床。

林奈关于植物的"性"的概念对于理解自然界必不可少。他以雄蕊雌蕊为出发点，根据雄蕊的数目和次序把所有植物分成二十四个纲，再按照雌蕊的数目把纲分为目。这一方法既简洁又实用。

自然界的万物不仅是林奈观察和思考的全景图片，也是在时间上不断展开的一出戏剧。林奈说："时间是创造大自然的巨匠，它永远稳步前进，从不跳跃，而是有步骤、有层次、有先后地做一切事情。时间作用于自然所带来的变化起初是看不见的，后来逐步地得到展现，最后才见结果，我们对此应该充满信心。"

二、布封和他的《自然史》

1. 厚积薄发

1707 年，布封（Georges Louis Leclerc de Buffon，1707—1788）出生于法国东部地区勃艮第省的蒙巴尔城。布封家境富裕，从小受到良好教育。读书期间，布封非常用功，据说他在外出旅行时，衣袋里经常装着欧几里得的《几何原本》，一有时间就拿出来看，他后来养成的缜密的思维和严谨的科学态度或许与此有关。

布封从小接受的是教会教育，骨子里热爱的却是自然科学，自始至终，他都将神学思想排除在科学之外，用"离经叛道"一词来形容布封是非常贴切的。他来自那个堡垒，却成为攻破那个堡垒最有力的推手。

青年时期，布封游学英国，后来到了欧洲一些地方，增加了见识和对大自然的了解，也增加了对欧洲社会的了解。布封最崇拜的科学家是牛顿，此外，他还热爱弥尔顿①（John Milton，1608—1674）的诗歌和莎士比亚②（William Shakespeare，1564—1616）的喜剧。布封在学术上的细腻风格很可能是受到了英国文化的影响。

布封仪表端庄，善结人缘，特别是和社会名流交往甚广，同时追求学术的严谨和高贵。由于工作勤奋，26岁时，他就得以在法兰西科学院工作，其间，他陆续发表了一些论文。1735年，他翻译出版了英国植物学家赫尔斯的《植物生理与空气分析》。1740年，他翻译出版了牛顿的《微积分》——在布封那个时代，微积分还是一门比较高深的学问。布封为这两本书写了序言，这两篇序言表达了他的学术追求和科学思想。

由于成绩卓著，1739年，布封被任命为"巴黎皇家植物园和御书房总管"，这一工作既是荣誉，也是使命。在管理皇家植物园期间，他专门设立了博物研究机构，并广泛招揽人才。

在朋友的帮助下，皇家植物园和御书房收到了许多动植物和矿物标本。向皇家植物园和御书房赠送标本的有很多社会名流，如普鲁士国王腓特烈二世和俄罗斯女皇叶卡捷琳娜大帝等。布封定期举办博物学讲座，主持讲座的都是当时的著名学者，如拉马克——他曾提出了生物自生论和物种变化论，这一思想对后来的达尔文影响很大。

"巴黎皇家植物园和御书房总管"是布封发挥聪明才智的真正平台。在奠定基础和准备了充足的材料后，布封开始了漫长的写作历程。当皇家植物园和御书房的工作走上正轨后，布封有了更多的时间进行创作，在蒙巴尔城的住宅里，他每天早晨5点起床，6点开始写作，吃过午饭和午睡后，接着再写，一直到晚上。他经常修改曾经写过的东

---

① 英国文学史上的著名诗人，代表作品有《失乐园》《复乐园》等。
② 英国文学史上最杰出的戏剧家之一，也是欧洲文艺复兴时期最重要、最伟大的作家之一。

西，直到满意为止。

前后历时 55 年终于写成的这本著作就是《自然史》，全书共 44 卷，包括《地球形成史》《动物史》《植物史》《人类史》《鸟类史》和《爬虫类史》。

2.《自然史》及其重要意义

布封的《自然史》包括了自然界的几乎所有内容，从动物、植物到无机矿物质。他的著作堪与狄德罗的《百科全书》相媲美，后者是 18 世纪欧洲最成功的出版物，整个时代也因之而被称为"百科全书时代"。科普读物成为畅销书，在出版史上还是第一次。

布封说自己已经发现了物种演化的奥秘，他将整个地球及其动植物推上历史的舞台，此后，人们更难相信地球上有任何不变之物。生命演化有足够的时间和空间，在这个时空中，各类生命轰轰烈烈地演绎着自己的故事。

《自然史》文笔优美，图文并茂，描写细腻，充满了哲学思想和进化观点，难怪该书能再版多次。作为一部科学著作，《自然史》的出版引起了科学界的关注，因为极高的文学性，《自然史》也引起了文学界的关注。

但是，《自然史》对哲学界的触动最大，因为《地球形成史》就是科学的《创世纪》，这与宗教的《创世纪》相抵触。所以，巴黎大学神学院的那些老学究和食古不化者对《自然史》的出版极为不满，认为该书离经叛道，宣扬了邪恶思想，玷污了宗教圣洁，亵渎了上帝意志。他们把布封告到了宗教裁判所，要求重判布封。

布封当然不会忘记 100 年前伽利略的遭遇。伽利略当时被判软禁，待在家里可以，但不能迈出那个小院子，更不能到社会上传播思想。布封是好汉不吃眼前亏，装作很顺从的样子，恭恭敬敬地给巴黎大学神学院写了一封信，信中说："我写此书的目的无意反驳《圣经》，只是想揭示一种科学事实，而且我放弃我的著作中所有可能与摩西故事相抵触的看法。"

布封采用"阳奉阴违"的老套手法应付了宗教的干预后，仍然我行我素，在后来的写作和研究中，继续坚持原来的观点，只是写作手法更加隐晦。

《自然史》一书的重要意义不只是它在科学普及方面带来的重大影响，更主要的是它所表达的自然界的进化思想。布封首次给出了自然界演化的图景。他大胆猜测地球经历了七个发展阶段：① 太阳与彗星相撞形成太阳系，炽热的熔岩冷却形成地球；② 地球表面发生造山运动，形成山脉和海床；③ 海洋出现；④ 海水冲蚀地表形成沉积层；⑤ 出现陆地及陆上植物；⑥ 陆上动物出现；⑦ 人类诞生。

《自然史》的魅力就在于，作者在布局情节的时候是以自然界中的一切作为宏大背景的，这也一定是布封写作此书的初衷。布封写作风格儒雅，语言典雅形象，结构布局和谐。他心无旁骛，专心致志于这一件事上，真可称得上是淡泊明志了。我们在阅读该书每一页的时候，都能体会到布封诉说自然的魅力和驾驭文字的能力。

《自然史》是布封一生最重要的著作，全书积布封毕生之心血和思考，在细致、平淡的描述中展现了他的哲学思想，特别是他的唯物论思想。

当 18 世纪的人还以为世界是由神创造出来的时候，布封破天荒地把宇宙和自然的历史归于世界起源本身，为我们提供了一幅自然发生学的蓝图，也让我们在科学和上帝之间找到了一个平衡点和切入点。

《自然史》中对动物的描写尤其值得一提。因为那里面充盈着普遍的科学价值和文学价值。比如说在记录动物时，布封描写了它们的现状和演变历程，即物种是可以进化的，布封还描述了动物的外部形态和内部生理结构。布封在著作中指出，在动物发展历程中，弱者被强者淘汰，物种的存在和变化受环境、气候和食物来源的影响，总有新的物种代替旧的物种，而这种代替或交替总是处在动态的运动中。从《自然史》中，我们已经看到了"物竞天择"的思想。

《自然史》一洗世俗社会的浮华和虚荣，把我们带到了宇宙的某个安静的角落，在世外桃源和寂寞心境之间架起一座桥梁。只有在仔细阅读中，我们才会到达桥的另一边。

为了使自己的作品不显单调和枯燥，布封不断变换笔法，语言表

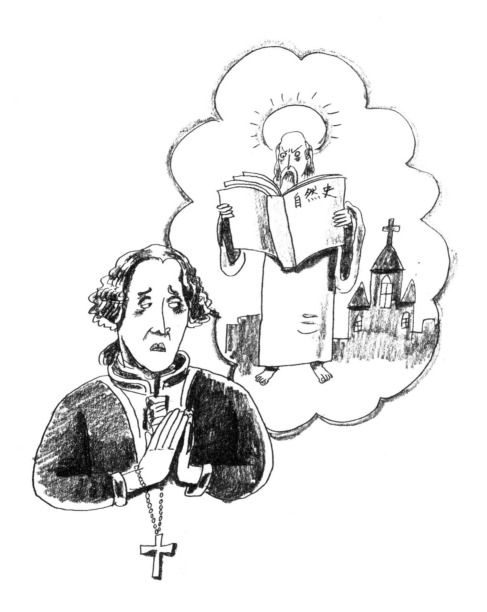

生物学家布封

达带有自己的感情倾向和艺术加工色彩。在他笔下，小松鼠善良可爱，大象温和敦厚，鸟类超脱清丽。

在《自然史》一书中的很多地方，布封都表达了他的社会政治观点和改良主义思想。18世纪是非常重要的启蒙时期，首先受益的大概就是博物学了。在这种情况下，认识自然成为一种时尚，在卢梭①（Jean Jacques Rousseau，1712—1778）的著作中，在许多法国启蒙运动哲学家的著作中，都能捕捉到当时人们心目中所崇尚的东西。

《自然史》影响了18世纪整个法国的博物学和文学，布封有很多崇拜者，在他的影响下，许多博物学家以毕生精力专心致志地研究自然的多样性。

18世纪，自然方面的书籍日益受到欢迎，但是没有哪本书能比得上《自然史》，它的崇高地位不言而喻。

3. 进化思想

布封是进化论的先驱者之一。在《自然史》中，他把遥远的宇宙和身边的世界作为自己的观察对象，试图描述一个完整的发展史。布封在写作的过程中，肯定不相信《圣经》中"创世纪"所说的地球只有6000年历史，而认为比那要长得多，估计是10万年以上，这与地球的真实年龄相比，差距当然非常大，但在当时的学术界，布封的思想极具价值。

布封认为，物种是可变的。生物变异的原因就是环境的变化。而且这些变异都会遗传给它们的后代，称为获得性遗传。布封明显提出进化思想应该是在1749年，对生物有机体的认识越来越多是促使他的观念发生重大变化的根本原因。

作为人类的一分子，布封不可能完全超脱于人类自身的局限，或者说，他在《自然史》中对物种的排列次序完全采取了功利主义的态度，把与人关系亲近和有用的动物放在前面，这显然与自然的进化没

---

① 法国18世纪伟大的启蒙思想家、哲学家和文学家，主要著作有《论人类不平等的起源和基础》《社会契约论》《忏悔录》《论科学与艺术》等。

有关系。

在描述人类时，布封说，人类是最高等生物。他认为，能够思考是人类的突出特点，笛卡儿（Rene Descartes，1596—1650）当初也这么认为。布封指出，只要有足够的时间，造物主就会由一个单调的世界创造出让人惊叹的千姿百态来。

布封曾说："凡是可能存在的东西都存在。"这让我们想起了德国哲学家黑格尔（G. W. F. Hegel，1770—1831）说过的一句话："凡是存在的都是合理的。"这两个人在时空上相距遥远，但在对世界的认识方面却有异曲同工之处。

布封是一个反目的论者，自然不赞成终极原因。道理很简单，既然世界在创造之初就完美无缺，那就用不着再朝更完美的方向努力。但真实的自然界不是这样，一切生命都确实在环境的影响下进化和完善着自身。

布封的物理学知识背景对他的自然观的形成影响深刻，特别是在讨论物种变异方面。布封认为，既然同样的原因会产生相同的结果，那么生活在同一地区的动物必然彼此相似，因为在同一种气候类型下会产生相似的动植物。

物理原因居于首要位置，这使布封相信，其他行星上也可能存在着生命，据说布封还通过计算这些行星的冷却速度来推测过那里的生命是从何时开始的。尽管布封没有刻意提到"进化"这个词，但他的著作中弥漫着进化思想。在地质学方面，他揭示了沉积岩的起源问题。

有两类事实引导布封形成了进化观点，一个是化石材料，化石材料揭示了古代生物和现代生物的明显不同；另一个是生物的退化器官，例如，猪的侧趾虽然已经失去了功能，但内部骨骼仍然完整。因此，他认为有些物种是退化而来的。

布封关于进化思想和观点的局限性与宗教的束缚有关，同时也与当时材料积累和知识储备的不足有关。在布封的心目中，造物主是一个智者，人类和自然万物之所以能平等共存，正是造物主的功劳。当你静下心来，不妨想一想，如果这个世界上只有人类的辉煌而缺少自然的生气，恐怕就不仅仅是单调了。

　　林奈是与布封同时期的博物学家，但林奈的观点与布封差距较大，有时候，在对同一件事情的看法上甚至有些南辕北辙。总体来说，林奈倾向于柏拉图（Plato，公元前427年—前347年）和托马斯·阿奎纳（Thomas Aquinas，1225—1274）的哲学，强调事物发展的不连续性；而布封在思想上更倾向于牛顿和莱布尼兹，他曾经说过这么一句话，"连续性就是一切"。

三、拉马克：寂寞而执着的坚守

　　18世纪中叶，生物学进入了大发展的前夜，彼此对立的观点进一步发展，物种不变论者和物种可变论者在对立中坚守着自己的阵地。

1. 怀疑是进步的开始

　　1744年8月1日，法国索姆省一个没落贵族家庭中诞生了一个孩子，这个孩子叫拉马克（Jean-Baptiste Lamarck，1744—1829），为了使他日后能成为牧师，父母将他送到教会学校读书。成年以后，他没有顺从父母意志加入牧师行列，而是热衷于科学研究，并且在生物进化的道路上向前迈出了一大步，完全背离了宗教教义，成为一个彻底的"离经叛道"者。

　　青年时期，拉马克参过军，22岁时，因患有颈部淋巴腺炎退役，退役后靠抚恤金生活。但那点儿抚恤金根本不够糊口，拉马克就在一家银行找了一份差事。其间，他对科学研究产生了浓厚兴趣，并进入巴黎高等医学院学习。后来结识了法国启蒙运动的思想家卢梭，卢梭推荐他从事生物学研究。

　　1778年，在布封的资助下，拉马克出版了《法兰西植物志》，这部三卷本的著作奠定了拉马克在法国科学界的地位。一年以后，拉马克成为巴黎科学院院士。1794 年，拉马克开始转向无脊椎动物研究。1801 年，拉马克出版了《无脊椎动物的分类系统》，书中把动物分为脊椎动物和无脊椎动物两类，并且首次出现了"生物进化"和"生物学"这样的词汇。

1809 年，拉马克最著名的著作《动物学哲学》出版，书中系统阐述了他的进化论思想。1815—1822 年的 7 年间，他完成了七卷本《无脊椎动物自然史》。在这部著作中，拉马克表现出了非凡的动物分类才能。他将蜘蛛和甲壳类从昆虫中区分出来，整理了林奈提出的"蠕虫"族，在林奈的工作中，"蠕虫"族包含范围极广，他将其中一些看似蠕虫状的生物归入适当的类别。

拉马克的贡献不仅局限在生物分类方面，他进一步提出，在所有生物中存在一个"自然序列"。他说："这个序列还不算完备，因为我们的认识还存在很多断层，而进一步的研究将逐步完善这个序列。"

按照《圣经》中的说法，上帝造物的时间是公元前 4004 年 10 月 12 日上午 9 点，但身边的化石告诉拉马克，古代生物的存在至少有几万年时间了。宗教教义说，上帝创造的物种永远不变。实际上，不同时代的生物虽然有血缘关系，但它们在形态上却明显不同。

怀疑是进步的开始。拉马克相信，今天的生物是由古代的生物进化而来的，它们之间很可能存在一种传承关系。

物种的稳定性看来是一种错觉。为什么人们总觉得它反倒容易被接受呢？因为进化本身就包含缓慢和渐进两方面含义，而人的寿命又很短暂。拉马克曾举了一个非常形象的例子来说明人们头脑中根深蒂固的物种稳定原因，他说：

> 假如有一种寿命只有一年的小虫子连续 25 年观察一座房屋，25 年过去，那座房屋还巍然屹立在那里，而那种虫子却已经经历了二十几代，它们的第二十几代传人看到的房屋和 25 年前老祖先看到的一模一样，它们自然会认为这座房屋永远不会变化。我们在观察物种时也会有这样的感觉。

人类个体中最高寿者也不过百年左右，以这样的时间段要想看到一个物种的进化，根本就不可能。这就是人们总觉得物种是不变的根本原因。

2. 自然界需要循序渐进

自然界不仅是一个完整的序列，它的发展还是一个循序渐进的过程——从简单到复杂、从低级到高级。古希腊时期的思想家就有了这种想法。

化石记录提供的一个重要信息是，外界环境是引起生物变异的根本原因，生物在适应外界环境的过程中，一些经常使用的器官不断进化，而另一些很少使用或基本不使用的器官则越来越退化。拉马克说："生物先天的性状可以遗传，后天获得的性状也可以遗传。"这就是拉马克的"用进废退"和"获得性遗传"假说。

这种假说看起来合理，仅凭我们的感觉就能理解，但有时候，凭感觉就能理解的东西不一定可靠。比如说"获得性遗传"假说，现代遗传学实验证明，生物的获得性状是不能遗传的。拉马克的"获得性遗传"假说也就无法解释很多生物进化现象。

在拉马克那个时代，原始资料的积累非常重要，但更多的东西还停留在猜测甚至臆测的基础上，因为有些属于生物进化的实验根本不可能在实验室里完成。

以长颈鹿的长脖子为例，按照拉马克的说法，据说在远古时代，长颈鹿的脖子并不像现在看到的那么长，而是一种类似于羚羊的原始动物。长颈鹿的脖子之所以这么长，完全是在漫长时期里适应非洲干旱气候的结果。长颈鹿的祖先是一种靠吃树叶为生的动物，在远古时期，它们的种群和数量可能很多，当它们吃光了低处的树叶后，就不得不拼命伸长了脖子去吃高处的树叶，久而久之，脖子自然会变长。这种长脖子就成为长颈鹿的一个标志性状，并一代代地传了下去，这就是我们看到的结果。

在《动物学哲学》中，拉马克详尽阐述了自己的进化思想，他还认识到生物的进化并不是严格的直线发展，而是不断分叉，形成树状谱系。树状谱系描绘了一幅生物界不断进化的美好图景，看起来令人惬意，实际上荆棘丛生。虽然进化思想难能可贵，但不尽如人意处不少。

在进化机制方面，拉马克认为，推动生物进化的力量有两种：一种是生物体内部固有的进化倾向，这就是我们常说的内因；另一种是外部环境施加的影响，这是外因。如果只有内因，进化就会按照一维路径前进。这种情况几乎不可能发生，进化总是充满着很多不确定性。在生命进化的道路上，荆棘丛生可能还不算是最坏的情况。

3. 一生都很寂寞

拉马克的进化思想自有他的独到之处。尽管如此，拉马克没有迎来多少赞誉，倒是嘲笑和攻击之声铺天盖地般向他袭来，当时，几乎所有的学者都不承认或漠视他的学说。有一次，拉马克把《动物学哲学》送给了拿破仑，可是这位自喻为"科学之友"的专制君主竟说该书太过荒唐。

一直到离世前，拉马克都没有迎来多少学术上的知音，也没有迎来令人钦羡的尊荣。1829 年 12 月 18 日，拉马克在贫病交加中去世，享年 85 岁。因为没有钱买墓地，只能葬在贫民公墓中。时间一长，就渐渐被人们遗忘。

拉马克的命运转折点发生在 1909 年，当时，进化论思想已经深入人心，全世界都在纪念达尔文的《物种起源》出版 50 周年，在这个美好的日子里，法国政府突然想起了拉马克，于是四处搜集有关拉马克的进化思想，又到处打听拉马克的墓地在哪儿。

这时，距离拉马克去世已经过了 80 年。80 年的风风雨雨可以让很多东西灰飞烟灭，更何况是一个曾经提出自己的学说来否定《圣经》中的说法、不受欢迎和生活近于赤贫的学者。

寻找未果，法国政府就在拉马克生前工作过的巴黎植物园为他建立了一尊铜像，也算是对这个进化思想提出者的纪念。但法国人民，甚至全世界人民心里清楚，拉马克是 18 世纪最后一位伟大的生物学家，是进化论的伟大先驱。

达尔文在《物种起源》中就赞扬过拉马克，说他是第一个在物种起源问题上得出结论的人，达尔文深情地说："他的杰出贡献在于，他最先认识到，有机界的变化就像无机界的变化一样，都是自然规律作用的结果，而不是神的干预造成的。"

四、居维叶的思想及其影响

拉马克建立的"用进废退"和"获得性遗传"的进化理论是法国进化思想发展的高峰。但这种理论在他在世时备受冷落，因为他找不到更多事实来证明自己的学说，比这更要命的是，他还碰到了一个强大的对手，那就是主张"灾变论"（也叫作"突变论"）的居维叶。

1. 传说中他是个神童

居维叶是法国著名的古生物学家，是比较解剖学和古生物学的奠基人。1769 年，居维叶生于蒙贝利亚尔，传说中他是一个神童，4 岁即能诵读，而且特别喜欢布封的《自然史》。我们知道，布封的《自然史》是个大部头著作，鲜有孩子在那么小的年纪就开始阅读《自然史》。

14 岁时，居维叶考上了位于德国斯图加特的卡罗林大学，是个标准的少年大学生。大学毕业后，居维叶当过家庭教师，在巴黎植物园、法兰西巴黎博物馆、国立自然博物馆工作过，以后又历任中央大学教授、法兰西学院教授、教育委员会主席、巴黎大学校长、内务部副大臣、参议院内政部主席等职。这一系列学术生涯和宦海经历充分说明，居维叶即使不是神童，其人生也绝对称得上非同凡响。

19 岁时，居维叶给法国诺曼底一个贵族当家庭教师，那一段时间，他利用靠近大海的有利条件，精心观察和解剖了大量海生动物，特别是软体动物和鱼类。其精确细致的研究成果引起了当时学术界的重视。

那一段工作经历为他后来的研究奠定了很好的基础。

居维叶记忆力惊人，对科学有执着的热情，又受到过正规教育和严格训练，这一切都为他取得突出的成绩奠定了基础。

2. 为比较解剖学和古生物学奠定基础

对物种之间比较解剖学的研究，是居维叶最为出色的工作。他创造了比较解剖学中的动物肢体的系统性原则和类比性原则。根据系统性原则，一个动物的各个器官之间有密切的相互关系，由一个部分可以推断出另一个部分；根据类比性原则，相似动物各器官的结构和功能有类似之处，参照已知动物，可以推测未知动物的器官和功能。

1795 年，居维叶被任命为法国国家自然博物馆比较解剖学教授，任职期间，他的研究奠定了比较解剖学和古生物学的基础。居维叶在比较解剖学上的卓越贡献，使他在古生物学领域占有重要一席。

根据比较解剖学，居维叶提出了一套动物界的分类系统，他将所有动物分成四个门，即脊椎动物门、软体动物门、节肢动物门和辐射动物门。居维叶的分类依据是动物身体的内部结构，这比仅从外部特征进行分类更加合理，也更能表示出动物之间的亲缘关系。

居维叶所做的工作就是将别人及自己搜集的化石进行复原，结果发现了许多今天已经绝迹的植物和动物化石。在此基础上，他辨认出了 150 多种哺乳动物的化石。他发现，虽然古代生物与现存生物并不完全类似，但依然可以按他的四门分类系统进行分类。通过辨认大量化石，居维叶意识到对其进行分类的必要性。正是居维叶开创了化石分类工作的先河。

3. 很有价值的灾变思想

居维叶发现，在不同地层中分布着不同的动植物化石。而且地层越古老，化石越简单，与现代生物的差别也越大；地层越年轻，化石越复杂，与现代生物的差别也越小。

这实际上意味着居维叶发现了古生物形态与出土地层的关系，揭示了已绝迹的生物在时间上的分布规律。这本来很容易与生物进化搭上界，但由于在生物演化的链条上有许多中断环节，缺乏一些关键性的证据，结果导致灾变思想的出笼。

按照居维叶的说法，生物的历史是间断的，物种不是连续进化来的，常常是一个物种灭绝后，一批完全不同的物种就会出现。所以，在不同的地层中，化石的种类才会不同。居维叶把生物灭绝的原因归为灾变的结果。

在居维叶看来，所谓灾变就是由于环境的灾难性变化带来的生物种类的实质性不同。仔细想想也不无道理，环境作用很有可能就是生物进化的重要因素之一。

实际上，古代社会就有灾变思想，在地球漫长的历史进程中，灾变绝不会只有那么几次。更遥远的时候不必去说，仅仅是人类记忆中的灾难就有过多次，很多民族的古老神话或传说中就记载了各种灾难事件。

《自然史》的作者布封认为，地球是彗星与太阳相撞的碎片，进而提出了天文学上的灾变论。根据布封的观测和想象，在宇宙这样的大尺度上，灾变有可能是主导一切变化的主要力量。如果没有这种力量，宇宙将会陷入温和的沉寂状态。

瑞士生物学家波涅特（Charles Bonnet，1720—1793）认为，世界上不断地发生周期性大灾难。在回顾了摩西大洪水后，波涅特进一步预言说："下一次灾变后，石头将有生命，植物将会走动，动物也充满理性，在猴子和大象中将会产生莱布尼兹和牛顿，而人类那时候就变成了天使。"这已经不是信马由缰，而是漫无边际，甚至是异想天开了，这种想法虽然富有诗意，却缺乏立足的根基。

根据灾变论的观点，地球上的很多变化都是突然、迅速和灾难性的。居维叶认为，在整个地质发展的过程中，地球经常发生各种突如其来的灾难性变化，有些灾难涉及很大区域，具有很大规模。例如，海洋干涸成陆地，陆地隆起为山脉，相反的过程也可能发生。更不必说火山爆发、洪水泛滥、气候急剧变化等。

在灾变论者看来，每当洪水泛滥时，大地的景象就会发生改观，许多生物也遭到灭顶之灾。灾难过后，几乎所有生物都会灭绝，这些灭绝的生物就沉积在相应的地层中，后来变成化石而被保存下来。而造物主的任务就是重新创造出新的物种，使地球重新恢复生机。

在提出灾变论思想时，居维叶的主要证据是，在大陆的地壳中普遍发现了甲壳化石，说明地球上曾经发生过沧桑巨变，当海洋变成陆地时，就会造成大量海生甲壳动物死亡。居维叶说："当我们登上高山时，灾变的痕迹更加明显，在那里发现了与较低地方不同种类的甲壳化石。含有这些化石的地层一般都发生倾斜、直立，甚至倒转。只有地球表面发生天翻地覆的巨变时才会出现这种现象。"

居维叶发现，岩层与岩层之间有巨大的间断，形成角度明显的错位，不仅一定的地层含有一定的物种，而且一定的物种总是伴随着地层的间断而突然消失或出现，这种间断在时间上不是一次而是许多次，在空间上不是一个点而是一个区域。这些都是居维叶提出灾变论的重要支撑。

居维叶对生物学的一个重大贡献是提出了"器官相关法则"。他认为，动物的身体是一个统一的整体，身体各部分结构都有相应的联系。反刍动物既有磨碎粗糙植物纤维的牙齿，又有相应的嚼肌、上下颌骨和关节，以及相应的消化道。肉食性动物则具有与捕捉猎物相应的各种运动器官、消化方面的构造和机能。

居维叶既研究现生的动物种类，也研究已知灭绝种类的化石遗骸。他运用器官相关的原则和方法，根据仅存的骨骼化石对动物进行整体复原。这些开创性工作，使他成为比较解剖学和古生物学的创始人。

居维叶首先指出非洲象与亚洲象是两个不同的物种，猛犸象（也叫作长毛象）是一种更接近于亚洲象的灭绝动物，他证明了在北美发现的"猛犸"化石是另一个绝灭的新属，即乳齿象。

尽管居维叶反对生物进化论，但他正确地提出了物种自然灭绝的概念，并论证了现存种类与灭绝种类之间在形态和血缘上的相互联系，这一工作在客观上又为生物进化论提供了科学证据。

居维叶认为，最古老的地层中没有化石，后来出现了植物与海洋无脊椎动物的化石，然后又出现了脊椎动物的化石，而现代类型的哺乳类与人类的化石出现在最近的地质岩层中。他的这些论点与近代古生物学和进化论的结论基本一致。

　　但居维叶终究不是进化论者，他根据各地质时代与生物各发展阶段之间的"间断"现象，提出了"灾变论"。他认为，是自然界的全球性巨大变化（即大突变）造成生物类群的大灭绝，而残存的部分经过发展与传播又形成了以后各个阶段的生物类群。

　　客观地说，居维叶基于大量古生物学研究得出生物种群曾经遭到大灭绝的"灾变论"基本正确。他的这一科学假设也基本上与地质学和古生物学的结论相一致。

4. 站在灾变与创世之间

　　居维叶基本上是物种不变论者。他认为，物种是稳定的，现存的物种不可能从已经灭绝的物种变化而来，例如现存的哺乳动物就不可能是四足动物化石的变种。即使通过大量不显著变异的积累也不可能形成新种，因为没有找到逐渐变化的痕迹和中间类型。

　　据说，拿破仑远征埃及后带回了一些木乃伊，请居维叶来进行鉴定，居维叶仔仔细细地研究后说，几千年前的木乃伊和现代人也没有什么不同。他进一步发挥说："过去的物种和现在的物种一样，是永恒不变的。"

　　居维叶指出，尽管历史上有过多次大灾难，但这些大灾难没有给物种的变化留下足够长的时间，也就是说，物种变化所需要的时间远远超过两次灾变之间的间歇时间。居维叶也承认有机体会发生表面的变化，但这种变化不可能导致物种的变化。居维叶说，生物有抵抗外来影响的天性，所以生物体的变化被严格地控制在物种的界限以内。

　　居维叶在研究巴黎盆地的白垩纪和新生代地层时，发现不同的堆积层有不同种类的化石和层理类型，地层沉积构造也不同。在1811年和1812年出版的两本关于化石的著作中，居维叶这样写道："那些动物的死去和冰河对那个地区的侵袭，是瞬时发生的事。这种变化是突然的和激烈的。"他进一步指出，由于某些未知原因而发生的突然事件使那些生物死亡，在下一个阶段，新的生物又会被创造出来。

　　在一个人的生命过程中，根本看不到岩石记录中的那些变化，因此，他们很难判断渐进变化到底是怎么回事。这也是灾变论拥有广阔市场和众多信徒的原因。毕竟过去发生的事情与今天是完全不同的。

居维叶关于地球变化的新思想开创了地质学的英雄时代，这一思想也影响了构造地质学。这也是法国的地质学在欧洲一度处于领先地位的重要原因。而在英国，威廉·史密斯（William Smith，1769—1839）在绘制英格兰和威尔士的地质图时却从未想过生物灭绝和进化问题，在德国，维尔纳（Abraham Gottlob Werner，1749—1817）则还抱着老掉了牙的水成论不放。

居维叶说，地球上已经发生过 4 次灾害性的变化。最近的一次就是距今 5000 多年前的摩西大洪水。那次洪水使地球上的生物几乎绝迹，但是上帝又重新创造出了诸多物种。居维叶的灾变论思想集中体现在他的著作《地球表面灾变论》中，他在书中对自己的观点进行了详尽表述和论证。

5. 争论不休

居维叶的学生、地质学家理查德·欧文（Richard Owen，1804—1892）对灾变论的盛行发挥了推波助澜的作用，灾变论思想在法国学术界一度取得了统治地位。

尽管如此，居维叶的理论还是受到了一些生物学家的批评，一些批评言辞非常激烈，这其中就包括主张进化学说的拉马克和圣提雷尔（E. Saint-Hilaire，1772—1844）。圣提雷尔是法国动物解剖学家和胚胎学家，也是现代进化论的先驱者之一，曾任法国国家自然博物馆脊椎动物学教授，主要著作有《解剖学的哲学》。实际上，这三人在法国国家自然博物馆工作时还是很好的朋友。

据历史记载，从 1830 年开始，圣提雷尔就和居维叶发生了激烈辩论。辩论是在法国科学院的会议上爆发的，双方的辩论共持续了 6 周时间，而且一天比一天激烈，如此激烈的辩论在科学史上实属少见。那时候，圣提雷尔的坚定支持者拉马克刚刚去世。

当时的报纸和一些宣传机构对这场马拉松辩论进行了跟踪报道，辩论引起了法国人民甚至是全欧洲人民的关注，最后结果当然是能言善辩又有权势的居维叶获得了胜利。

在辩论会上，居维叶淋漓尽致地展示了他的学术观点，坚定地反对拉马克和圣提雷尔的理论，执意坚持灾变论。

实际上，早在1800年，拉马克就对生物形态演变问题提出了自己的观点，拉马克说，生物发生改变是由两种因素引起的，一是生物内部的生命力，二是特殊的环境影响。换句话说，动物形态的改变是由其内因和外部环境共同决定的。

拉马克用"获得性遗传"这一概念解释了自己的论点。拉马克指出，动物因为环境的改变而形成了新习惯，新习惯的形成使动物的结构发生了改变，以后这种改变又传给了后代，经过很多代以后，才能看到这种变化。在拉马克提出这个观点之前，生物学界一直认为生物是不可能变化的，生出来是什么样子，就一直是什么样子。

而居维叶指出，按照拉马克的理论，各种类型的动物之间应该有些过渡类型，才能说明生物逐渐变化的过程。但在当时，古生物化石的研究还很零散，拿不出多少证据来证实拉马克的观点。争论的最后结果是，拉马克的思想由于缺乏化石证据的支撑而受到冷落，居维叶的物种不变理论继续统治着生物学界。

然而，就在灾变论在法国生物学界取得胜利的时候，英国著名的地质学家赖尔提出了渐变论（也叫均变论），反对灾变论，并在英国渐成气候。

后来，当赖尔的渐变论越来越处于优势地位时，居维叶的灾变论就被人们视为神秘主义和唯心主义的东西。但均变论与灾变论的论战并未结束。

又过了100多年，1963年，德国古生物学家辛特沃夫在文章中提出了一种"新突变论"。辛特沃夫特别强调了灾变的宇宙原因。他认为，地质期间的生物多次大规模的灭绝是确证无误的事实，有机群落的接替并非是一个连续过程。辛特沃夫假设，对地球生物造成致命结果的是高能宇宙辐射，如超新星爆炸、超紫外辐射等。因为缺乏事实支撑，很难说这是一个科学假设。撞击坑和铱异常的发现在一定程度上支持了辛特沃夫的"宇宙原因假设"，后来逐渐发展为地外物体撞击说，从而成为居维叶灾变论的同盟者。

新突变论为地质学研究引入了新思路，无机界的演化与有机界的演化可能不同步，却有着千丝万缕的联系。如果从地球自身去寻找生物灭绝的原因，势必把生物群的变化归因于地壳运动及其造成的环境变化。事实上，岩石圈运动是以块体间的离散、碰撞和拼合为主的，地质构造旋回由此划分。

生物的进化，新的更高等物种类型的出现，很可能是地外物体撞击地球引起的大气圈、水圈、生物圈等变化的综合结果。因为地外物体的撞击快速而短暂，这必然会导致旧物种的灭绝和新物种的出现以一种突变和爆发式的形式展现出来。

事实上，很多古生物学家和地质学家相信，渐变和灾变既是地质运动的变化方式，也是生物进化的一种方式。在地球环境相对温和的情况下，生物进化可能会以渐变为主，而当环境酷烈时突变就不可避免。两种观点的融合应该是最好的选择。

6. 居维叶的人生传奇

居维叶留下的不朽遗产主要是那些堪称经典的比较解剖学、古生物学、动物分类学和科学组织等方面的著作。他的主要著作包括《比较解剖学讲义》（1801—1805 年）、《四足动物化石骨骼的研究》（1812年）、《按结构分类的动物界》（1817 年）和《地球表面灾变论》（1825年）等。居维叶著述之多，收集材料之广泛，为世人所罕见。

居维叶的一生正处在法国社会风起云涌的关键时期。那时候，在短短的时间内，法国社会经历了一个史诗式的转变：王朝复辟、君主立宪、法国大革命和共和制先后出现在政治舞台上。过往的封建、贵族和宗教特权不断受到自由主义政治组织及街头抗议民众的冲击，旧的观念逐渐被全新的天赋人权、三权分立等民主思想所取代。当然，法国资产阶级启蒙思想家也知道，他们所确立的资本主义制度并非是一首理想化的抒情诗歌。

客观地说，居维叶是一位杰出的比较解剖学家和古生物学家，能言善辩又使他成为一位社会活动家和优秀的组织者。拿破仑时期，居维叶出任教育部长，波旁王朝时期，他出任内务部长，受重视的程度不减当年。居维叶是 19 世纪初法国政坛炙手可热的权势人物，这种情况下，不同的学术观点就只能蛰伏着。当时的学术界就送给了他一个雅号，把他叫作"生物学界的独裁者"。

居维叶一生的大部分时间同时身兼科学家、社会活动家、政治家等多种名号。这样一位灾变论思想家在政治上可能会偏于激进。他多次出任政府的大臣、部长等职位，按理说，这些工作很能消耗一个人的时间和精力，但他同时在科学上取得了巨大成就。这确实非常惊人，又特别难能可贵。

居维叶的影响遍及西方世界，当时的人们就称他是"亚里士多德再世"。

五、关于进化思想的思考

古希腊哲学家阿那克西曼德（Anaximander，约公元前 610—前 545）曾经说："人由鱼变成，然后从水中来到陆地。"阿那克西曼德的这一说法有些像童话。当然，今天的人们已经不再对此信以为真。不过，从另一个角度看，阿那克西曼德不愧为哲学家，他的这一看似荒诞离奇的说法背后却隐含着生物进化的真正思想。

2000 多年前，世界各地的人们都在思考自身的由来，以及大千世界千姿百态生物的由来。思考无果，他们就把这一切归功于上帝的创造。

于是就有了创世说，基督教《圣经》的第一篇《创世纪》中就记录了这一事件。创造世界的那几天，上帝不辞辛劳、尽心尽力地用嘴、用手或者是用心造就了一切，然后才开始休息。

在 18 世纪之前，神学思想、宗教自然观以及形而上学的世界观，甚至还包括天真幼稚的神话，对人们的思想都有一定禁锢和束缚，他们普遍认为物种是不变的。

基督教《圣经》中的特创论就意味着物种不变，在 18 世纪中叶以前，这一观念一直占据统治地位。就连著名的生物学家林奈也曾对此深信不疑。1735 年，林奈在他的著作《自然系统》中写道，自然界中不存在新种，生物物种的每个个体与它们的前辈总是一样，林奈把这些祖先的不变性都归于上帝。

按照林奈的说法，世界上千变万化的生物其实都是上帝的有意创造和安排。上帝创造的物种永恒不变，隐花植物永远是隐花植物，显花植物永远是显花植物，猴子永远是猴子，鱼永远是鱼，人也永远是人。它们之间没有任何联系，更不要说动物和植物之间、生物界和非生物界之间了。

认为物种不变也不是林奈一个人的想法，这是当时几乎所有人的共识，难怪物种不变论在人们头脑中如此根深蒂固。著名物理学家牛顿就把一切都归功于上帝的"第一推动"，牛顿所研究的物理学上到遥不可及的宇宙，下到肉眼所见的身边世界，当然也包括生命系统。

到了晚年，林奈才对"物种不变"的思想有所警觉，他毕竟跟生物和自然打了一辈子交道，感觉和经验相当丰富。1768 年，林奈在《自然系统》的第 12 版中，悄悄删去了有关"物种不变"的提法，但没能往前再走一步。

总有人会冲破禁区。1748 年，一个叫马耶的法国外交官和旅行家写了一本书，他在书中把宇宙进化和生物起源联系起来，试图建立一个无所不包的理论体系。马耶认为，海洋是生命起源的最初地方，后来，随着古大陆的出现和海洋面积的缩小，陆地生命才逐渐产生和发展起来。

再后来，一个叫莫泊丢（Pierre Maupertuis，1698—1759）的法国数学家认为，高等生物是由类似蠕虫一样的低等生物发展起来的，每一个物种的精液中都含有许多适合形成该物种更多新个体的"小颗粒"。马耶和莫泊丢的提法虽然笼统，但对后来进化思想的形成具有重要的启发作用。

第七章

达尔文：孕育生物进化树

在人类历史上，第一次重大科学突破是日心说的出现，哥白尼在《天体运行论》中的这一假说推翻了托勒密的地心说，从而否定了过去依附于宗教的权威理论，动摇了人类位于宇宙中心的崇高情结和天真想法。

进化论是第二次重大科学突破，这次突破以达尔文的《物种起源》的出版为标志。进化论把人类放在与普通生物同样的层面，这意味着地球上的所有生物都与人类有着或远或近的亲缘关系。

一、大学岁月

查尔斯·罗伯特·达尔文（Charles Robert Darwin，1809—1882）出生在一个体面和生活优裕的家庭，他的祖父和父亲都是当时有名的医生，他们深知医生这一职业意味着什么，自然希望达尔文将来也能学医。这也是达尔文 16 岁就去爱丁堡大学学医的原因。但真正接触了医学后，达尔文才知道医学不是自己的最爱。他对所学功课不感兴趣，常常课堂上心不在焉，学习成绩也很一般。只要不上课，他就和一些所谓的志同道合者满世界转，甚至还一个人到荒无人烟的地方，回来时手上拿着采集的动植物标本。而这些东西跟医学没有一点儿关系。

给人的感觉是，达尔文有些"游手好闲"和"不务正业"，父亲忧虑在心、痛彻在骨，也不跟达尔文商量，就决定让他学神学。于是，1828 年，达尔文进入剑桥大学的神学院学习神学。

从世俗的角度看，学习医学和神学后都能从事一个体面的职业。但达尔文常在庄严的神学课上打瞌睡。在内心深处，达尔文并不十分在意《圣经》中的那些故事，对于烦琐的宗教信条，他甚至还有些厌烦。神学观念的灌输并没有阻挡住进化论思想在他头脑中的萌芽。

在后来的自传中，达尔文这样写道："学校对于我的教育来说，是一个空洞的场所。"这虽然有夸大其词的成分在里面，但也可能是达尔文当时心境和心理的一种表现。

其实，在达尔文的心里，还藏着另外一个世界，那就是广阔无边的自然界。他一边学习神学，一边跟着生物学教授亨斯罗（John Stevens Henslow，1796—1861）学习植物学和动物学知识，跟着地质学教授赖尔学习地质学，经常听地质学家塞奇威克（Adam Sedgwick，1785—1873）的课，还参加了许多植物与地质考察队的学术探险。1831年暑期，塞奇威克带达尔文到北威尔士地区进行过一次地质考察，在那次考察中，达尔文收集了很多岩石标本。

二、航 海 考 察

1831年，达尔文从剑桥大学毕业。本来可以去做牧师，但他还是放弃了这一衣食无忧的职业，而投身于自己热衷的自然科学研究。他不是科班出身，做研究要跨越的门槛肯定比别人要高。自身的热爱很重要，机遇也很重要。

1831年12月，英国政府组织了"贝格尔号"军舰的环球科学考察，主要是测绘南美东西两岸和附近岛屿的水文地图，以及完成世界各地的时间测定工作。

"贝格尔号"军舰即将启程之际，还没有物色到一位合适的博物学家，对这个人的基本要求是，他既要懂地质学，又要懂生物学。能满足这两个条件的人容易找，但人家不愿意去也没有办法，舰长为此很着急。

这时候，有人想起了达尔文，说他虽然先后学习医学和神学，但对大自然充满了好奇和热爱，还旁听过剑桥大学的生物学和地质学课程，参加过剑桥大学组织的一些地质考察活动。

在剑桥大学植物学家亨斯罗的推荐下，青年达尔文来到了"贝格尔号"军舰上，充当"博物学家"的角色。据说舰长开始有些不太同意，但一时找不上合适的人，发现达尔文对此行充满了渴望，又听说达尔文愿意自掏腰包搭船出行，才勉强同意。这就有了后来五年漫长和艰苦的环球考察活动。

在乘坐"贝格尔号"舰出发前，亨斯罗建议达尔文仔细阅读《地质学原理》，该书是地质学家赖尔的重要著作。赖尔主张地质渐变论，《地质学原理》是经典地质理论的代表性作品。亨斯罗对达尔文说："你这次旅行必须将赖尔的这本著作带在身边，随时翻阅它，该书非常有趣，因为书中所记载的事实对你非常有用。但是作者的观点可不能相信啊！"

亨斯罗和赖尔都是达尔文非常钦佩的前辈，达尔文以前也读过《地质学原理》，知道赖尔对地质变化的看法。赖尔认为，地层在发生着缓慢变化，而地表环境的变化也使地球生物逐渐发生变化。

赖尔的《地质学原理》是达尔文当时随身携带的两本书之一，另一本就是《圣经》。当时的情况是，地质变化的"灾变论"占统治地位，赖尔是均变论的倡导者，而亨斯罗却相信"灾变论"。

1831 年 12 月 27 日，"贝格尔号"军舰从英国普利茅斯港起航南下非洲，从非洲西海岸途经佛得角群岛，西渡南大西洋到达巴西，从巴西南下，绕过麦哲伦海峡到达南美洲西海岸的利马和加拉帕戈斯群岛，从加拉帕戈斯群岛横渡太平洋到塔希提岛、新西兰和澳大利亚大陆，再从澳大利亚穿越南太平洋和印度洋到毛里求斯，再经过好望角北上回到英国。

1836 年 10 月，"贝格尔号"军舰回到普利茅斯港，这次环球航行长达近五年时间。这五年时间也是达尔文在科学上做出杰出贡献的关键时期。

每到一地，达尔文都要进行考察研究，采访当地居民。在当地向导的帮助下，他跋山涉水，采集矿物和动植物标本，挖掘生物化石，发现了许多没有记载的新物种。他白天收集岩石标本、动物化石和植物标本，晚上进行分门别类的整理和记录。

1832 年 1 月，"贝格尔号"停泊在大西洋佛得角群岛的圣地亚哥岛。水兵们难得有一个休息的时间，其他人都去考察水文情况，达尔文和他的助手背起背包，拿着地质锤，爬到山上去收集岩石标本，一些岩石标本上面有动植物存在过的痕迹。

在考察过程中，达尔文一直在思考一个问题：自然界的奇花异草，树木万物，包括人类自己是怎么产生的？自然界为什么会千变万化？

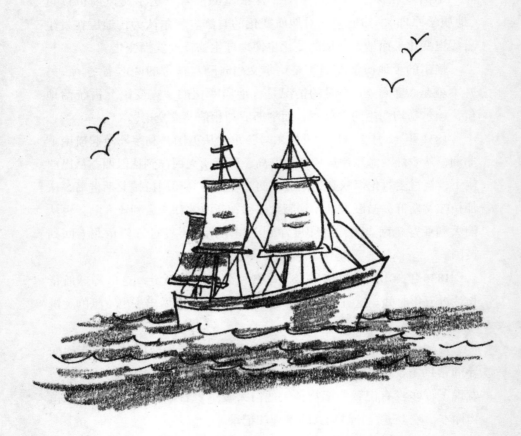

达尔文航海考察

物种为什么会多种多样？它们彼此间到底有什么联系？随着各种标本积累得越多，这些问题在脑海里也越来越深刻，他对神创论和物种不变论也产生了更多的怀疑。

在大海里长期航行是很折磨人的一件事，水手们无聊烦闷，有时候连着好多天没有事情做，达尔文就靠阅读打发时间，他开始阅读赖尔的《地质学原理》。经过一段时间的阅读和实地考察，他越来越认同赖尔的地质渐变思想，赖尔在地质学研究中提出的比较历史方法也给他的研究以深刻的启发。

那时候的达尔文还摇摆在两种理论之间，这从他跟"贝格尔号"舰上士兵的一次对话中可以看出。旅途开始不久，一个士兵问达尔文："地球上的生物是怎么来的？"达尔文随口答道："生物都是根据上帝的计划创造出来的。"

但是，不长时间后，他的思想倾向就有了明显改观。在佛得角群岛的圣地亚哥岛，达尔文发现，地层越深，生物化石的结构越简单；地层越浅，生物化石的结构越复杂。这是一个不容置疑的事实，生物演变就记录在地层狭缝间的化石中。

站在古老的地层上，达尔文深感《地质学原理》的重要。达尔文在那天的日记中写道："在圣地亚哥岛的这次调查使我相信，赖尔的观点远远胜过了我所知道的其他任何著作中提倡的观点。"

大自然提供的证据弥足珍贵，它需要你不停地搜集，并仔仔细细地加以观察和分析。这肯定是进化论思想萌芽的重要因素。当事实摆在那里，当科学的解释越来越深入人心时，那些宗教解释和植入在传统观念深处的说辞就会不攻自破。

在南美洲东海岸，达尔文发现，物种有规律地随地域分布着，在邻近地域一般分布着有亲缘关系的物种，随着距离的增大，才有可能出现物种的交替，由此带来的差异随距离的增加而更加明显。

1832 年 2 月底，"贝格尔号"到达巴西的西海岸，达尔文上岸考察，在向导的帮助下攀登了南美洲的安第斯山。当他们到达海拔 4000 多米的高山上时，发现了一些贝壳化石。这真是一个意外的发现，在这么高的山顶上怎么会有贝壳化石？"海底的贝壳竟然跑到了高山上！"谁也不会相信有这么荒诞的事情发生。达尔文也非常吃惊，一下子转不过弯来。但这毕竟是一种真实的存在。经过反复思索，达尔文终于明白了地壳升降的道理。他异常激动，对着舰船上的人比画着说："这条高大的山脉地带，在亿万年前却是一片汪洋大海。"

站在安第斯山的最高峰，达尔文抑制不住内心的激动，忽然觉得心胸开阔了许多。但是山脉两边植物的种类并不相同。即使是同一种类，样子也不一样。它们为什么会有明显的差别呢？慢慢地，达尔文有了自己的猜想："物种不是一成不变的，它们会随着客观条件的不同而发生变异。"

在南美洲的地层中，达尔文发现了一种古代巨大的哺乳动物和现在体形较小的犰狳非常相似。而且，南美大陆一些近似的动物物种由北至南呈现依次代替的特征。

在加拉帕戈斯群岛，达尔文发现大多数生物具有南美生物的形状，但每个岛屿上的物种彼此之间又有轻微的差异。达尔文对这一差异的解释是，物种在适应环境的过程中是逐渐变异的。这些发现是达尔文在环球航行和科学考察中的重要收获，对达尔文进化思想的形成影响也最大。

达尔文的收获确实不小，特别是在加拉帕戈斯群岛，这从他当时的考察日记中就可以看出，他在日记中是这样写的：

> 加拉帕戈斯群岛四周都是新的鸟类、新的爬行类、新的软体动物、新的昆虫、新的植物……为什么这些岛屿上的土著生物，无论在种类或者在数目上都和大陆的生物有不同的比例关系，并且互相以不同的方式起作用呢？为什么它们要按照美洲的生物组织形式被创造出来呢？

达尔文进一步说：

> 在地质史的近代时期，这里还是一片空虚无物的浩瀚海洋。因此，无论是从空间还是从时间上来看，我们对所见的一切都会感到迷茫。关于地球上新生物第一次如何出现的问题都是一个秘密。

达尔文曾对朋友说，他的全部思想都起源于加拉帕戈斯群岛。虽然这不免有夸张的成分，但加拉帕戈斯群岛肯定是达尔文生命中的一个重要驿站。

自然界物种的多种多样和连续变化给达尔文留下了深刻印象，这么复杂的世界绝不是上帝凭借自己的意志在那么短时间内就能够创造出来的。在丰富多彩的世界背后一定隐藏着许多不为人知的原因。赖尔的地质渐变思想和他所接触到的大量事实正在使达尔文的思想发生变化，一种理论正在孕育之中，这种理论就是"进化论"，即生物是逐渐进化而来的。

赖尔的《地质学原理》对达尔文进化思想的形成也起了重要作用。赖尔在书中论证了地层变化与生物遗骸，即化石之间的密切关系，赖尔说："地层年代越久远，化石的生物原形与现代生物的差异就越大。地层年代越新，化石的生物原形与现代生物的差异就越小。亦即地层的历史反映了生物进化的历史。"赖尔的这些论述正好与达尔文的所见、所思、所想吻合。达尔文接受并发展了赖尔地质渐变的思想，并将这一思想从地质学扩展到生物学中——地球上的动植物物种总在发生着变化，变化中的动植物总会发生变异。

三、《物种起源》的写作和出版

历时五年的环球航行考察中，达尔文积累了大量资料。回国之后，他一边整理这些资料，一边深入实践，继续野外考察，同时，也从各种书籍中为他的生物进化理论寻找根据。几个月后，他开始埋头整理环球航行科学考察报告，在规划了《物种起源》的写作大纲后，开始了漫长的写作历程。

环球航行归来后，达尔文与他舅舅的女儿也是他的表姐埃玛（Emma）结婚，埃玛是达尔文非常得力的贤内助，经常帮他整理和抄写论文。同时，达尔文的父亲和舅舅又给了这对新人一笔可观的资助，使他们没有了后顾之忧，可以潜心研究和写作。婚后，达尔文夫妻二人住在伦敦附近一个叫唐村的地方，那是一个安静的小村落，非常适合达尔文沉思冥想、整理资料和写作。

1. 来自马尔萨斯的启示

有一天，达尔文写作了很长时间，觉得有些累，就在书房里翻阅一些书籍，当他偶然翻到托马斯·罗伯特·马尔萨斯（Thomas Robert Malthus，1766—1834）的《人口论》时，便开始读了起来，马尔萨斯在书中虽然讲的是人口问题及其自然规律，但在本质上，这也是一本关于自然界某一个链环上的生命界发生的事情，只不过是一个非常特殊和敏感的链环。

马尔萨斯写到，任何动物的繁殖速度都大于它们食物的增长速度，这样就会有一些动物在生存竞争中死亡，从而使动物和它们的食物达到新的平衡。

马尔萨斯由此加以推广：如果不加阻止的话，人口将以几何级数增加，即以1、2、4、8、16、32……这样的方式增加，而粮食只能以算术级数增加，即以1、2、3、4、5、6……这样的方式增加。其结果很清楚，两种增加比例的严重失衡必然导致人口过剩，再往下想，就是任何社会都会面临的一个残酷现实：饥饿、疾病、瘟疫、战争和非正常死亡。

这虽然是人类最不愿意看到的，但又是解决人口过剩、平衡社会发展的最有效途径。当然，在这里介绍相关内容时，笔者是站在纯自然的立场上，基本上没有考虑人的社会性和人类社会的伦理道德范畴，以及人类社会的政治结构选择和制度框架设计。如果考虑到这一层内容，问题就会深刻复杂得多。这也不是本书继续深入探讨的问题，有兴趣的读者不妨思考一番。

马尔萨斯关于人口此消彼长的路线图看起来有些赤裸裸，但却是一个真实的历史画面。人类不应该刻意回避，而应该采取理性直面的态度，这也是《人口论》给达尔文留下的深刻印象。

马尔萨斯的观点给了达尔文很大启示，在自然界，生存斗争比比皆是。每一个生物都在为生存而斗争，有胜利者的辉煌，更有失败者的痛苦和落魄，甚至是绝望。

2. 在生存竞争中，变异很重要

达尔文坚信，在生存斗争中，不利的变异最终会被淘汰，而那些被保留下来的都是已经适应了环境的有利变异。

达尔文将人类为争夺食物而发生的灾难性竞争的观点作为自然界生物进化的主要推动力。有一天，达尔文对他的朋友、植物学家约瑟夫·道尔顿·胡克说："生物也一定存在类似的生存竞争，而且由于它们的繁衍生息更加迅速，这种生存竞争就更加激烈和残酷。"

生物界的繁殖力的确惊人，也存在着更多的变种。但只有那些适应了生存斗争的变种才能存活下来并绵延下去，那些不适应或适应能力差的变种最终会被淘汰出局。这就是自然选择。试想，一个狼群在追逐猎物的过程中，最先被吃掉的猎物就是那些身体弱小、跑得不够快的个体，其结果就使剩下的种群更加健壮。

达尔文想起了北大西洋马德拉岛上的昆虫，大部分昆虫都因为翅膀退化而不再能飞了，但同时又有少数昆虫的翅膀特别发达。达尔文当初还觉得这种事情非常奇怪，现在忽然茅塞顿开。原来，马德拉岛上经常刮大风，那些会飞的昆虫绝大多数都被大风刮到了海里而丧命，只有少数翅膀特别发达的或不会飞的昆虫才有可能一代代地繁衍生息下来。

物种起源和生物进化一直是达尔文牵挂于心、萦绕于怀的问题。为此他请教了育种专家和园艺学家，搜集了大量关于动植物在家养条件下发生变异的资料，考察和研究了小麦、玉米等农作物的选育过程。在广泛收集资料和寻找证据的基础上，达尔文说，通过人工选择，物种是可以改变的。这就是我们今天生物育种的广义理论支撑。

在《物种起源》中，达尔文这样写道："具有不同特征的动植物品种可能起源于共同的祖先，它们在人工干涉下，逐渐形成了人们需要的新品种，我概括为人工选择。"

　　为了证明自然选择的真实性，达尔文亲自做起了实验——进行家鸽养殖和育种。哪怕你没有做过科学研究，都应该十分清楚，这样的实验研究周期该有多么长。

3. 竟有如此巧合的事情

　　地质学家赖尔和植物学家胡克（Joseph Dalton Hooker，1817—1911）有些着急，他们催促达尔文加快写作进度。赖尔对达尔文说："如果再不抓紧的话，就会有人跑到你前边了。"因为在当时，提出进化思想的科学家不止达尔文一人。最先摘得胜利的果实的很有可能是他们当中的某一个。

　　达尔文还是不着急，仔仔细细地查着，慢慢吞吞地写着。1842 年夏天，达尔文拟订了一份只有三十几页的提纲，两年后又在这份提纲的基础上扩充到了 231 页，但仍然是一个概要式的东西，不过关于生物进化的思想已经很清晰了。有人劝他将其发表，但达尔文十分谨慎，他知道，还有很多内容需要补充和修改。达尔文严肃认真，在学术上追求精益求精，他的目标是要把《物种起源》打造成一部体系完整、结构精巧、严谨有序的著作，不仅有纲要，有总论，有结论，更重要的是还要有详尽的事实材料以提供支撑。

　　时间到了 1858 年夏天，《物种起源》已经完成了大半，达尔文心情轻松，哼着小曲在树荫下散步。这时，邮递员给他送来了一封信。信是一个叫阿尔弗雷德·罗素·华莱士（Alfred Russel Wallace，1823—1913）的年轻人从马来半岛寄来的。信中的措辞非常友好，华莱士在信中说："尊敬的达尔文先生，如果您认为这篇文章有价值的话，请您转给赖尔看一看。"

　　达尔文才发现信袋里还装着一篇论文，论文的题目是《论变种无限地离开其原始模式的倾向》。华莱士说，这是一篇探讨物种起源和自然选择的论文。也是物种起源和自然选择？达尔文有些不相信自己的眼睛，再仔细一看，这几个字写得清清楚楚。尽管达尔文知道有生物进化思想的科学家不在少数，但他相信自己还是掌握资料最多、研究工作做得最细的那一个。达尔文迫不及待地读完了论文，才知道文中所写都是自己曾经思考过的问题，甚至所用的一些关键词汇也和自己用的一模一样。华莱士在论文中所提出的理论与达尔文未发表的手稿不谋而合，有一些语句甚至与达尔文的如出一辙。"我从未见过如此巧合的事情。"达尔文沮丧地说，"华莱士的概括是如此精当，好像他已经阅读了我写于 1842 年的手稿。"

达尔文有些懊恼，也后悔自己当初不听赖尔和胡克的劝告，没有及时发表自己的研究成果。懊恼和后悔过后，达尔文有些心灰意冷，甚至想把自己快要完工的著作付之一炬。

稍稍冷静一些后，达尔文打算停止《物种起源》的写作，让华莱士单独发表论文。于是，他给赖尔写了一封信，推荐了华莱士的这篇论文，达尔文还告诉赖尔，自己打算放弃大规模写作的计划。赖尔和胡克都阅读过达尔文在 1842 年写的摘要，那篇摘要本身就是一篇完整的有关进化论的论文。于是，赖尔做主让华莱士的论文和达尔文 1842 年写的提纲同时发表。

1858 年，达尔文与华莱士同时发表了自己独立完成的关于物种起源的论文，其中心思想可以概括为：物种进化的主导因素是自然选择，经过累代的微小变异累积，形成新的物种。

华莱士也是英国人，比达尔文小 14 岁。华莱士出生在一个农村家庭，兄弟姐妹众多，华莱士排行第八。本来就家徒四壁，又有这么多的孩子要穿衣吃饭，日子过得更是捉襟见肘。华莱士的不凡之处就在于他只读了 5 年书，以后全靠自学成才。华莱士当过测绘员，整天在野外跑，人虽然晒黑了，但与自然的距离拉近了许多，这也培养了他对大自然的热爱。1844 年，华莱士当过一段时间的中学教师，从那时起他就开始研究生物学。

1848 年，一个偶然的机会促成了华莱士到巴西亚马孙河流域考察，4 年之后，在返回英国的途中，轮船失事，华莱士死里逃生，捡回了一条命，千辛万苦收集的资料却丧失殆尽。两年后，华莱士又到马来群岛考察，这一去就是 8 年。马来群岛往南，断断续续地与澳大利亚相接，往北却与亚洲大陆藕断丝连。华莱士发现，在巴厘岛和龙目岛之间存在着一条分界线，东西两侧岛屿上的动物和植物迥然不同，这条分界线至今仍被叫作"华莱士线"。

在一些地方考察时，华莱士发现了物种是连续变化的现象。他也读过马尔萨斯的《人口论》，书中的观点令他想到了大自然本身。华莱士说，物种变化的原因是自然选择的结果，他把这个结论概括为四个字："适者生存"。

论文总算发表了，两个人都要感谢赖尔。华莱士后来知道了事情的真相后，对达尔文心存感激，他也非常谦虚，觉得达尔文的《物种起源》才是真正的大部头著作，而自己所做的工作远远不够。"达尔文主义"这个词就是华莱士首先提出来的，他把自己看成是一个达尔文主义者，竭尽全力宣传和普及进化论思想。

许多科学家被华莱士这一美德所感动，称他为"达尔文的骑士"。华莱士一生获得过许多荣誉，1893年，他被选为英国皇家学会会员，1910年，英国国王授予他一枚功勋勋章。

4.《物种起源》终于问世

和华莱士共同发表了关于生物进化的论文后，达尔文加快了写作进度，1859年年底，《物种起源》终于问世。

实际上，除华莱士外，还有一个人似乎对达尔文生物进化论观点的最先发现权提出了挑战，这个人是苏格兰一位名叫帕特里克·马修（Patric Matthew，1790—1874）的园艺师。早在达尔文乘"贝格尔号"军舰开始环球航行的那一年，马修就提出了自然选择理论。在一本叫作《海军用木和森林栽培》的书中，马修提出了相应的观点，而且是在书的附录里出现的。该书的出版没有激起多少浪花，达尔文没有看到该书，全世界的人也几乎没有注意到该书。

后来，当知道达尔文被所有人推崇为进化论的创始人时，马修才意识到，这一理论事实上是由他最早提出来的。马修立即给《园艺纪事》写了一封信说明了事情的来龙去脉。达尔文及时表示了歉意，同时也为自己作了解释："我想任何人都不会感到吃惊，无论是我，还是别的博物学家，显然都没有听说过马修先生的观点，因为他在书中的论述很简单，又出现在书的附录里。"

1859年11月24日，达尔文出版了一生中最重要的著作《物种起源》，书中全面而系统地阐述了进化论的思想。

那一天，太阳刚刚升起，几家书店门口已是人声鼎沸，人群熙熙攘攘，争先恐后地排队购买刚刚出版的《物种起源》。1250 册书在当天就被销售一空。出版商喜出望外，又加印了 3000 册，结果很快售罄。达尔文也没有想到会是这样一个结果，当初为了出版此书没少领教出版商的冷淡和白眼。《物种起源》很快畅销欧洲大陆，又漂洋过海来到了美国。

"我完全相信，物种不是不变的""一切生物都不是特创的，而是少数生物的直系后代"，达尔文在书中开宗明义地这么说。

如果从环球航行归来的 1836 年 10 月算起，达尔文写作《物种起源》花费了 23 年时间，如果从 1831 年 12 月开始环球航行算起，达尔文构思和写作《物种起源》则花费了 28 年时间。这中间有过很多次中断，最主要的原因是达尔文收集的材料还不够，而他想写一部经得起历史检验的著作，这本著作不仅卷帙浩繁，更要求证据充分。

我们从中可以体会到达尔文的严谨，也知道科学研究出精品需要多少毅力和耐心。用"十年磨一剑"来形容达尔文的工作是再精确不过了。正是因为达尔文下了如此大的工夫，《物种起源》才成为影响人类历史的最重要著作。

《物种起源》的出版标志着进化论的正式确立。达尔文在书中提出"进化论"思想的时候一点都没有含糊。《物种起源》第一次把生物学完全建立在科学的基础上，书中的生物进化思想给人耳目一新的感觉，在这种思想面前，"神创论"和物种不变论就有些苍白和虚弱。

四、进化论诞生的历史背景和科学基础

实际上，古代人类就有过关于生物进化、物种可变的说法，但那是一种非常朴素的认识，而且还是感性认识。从文艺复兴时期开始，西方的自然科学在哥白尼"日心说"的鼓舞下，得到了迅速发展。到17世纪末，天文学、数学、物理学、力学已逐渐从神学桎梏中解放出来，但是生物学仍然禁锢在旧的藩篱之内。

那些虔诚的信徒们说："上帝才是真正的造物主，一切生物均为上帝所创造。"他们进一步强调说："地球上的各种生物从造物主那里获得永恒不变的构造与功能，包括生活习性。"在他们的心目中，物种要么是神创，要么就是不变。他们的目的很简单，就是让生物学充当"神学的婢女"，生物学家的工作就是对《圣经》故事做一些注释。

当时已经有了一些物种变化的实验观察证据。但毕竟证据不足，物种不变论就借势不可挡的宗教势力取得了一统天下的局面。有一个时期，物种不变学说成为"神创论"的重要支柱，牢牢统治着生物学界。当时的生物学界是一个敏感领域，任何新思想的出笼都要再三掂量。

从18世纪末开始，一批自然科学家先后提出了进化论思想。在达尔文之前，关于生物进化的问题已经有了若干解释。德国胚胎学家卡弗·沃尔弗（K. F. Wolff，1733—1794）在研究鸡组织器官形成过程时发现，动物器官的形成是一个循序渐进的过程，从原始的胚胎到一只完整的小鸡，每时每刻都在发生着变化。在此基础上，沃尔弗提出了物种渐变的假说，1759 年，沃尔弗发表了《发生论》，在该书中，沃尔弗对物种不变的思想提出了质疑。

1778 年，法国博物学家布封在《自然史》中描述了生命的进化过程，提出各物种可能拥有共同的祖先，布封的论点和论述都是基于自己的感觉，而缺少实验根据。在写到有关生物进化的过程和原因时，其特点是思辨胜过事实、推测替代了观察。正因为如此，虽然他在书中也涉及了进化思想，但还是没有引起人们的注意。

1809 年，法国生物学家拉马克系统地阐述了生物进化的过程，其思想集中表现在两个方面，一个是"用进废退"，另一个是"获得性遗传"，这两个法则成为支撑拉马克进化思想大厦的重要支点。拉马克的生物进化学说为日后科学的生物进化论的诞生奠定了基础。但拉马克在论述自己的主张时，主观推论成分依然十分浓厚。

德国自然哲学家奥肯（Lorenz Oken，1779—1851）认为，人是整个宇宙的缩影，是自然界发展的顶峰。奥肯还说，精神规律与自然规律有相似之处。表面看来，奥肯所说与进化论没有多少关联。但是，如果往深处看，奥肯是在更高层次上图解进化的历史，特别是从哲学层面看宇宙进化及人类思想的进化。

1827 年，德裔俄国生物学家、人类学家和地理学家，比较胚胎学的创始人冯·贝尔（Karl Ernst von Baer，1792—1876）发现了哺乳动物的卵，这可能是冯·贝尔一生中最伟大的贡献。冯·贝尔在其主要著作《动物发生史：观察与思考》中指出，所有脊椎动物的胚胎都有一定程度的相似，关系越近，相似程度越大。冯·贝尔说："在发育过程中，门的特征最先出现，然后是纲、目、科、属、种的特征。"这就是胚胎学上著名的"贝尔法则"。冯·贝尔的生物进化思想都表现在或隐含在《动物发生史：观察与思考》中，甚至还有相当明确的形式。

从 1831 年 12 月开始，达尔文乘"贝格尔号"军舰进行了历时近 5 年的环球航行，沿途采集了大量动植物标本和古生物化石，从中发现了许多物种演变的证据。返回英国后，他开始整理这些资料，并继续收集物种演变的证据。同时，他从拉马克的生物进化学说和英国地质学家赖尔的地质渐变学说中汲取营养，逐渐形成了自己的进化思想。

与此同时，英国生物学家华莱士也在做着与达尔文类似的工作，并得出了近乎相同的结论。除此之外，对达尔文进化思想产生影响的还有法国动物学家圣提雷尔，英国博物学家兼诗人伊拉兹马斯·达尔文（Erasmus Darwin，1731—1802）——著名生物学家、《物种起源》作者达尔文的祖父，德国植物学家卡尔·尼古拉·弗腊斯（1810—1875），俄国动物学家路里耶（1814—1858）等。他们的工作共同推动了一种思想的传播，这就是进化论思想。

五、进化论的主要思想

在 1830 年居维叶和圣提雷尔那场旷日持久的辩论后，又过去了 20 多年，达尔文根据生物的地理分布、动植物在家养和自然条件下的不同变化、动物形态学和胚胎发育等方面的大量证据，证实了生物是可变的。达尔文的论述比拉马克更科学地解释了生物变化的原因，这就是自然选择。正是自然选择使生物发生了适应性变化。

《物种起源》的出版标志着进化思想的成熟。一个重要原因就在于，达尔文提供了比较合理的解释，从理论上正确地阐明了生物进化的机制，包括以前许多悬而未决的问题。

1. 以自然选择为核心，以适者生存为策略

达尔文的生物进化学说以自然选择为核心，第一次对整个生物界的发生和发展做出了规律性解释。达尔文认为，生物之间存在着生存竞争，适应者生存下来，不适应者则被淘汰，这就是自然选择。生物正是通过遗传、变异和自然选择，从低级到高级，从简单到复杂，种类也是越来越多。

物种演变已经成为事实。关键在于物种为什么会变异？而且还呈

现出由简单到复杂、由低级到高级的进化形式。虽然之前已经有了一些解释，但那些解释或证据不足，或偏离事实，或过于牵强附会。达尔文的贡献就在于，他从前辈的学术成果中汲取营养，在继承与创新的基础上，汇聚实物资料，总结前人思想，形成一家之言，提出了自然选择学说，比较合理地解释了生物进化的事实。

自然选择学说主要包括三层意思。①生存竞争理论。这个理论的核心是，生殖过剩与生存条件有限这一矛盾是地球上的物种被淘汰的外在原因之一。②遗传性发生变异的理论。虽然变异的机制并不清楚，但存在着普遍发生变异的事实，达尔文据此说明物种演变的内在原因。③适者生存的理论。生存条件总是在发生变化，如果物种的变异适应环境的变化，就会在生存竞争中胜出，反之就会趋于衰减或灭亡。达尔文基于自然界本身的事实和矛盾，为我们描绘了生物进化的轮廓和机制。三个方面互相关联、和谐统一。

达尔文在论证自己的观点时，巧妙运用事实的能力值得我们借鉴。我们知道，拉马克把自己的学说大量地建立在猜测之上。当达尔文不能提供理论来解释遗传何以发生的机制时，就声明，目前的科学尚不能揭开事实真相。同时，他千方百计找来各方面的材料，以证明事实就是这样。虽然他"只知其然，不知其所以然"，大家还是相信他所说的是事实。达尔文说："遗传的法则是不可思议的，这是未来生命科学要解决的问题。"

达尔文一生最感谢和尊重的两位导师，一个是植物学家、倾向于灾变论的亨斯罗，一个是地质学家、倾向于均变论的赖尔。达尔文在接受别人的观点时，仍然保持了自己的风格和独立思考的科学气质。下面的例子很能说明这个问题。

亨斯罗认为，缠绕植物的运动是由于它们本身具有一种盘旋生长的自然倾向。达尔文不同意亨斯罗的说法，他根据自己对在花房中栽培的攀缘植物的观察，提出了一种完全不同的解释："卷须植物或攀缘植物的运动是一种对生活环境的适应，其目的在于获取较多的阳光和空气，因为这有利于生存和生长，否则它们就很难生活下去。"

关于珊瑚礁的形成，赖尔和达尔文的解释也不一样。赖尔曾提出了一个火山口理论，以解释珊瑚礁的形成。那时候，赖尔赫赫有名，而达尔文还是个无名小辈，谁也不会去怀疑赖尔的权威。可是达尔文根据自己的观察提出了疑问，达尔文对朋友说："新的事实似乎不像赖尔所说的那样。"他认为珊瑚礁是珊瑚虫长年累月筑成的，而跟火山没有什么必然联系。

从一般进化论的角度看，物种是可变的，现有的物种都可以从别的物种变来，一个物种有可能变成新的物种。不过这需要极其漫长的时间，这根本不是我们一生所能经历和体味的。正因为如此，对这一问题的理解远远超出了我们的常识、感觉和经验判断。

要理解这一问题，就离不开生物地理学、比较解剖学、比较胚胎学、古生物学和分子生物学等学科，及相应的实验观测资料，野外直接观察有时候更加重要。

我们常说，"地球是圆的""物质由原子组成"，好像我们对此非常熟知，其实我们什么也没有看见。但这是一个科学事实，就跟进化论是科学事实一样。

在分子生物学创立之前，谁能相信，所有生物都来自共同的祖先。但分子生物学发现，所有生物都在使用同一套遗传密码，生物化学揭示了所有生物在分子水平上有高度的一致性，这一发现与达尔文的生物进化论非常契合。在达尔文那个时代，人们对物质结构的研究还限于很低的层次。在化学方面，分子和原子的概念都十分模糊。我们只能说，达尔文真的是太有远见卓识了。

"适者生存，我把它叫作自然选择。"达尔文在《物种起源》中这么说。在家养动植物中，人们通过长期不断地选择对人类有利的变异个体，培育出了许多新品种。这正是今天许多种子公司和动物繁育站努力做的事情。

在自然界，在广泛而复杂的生存斗争中，有利于生物本身的变异，不断得到保存，形成了新的物种。这就是达尔文所提出的自然选择。在生物界，优胜劣汰似乎无可非议。

自然界的生物并非万古不变，总是处在不断进化的非平衡过程中。进化的原因在于"物竞天择"，"物竞"就是生存竞争，"天择"就是自然选择。自然选择建立在变的基础上，一个地方的生物会随着自然气候的变化而变化，一些生物数量减少，另一些物种甚至灭绝。我们常常能看到的情况是，由于某一种生物发生了变化，破坏了当地的生物之间复杂的均衡状态，导致这个地区整个生物的比例发生变化。在这个过程中，在这些地区，人是参与自然选择的主体，良好的制度和政策也贯穿其中，可见其复杂性。当然，达尔文当初绝不会往这个方面想。因为在达尔文那个年代，生态危机并不突出。

一般来说，新种的形成是建立在旧种灭绝的基础上的。一批新的物种形成，意味着一批旧的物种被淘汰。在每一个新变种或新物种的形成过程中，常常对关系最近的种类压迫最甚，并且还有消灭它们的倾向。

结果就是最强的物种生存下来，最弱的物种淘汰出局，但也有某些例外，一些最弱的物种有时候会由于某些方面的优势而生存下来。还存在一种情况，是变化了的环境发生的选择使那些最适应环境的物种生存了下来，虽然它们不一定是最强者。

达尔文通过对南美洲等地的地质和古生物考察，以及长期的家养动植物实践发现，一种生物经过许多世代后，可以变成新的种类。他认为在遗传过程中有变异发生，所以现代生物不同于古代生物，家养动物和栽培植物同它们的野生祖先也有着千差万别。

自然选择是进化的主要机制，这一机制已被许多实验和观察所证实。当然，自然选择的适用范围并不像达尔文设想的那么广泛。一般来说，生物体对环境的适应是前提，在此基础上才可能发生自然选择。

2. 在自然界，生存斗争不可避免

经典的进化论认为，生物进化是一个在自然选择作用下累积微小的优势变异而逐渐改进的过程。因此，其进化步调的最大特征是渐变而非突跃。但是，在达尔文之后，有许多古生物学家相信，生物可以以跃变的方式进化。他们认为，新的形态和器官源自大的跃变，而不是微小的变异在自然选择作用下的缓慢累积。

古生物学家托尼斯·亨利·赫胥黎（Thomas Henry Huxley, 1825—1895）就这么认为，他在强调了生物化石的不连续性后，提出了自己对达尔文进化论的质疑。在遗传学诞生之后的一段时间，很多遗传学家普遍强调遗传性状的不连续性，他们也对进化的渐进性表示了质疑。

到了 20 世纪后期，古生物学和进化发育生物学的研究表明，生物进化过程很可能以渐变和跃变两种模式进行。当然，进化论所说的跃变，只在某些非常特殊的情况下表现明显，如植物经杂交而出现的新种，也包括动物经杂交而得到的新种。一般情况下的进化，根本就不是几代人所能看见的。

另外，一切生物都有按几何比例自然增加的趋势。如果是那样的话，地球上很快就塞满了早期物种的后代。但真实的世界总能找到一个多种生物和谐共存的平衡点。是什么原因抑制了生物界按几何比例增加的趋势，使自然又变得那么有序呢？答案就是生存斗争。

虽然一切生物都有高速率增加的倾向，但为了活着，或者是为了更好地活着，生存斗争往往不可避免，其结果是达到了自然的和谐。究其实质又很残酷，因为它要付出"适者存、不适者亡"的代价，代价确实非常高昂。

首先，是生物与无机界的斗争。再无敌的生物也会受到气候、资源和环境的制约。人类同样不能例外。如果这个世界上只剩下了炎热干旱持续、各种资源枯竭、环境严重恶化、自然灾害肆虐，每个人都应该会想到人类的前景将是个什么样子。

其次，是物种之间的斗争。我们常说的"大鱼吃小鱼，小鱼吃虾米"就十分逼真和形象地道出了自然的真实，当然，在食物链这一个大的链环上，存在着广泛的环环相扣现象。这是自然界的辩证法。

生存斗争不仅存在于动物界，在植物界，同样存在着物种之间的斗争。生长在同一处的各种植物，互相争肥、争水、争光。它们虽然不会说话，但它们知道暗中较劲，一点都不谦让。否则，等待它们的只有死路一条。生命力强的植物，盘根错节，独霸一方；生命力弱的植物，就有一种活在别人屋檐下的感觉，那种萎靡不振的样子令人不忍目睹，最后的结局就是枯萎在地层深处。为了活得更好一些，一些植物不得不采取另外一种方式，暂且把它们叫作"迂回战术"，它们依附在那些看起来强大的植物之上，或攀缘在它们的躯体上，以获取更多的阳光和营养，在获取营养方面，它们甚至会采取一种寄生的方式。仔细想想，这真是一种聪明的选择。这就叫作"物竞天择，适者生存"。

生存斗争使各种生物培养和造就了一套保护自己和繁衍后代的本领，结果就使我们的地球保持了"万紫千红"的多姿色彩。

六、进化思想引起的争论

生物进化的事实就摆在那里，因此不存在进化论是否成立的争论和质疑。争论的焦点主要集中在具体的进化形式和原因方面，如渐变与突变，甚至在更小的细节方面还存在争议。

1. 不理解或反对者甚众

即使在达尔文那个时代，科学研究的社会环境和宗教气氛也已经相当宽容。虽然《物种起源》的出版掀起了巨大波澜，引起了激烈争论。有很多人，特别是那些宗教思想的维护者、教条主义的守望者和学术观点的岔路人表达了他们的不满，但达尔文不再有生命危险。当然他还是避免不了精神的痛苦和内心的郁闷。

达尔文的老师、地质学家塞奇威克有一次对达尔文说："读了你的书我不是感到愉快，而是感到痛苦，书中的一部分材料让我感到很可笑，另一部分材料又使我十分担忧。"塞奇威克婉转地表达了对达尔文思想的担忧和痛苦。

很多人也无法接受如此大跨度的思想跃进，表现在心理层面上，他们严重不适应。因为按照达尔文的说法，从物种起源的角度看，人类是猴子的子孙。谁能接受得了呢？他们说："这真是太卑贱了，一想到这事，就让人感到恶心。"

宗教因素先放在一边，仅仅从生活感受和经验来说，谁能想到蛙与孔雀、鲑鱼与蜂鸟、老鼠与大象拥有共同的祖先呢？他们宁愿相信这些动物都是上帝在几天中创造出来的。

1860 年 6 月，在保守派的大本营牛津大学召开了一次不列颠学会年会，达尔文的进化论成为那次年会争论的焦点。虽然达尔文没有出席，但许多进化论的支持者到会并参加了辩论。

著名解剖学家理查德·欧文（Richard Owen，1804—1892）从比较解剖学的角度出发，根据人脑和大猩猩的脑之间的区别要比大猩猩的脑和猕猴的脑之间的区别大得多的事实驳斥了达尔文关于"人由猿进化而来"的观点，欧文说，这种说法缺乏根据。

在一次关于生物进化的辩论会上，一个名叫威尔伯福斯（Samuel Willberforce，1805—1873）的大主教指责达尔文的进化论违背神圣的教义。威尔伯福斯口才极佳，又自以为是，那天他先说了一段开场白："达尔文先生要我们相信的，是每一头四足兽、每一条爬虫、每一条鱼、每棵植物、每只苍蝇、真菌全都是第一个会呼吸的生命原生质细胞传下来的，这是对神创论的赤裸裸的否认。我们怎么能背叛正统的宗教？那是上帝在伯利恒赏赐给我们的，在橄榄山上宣讲的，在耶稣复活日启示出来的，我们怎么能抛弃它，去相信达尔文的理论呢？"

紧接着，威尔伯福斯不无讽刺地质问进化论的支持者："按照达尔文的进化论，一切生物都起源于某些菌类，那人类和蘑菇是不是就有亲缘关系？"还没等别人回答，又挑衅地问生物学家赫胥黎："请问赫胥黎教授，到底是你的祖父还是你的祖母同猿猴发生了血缘关系？"

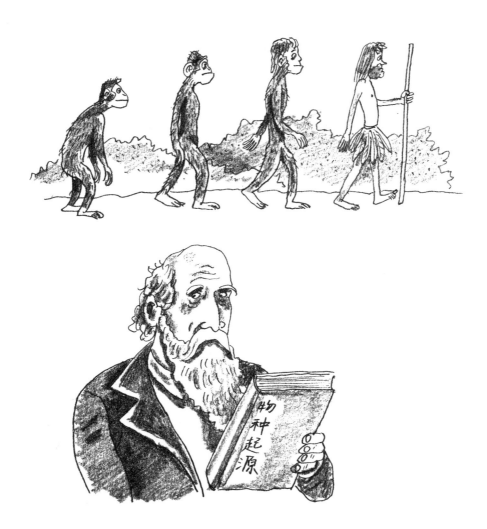

人是这样进化的吗

赫胥黎没有理睬大主教的人身攻击，站起来从容应战，他用大量事实反驳了威尔伯福斯那些断章取义、缺乏科学根据的胡言乱语。赫胥黎最后说："一个人没有任何理由因为他的祖先是无尾猿而羞耻。如果有人使我在回忆起他时感到羞耻的话，那就是这样一个人，他有圆滑善变的性格，他不满足于在自己活动范围内取得的令人怀疑的成功，还要去插手他并不了解的科学问题，并用花言巧语、文不对题的议论和宗教偏见来掩盖真理。"

赫胥黎的发言真的是击中了威尔伯福斯的"七寸"，因为威尔伯福斯性格油滑、能言善辩，对科学却知之不多。作为大主教，维护宗教的传统似乎无可非议，甚至煽动听众的宗教感情也还不太出格，但他的言辞中流露出来的对别人的侮辱让所有参加辩论会的科学家十分愤慨。赫胥黎也是当仁不让，才说了这一段话。赫胥黎的发言一结束，人们立即报之以热烈的掌声。从这段流传甚广的辩词看，赫胥黎是个头脑机敏和充满激情的人。

2. 赫胥黎自称为"达尔文的斗犬"

赫胥黎是进化论的坚定支持者，他自称为"达尔文的斗犬"，甚至还说"为了捍卫达尔文的理论准备接受火刑"之类的话。赫胥黎当然知道，他不可能成为布鲁诺第二，此时的欧洲早已不是彼时的欧洲。宗教思想和专制传统虽仍然顽固，但也仅仅是顽固而已。

其实，在将人类纳入生物进化谱系方面，赫胥黎的观点比达尔文更加激进。正是赫胥黎最先提出了人猿同祖论，确定了人类在动物界的位置。他最主要的观点在1863年出版的著作中得到了反映，这本著作就是《人类在自然界中的位置》。

该书最初由三篇论文构成，主要包括三个方面的内容：① 类人猿的自然史；② 人类和次于人的动物的关系；③ 人类的几种化石。在《人类在自然界中的位置》中，赫胥黎从解剖学、发生学、古生物学等方面，详细阐述了动物和人类的关系，确定了人类在动物界的位置，最后得出了人猿同祖的结论。

赫胥黎还是一位优秀的科普作家和演说家，他所做的工作为进化论的传播立下了汗马功劳。中国近代著名启蒙思想家严复曾翻译过一本叫作《天演论》的书，熟悉中国近代史的人都知道这本书，书的作者就是赫胥黎。原来的书名叫作《进化论与伦理学》，主要讲述了宇宙演化过程的自然力量与伦理道德过程的人为力量相互激扬、相互制约、相互依存的根本问题。

两相对照，你就知道严复没有采用直译，"天演论"这三个字贯穿了译者的思想和意境能够达到的高度。严复真的是太有水平了。笔者看过严复的《天演论》，译文可说是简洁、形象和逼真兼而有之。

"天"在此指代自然，该书讲的就是自然演化的规律。在严复那个时代，中国民众最渴盼、最需要的就是科学启蒙，与之相伴随的还有民主的启蒙，这就是20世纪20年代新文化运动期间，社会上流行的德先生（democracy）和赛先生（science）。

1919年1月15日，陈独秀在《新青年》杂志上发表文章《〈新青年〉罪案之答辩书》，文中首次提到了德先生和赛先生。从那之后，这两位来自西方的"先生"成为中国启蒙运动最深入人心的形象，它们对未来中国社会带来的影响极其深远，几乎成了新文明理想的代名词。

《天演论》中"物竞天择、优胜劣汰"的观点，对停滞在封建社会超稳定体制下的中国，对在这种体制下沉睡的中国人民，都产生了巨大的警醒作用。

回到我们的正题上来。站在达尔文一边的还有地质学家赖尔、植物学家胡克、德国生物学家恩斯特·海克尔（E.Haeckel，1834—1919）以及英国哲学家赫伯特·斯宾塞（Herbert Spencer，1820—1903）等。特别是赫胥黎和海克尔等科学家，不仅热情地宣传进化论，更捍卫和发展了进化论。

大家通常都以为，人是由猿进化而来的观点是达尔文学说的重要特征，其实根本不是。达尔文在介绍自己的学说时只不过顺便提了提而已。对这一观点进行研究和系统阐述的是赫胥黎。赫胥黎首先把进化论思想应用到了人类的起源上，他推测人类是由类人猿进化来的，赫胥黎说："人和猿有共同的祖先。"所以，那位大主教才直接问赫胥黎上面那个问题。

在 1871 年完成的《人类的由来及性选择》一书中，达尔文才说清楚了人与猿的亲缘关系，因为当时还没有任何化石记录支持这样的观点，这一结论就有些冒险性。那时候，已经发现的早期人类化石是尼安德特人的骸骨，这一著名的古人类化石是在德国发现的。同时期还发现了几块不完整的人的颌骨，许多有影响的权威人士甚至对它们是否是古人类的化石也表示怀疑。

总体来说，《人类的由来及性选择》是一部比《物种起源》更容易引起争议的著作，但当它问世时，人们已经不那么容易激动，书中的观点所引发的讨论远不如以前那么激烈。

3. 海克尔：达尔文最重要的粉丝

1857 年，海克尔以专著《论甲壳动物的组织》获得博士学位。1858 年通过国家医学考试后，在耶拿动物研究所工作。1859—1860 年到意大利考察旅行，其间着重研究了原生动物放射虫。

1865 年，海克尔以"关于放射虫的系统研究"的成果获得耶拿大学的教授职位，实际上 3 年前他已经发表了有关论文。他早年到过许多地方，共发现了 144 个放射虫的新种，对近 4000 种海洋动物作了归类和描述，还写出了《放射虫》一书。"生态学"（ecology）、"生物分布学"（chorology）和"生物地理学"（biogeography）等名词就是海克尔最早定义的。

海克尔主要研究放射虫、海绵等低等海洋动物的系统分类，他建立了自然分类系统，支持了达尔文的进化论，传播达尔文的进化论是他一生学术活动的重要内容，他坚信进化学说，并把进化论作为反对当时社会上和宗教领域保守主义思想的主要武器。

海克尔是早年间达尔文在英国之外最忠实的粉丝，他给予《物种起源》很高的评价，他说："进化论从一个伟大的、统一的观点对整个有机界现象做了说明和解释，并且用可以理解的自然法则代替不可理解的奇迹。"

海克尔最早提出了动植物进化的系统树，并标明了人类的来源和人种的分布情况。在 1866 年出版的《普通形态学》一书中，用进化的观点阐明生物的形态结构，并以"系统树"的形式，表示出各类动物的进化历程和亲缘关系。也是在这一年，海克尔在伦敦见到了仰慕已久的达尔文，两人共同讨论了进化的细节问题。达尔文对于生物进化的理解给他留下了深刻印象。

1868 年，海克尔出版了科普著作《自然创造史》，该书把生命起源和人类演变也纳入进化体系之中。在 1874 年出版的《人类发生或人的发展史》一书中提出著名的生物发生律（亦即生物重演律），认为"个体发育是系统发育简短而迅速的重演"。书中援引大量古生物学、比较解剖学和胚胎学证据，进一步补充了达尔文关于进化理论的论据。海克尔在书中说，"生命是由无机物即无生命的材料产生的""人类是由猿猴进化而来的，就像猿猴是由低等哺乳动物进化而来一样"。

1899 年，海克尔出版了凝聚他毕生心血和思想的著作《宇宙之谜》，该书根据当时的科学水平，对宇宙、地球、生命、物种、人类及其意识的起源和发展进行了认真探索，力求用自然科学提供的事实，为人们勾画出一幅真实自然的世界图景，特别对生物进化论作了清晰的叙述。书中提出的"一元论"哲学思想在当时产生了很大影响。

4. 斯宾塞：社会达尔文主义之父

达尔文的粉丝还有很多，即使在 19 世纪末的那些年也是如此。这里介绍的另一个粉丝叫赫伯特·斯宾塞，他的创造性贡献是将进化论思想扩展到社会学领域。

斯宾塞并不仅仅是一个生物爱好者和科学爱好者。他当过铁路工程师、报刊编辑、大学校长，写过很多书，这些书在当时引发了很大反响。准确地说，斯宾塞是一位心理学家、教育学家、哲学家和社会学家，说他是思想家也不为过。他一生出版过 12 本著作，跨度长达 60 余年。

斯宾塞是维多利亚时代最好辩也最有争议的英国思想家之一。强烈的科学取向使他极力强调以科学方法考察社会现象的重要性。他坚信自己思想的所有方面构成了一个融会贯通且有序的体系。他认为，科学与哲学支持并促进了个人主义和社会进步。

在社会学或社会哲学方面，斯宾塞在著作《社会静力学》中首次反思了人类社会，提出了普遍的进化框架。他认为社会进化是不断个性化的过程。在从无差别游牧部落向复杂的文明社会的发展过程中，劳动的不断分化促进了人类社会的进化。

斯宾塞关于社会进化的思想早于达尔文。尽管如此，《物种起源》出版后，他还是有一种如饥似渴的感觉，不断地从达尔文那里寻找社会进化的自然科学证据。斯宾塞马上着手将达尔文的学说运用到社会历史领域，创立了社会达尔文主义，被称为"社会达尔文主义之父"。

斯宾塞社会学理论的突出特点是将社会与生物有机体进行类比，他的社会进化论和社会有机体论都是从这种类比出发，在类比思想方法的支配下展开的。在《物种起源》发表之前7年，斯宾塞就提出了社会进化的思想，他认为，进化是一个普遍的规律。

斯宾塞从《物种起源》中汲取营养，将生存竞争、自然选择的原则移植到社会理论中。他认为，社会进化同生物进化一样，也是优胜劣汰、适者生存。生物界生存竞争的原则在社会领域也起着支配作用。

斯宾塞曾经毫无顾忌地说，人类有优等种族和劣等种族、优秀个人和低能个人之分。劣等的、低能的种族与个体自然会在竞争中被淘汰。这种哲学思想显然是有缺陷的，因为它忽略了人类之间应有的善意、良知和理性，忽略了文明社会的政治制度选择，也忽略了与这种政治制度相伴随着的伦理道德标线和法律底线。不知道斯宾塞有没有想过，社会达尔文主义甚至有可能为灭绝种族的战争提供辩护。

斯宾塞说："进化是一种自然过程，应遵循其自身的规律，而不应人为地干预。"在这种观念的支配下，他既反对国家计划和社会福利，也反对社会改良和社会革命，认为这些都是违反自然规律的。

正是斯宾塞的冒险发挥和大力推广使"进化"走进千家万户，成为全人类的核心词汇，使"进化论"成为一种广泛的社会思潮。可以说，斯宾塞对"进化论"的深入人心功不可没。

"社会达尔文主义"当然不可取，但我们也没有必要封杀这种思想。这不仅仅是为了体现"百花齐放"和"百家争鸣"，更重要的是学会从人类的思想库中提炼出某些优秀的东西，从斯宾塞的哲学体系中汲取有益的东西，在继承的基础上有所创新。

不过，斯宾塞善于思考、善于学习的精神十分值得我们学习，这从他的人生履历中可以窥见。他是很多科学院的院士，在他生命的最后几年，还获得过两个博士学位：1897 年成为剑桥大学的科学博士，1903 年成为伦敦大学的文学博士。这一年的 12 月 8 日，斯宾塞撒手人寰。而在前一年，他还差点儿获得诺贝尔文学奖。

斯宾塞终身未娶。有一次他在路上遇到两个朋友。一个朋友问他："你不为你的独身主义后悔吗？"斯宾塞略加思考后说："人们应该满意自己所作出的决定。我为自己的决定感到满意。我常常这样安慰自己：在这个世界上的某个地方有个女人，因为没有做我的妻子而获得了幸福。"这样的回答可以说是相当幽默。

七、进化之外的收获

《人类的由来及性选择》出版后，达尔文的研究兴趣转向其他领域，而这些研究与自然选择没有多大关系。有一段时间，他热衷于收集鸟类的粪便，他想通过这些收集来研究种子是怎样从一个大陆传播到另一个大陆的。他还花了几年时间研究蚯蚓的行为，据说他曾经为蚯蚓弹钢琴，目的是为了研究声音和震动对它们生活习性的影响。他第一个发现了蚯蚓对肥沃土壤起着至关重要的作用，在 1881 年出版的著作《由蚯蚓活动形成的土壤腐殖层》中，达尔文说："在土壤腐殖层的形成过程中，很难找到比蚯蚓起更加重要作用的动物了。"

达尔文的其他著作还有《论英国和外国的兰花借助于昆虫传粉的种种技巧》（1862 年）；《人和动物的感情表达》（1872 年）；《植物界异花受精和自花受精的效果》（1876 年），该书讨论的主题和孟德尔（Gregor Johann Mendel，1822—1884）的工作相似，但具体涉及的细节和深度不如孟德尔；还有一本书叫《论植物的运动能力》。

达尔文还花了许多时间研究近亲繁殖的后果，这既是他的兴趣，也是他的意识觉醒使然。因为他和妻子就是近亲结婚。在达尔文的十个孩子中，有三个孩子不幸夭折，其余七个孩子都很出色。

除了《物种起源》外，达尔文还写了另外几本著作，这些著作分别是《航海日志》《地质报告》和《"贝格尔号"航行中的动物学发现》。其中，《地质报告》包括《珊瑚礁的结构与分布》《火山岛屿地质观测》《南美地质观测》三本。《地质报告》的出版也使达尔文成为著名的地质学家，1838 年，他担任英国地质学会秘书。

达尔文在《珊瑚礁的结构与分布》中说，环状珊瑚礁是由珊瑚虫的残骸累积而成的。地质学家赖尔看了以后很受启发，因为赖尔以前认为珊瑚礁是水下的火山口。在《地质学原理》的修订版中，赖尔采纳了新的观点。

航海旅行及广泛收集的生物学资料和化石资料深刻影响了达尔文的思想，这也是他能够创作出《物种起源》的前提条件。

1935 年，厄瓜多尔政府在距其海岸 1000 千米的加拉帕戈斯群岛上设立了一座纪念碑，以纪念达尔文考察这一群岛一百周年。碑文上写着这么一段话：

> 查理·达尔文于 1835 年在加拉帕戈斯群岛登陆。他在研究当地动植物分布时，初次考虑到生物进化问题，从此开始了这个悬而未决的论题的思想革命。

在后来的日子里，每每想起环球航海科学考察，达尔文总是津津乐道，他充满深情地回忆整个"贝格尔号"舰上的考察生活："那次旅行是我平生最重要的一件事，它决定了我今后的整个事业。"

达尔文一生获得很多荣誉，但都不是因为《物种起源》和《人类的由来及性选择》。英国皇家学会授予他科普利奖章，是因为他在地质学、动物学和植物学方面所做的贡献，而不是因为他提出了进化论。林奈学会在授予他的荣誉称号中，也把他的理论中那些激进的观点排除在外。这让我们想起了爱因斯坦，他之所以获得诺贝尔物理学奖，不是因为相对论，而是因为光电效应。

1882 年 4 月 19 日，达尔文与世长辞。他被安葬在威斯敏斯特大教堂，那里还长眠着另一位著名科学家牛顿，那是英国人民给予最伟大自然科学家的最高荣誉。

据说达尔文的身体健康状况不佳，能取得如此杰出的成绩，与他的勤奋和坚持有关。澳大利亚北部地区有一座城市就是以达尔文的名字命名的，因为达尔文环球科学考察时曾经到过那里。

八、对达尔文及其思想的评价

达尔文感兴趣的是真实的自然界。在那个广阔天地里，他不是一般的大有作为。他怀有一种探究自然奥秘的兴趣，在达尔文看来，兴趣是成就他人生最重要的东西，在这种兴趣的激发下，他经常出去旅行和采集标本，特别难能可贵的是，他的这种兴趣从童年时期一直保留了下来。我们常说，兴趣是最好的老师，这真是一点儿不假，用在达尔文身上，更是恰到好处。

观察能力是达尔文取得成功的重要素质，特别是在觉察那些稍纵即逝的事物和现象方面。从他发表的许多著作中对动植物生态习性的描写，以及从他对物种与变种在形态和结构上细微差异的比较方面，都可以看出他细致的观察能力。

在文艺复兴及思想启蒙之后，自然科学在人们心中的地位越来越重要。达尔文所处的时代是 19 世纪中后期，那时候，世界人民正处在启蒙和醒悟的关键时期。之前那些科学家的工作，在知识的积累和材料的提炼方面，在研究领域的深度挖掘和研究视野的拓展方面，为达尔文创立进化论提供了哲学支撑和思想依据。

研究工作越来越趋于理性而不是凭一己之见。对达尔文来说，青年时代的远游，则为他积累了大量资料，引发了他关于物种进化的思考并最终形成了一个完整的体系。事实上，科学研究本身就是向符合自然本质属性方向靠近的过程，是与规律、公理所假设的东西重叠的过程。有时候，在纯科学领域探索真理的人会感到非常寂寞，因为他们远离世俗的喧嚣，也不被那个功利社会所重视。

很多情况下，由于受到某种思维定式的驱使，人们自觉或不自觉地成为那些盛行理论或思想的卫道士，而丧失了独立思考的能力。这与理性的科学精神背道而驰。一个真正的科学家，应该正视旧理论的缺陷及其面临的挑战，并勇于摆脱束缚。达尔文就是这样的人。

达尔文在《物种起源》中高度评价了进化论的先驱、法国生物学家拉马克，称他为进化论的重要奠基人。达尔文说："他的伟大功绩在于，他第一个使人认识到，有机界和无机界的一切变异都是根据自然界的规律而不是由于神意发生的。"

达尔文当然遇到不少批判，有些还非常激烈。庆幸的是，中世纪的黑暗早已过去，文明的曙光普照欧洲大地。所以，此时的达尔文已经不是彼时的布鲁诺，在不同观点相互交锋时，更多的还是彼此间的宽容，这种宽容甚至还来自宗教界。

我们知道，进化论在诞生之初，仅仅是一种假说。这其中虽然有很多达尔文本人对植物和动物形态的观察，但化石的证据不多。达尔文在《物种起源》中论及化石时，也说它们是"不完美的地质记录"。达尔文承认，在当时的化石研究中，并没有证据显示物种间有过渡类型的存在，这就是进化论的先天缺陷，达尔文担心这最有可能成为反对进化论的理由。

说到达尔文的进化论，我们就想到了"物竞天择，适者生存"，这八个字就是进化论思想的核心。现代基因学的诞生，为进化论提供了重要的证据。理论模型好像很富有诗意，实际的生存竞争真的很残酷，因为从"基因"时代起，竞争就开始了。

任何科学理论都不可能停留在对经验事实的描述层面上，再往前进一步，就是对其背后的深层原因给予合理的解释，这才是科学研究传达给我们的真意。

九、进化论的意义及给予我们的启示

在生物学发展史上，《物种起源》的出版是一个里程碑事件，达尔文在书中提出的进化论思想推翻了"神创论"和物种不变学说，树立了相对准确和客观辩证的科学观念，促进了人类对身边世界和自身的认识。

《物种起源》是科学巨著，它的影响不仅限于生物学本身，它对人类的思想解放，对哲学追求思辨与客观的和谐，甚至对文学的影响有目共睹。这部凝聚着达尔文20多年心血的科学巨著深刻地影响了世界历史的进程。

恩格斯对《物种起源》有很高评价，说"进化论"是19世纪自然科学的三大发现之一，另外两个发现是细胞学说和能量守恒及转化定律。达尔文所提出的天择与性择是生命科学中的重要理论。进化论的影响不仅限于生物学，它对人类学、心理学及哲学本身来说都具有非常重要的价值。

科学本身是一回事，科学对人们思想的引领或许更加重要。进化论给予我们的重要启示恰恰在于，实际上，人的意识和思维也需要与时俱进。生命自然需要进化，人类的思想和精神同样需要进化。传统的优秀文化和思想当然值得借鉴，但我们绝不能抱着几十年前、几百年前甚至几千年前老祖宗的信条而固化自己的思想。

　　真正深入进化论的体系中，我们可能会更加深刻地感受到，那种绝对排斥或全面信仰的做法正是极端社会的专制习惯。我们必须清楚，一个理性社会总是充满了兼容并蓄和对不同观点的包容。

第八章
生物学的新突破

19世纪是欧洲社会的重要转型时期。那时期，工业革命得以扩展，资本主义经济有了很大发展。与此相伴随的是哲学思潮的深植人心，科学也越来越社会化。而且，知识体系比以往任何时候都更加严谨和可靠。古典科学在这个时期日臻完美。

表现在生物学方面，最重要的成就应该是细胞学说的提出、微生物学的建立、遗传学的诞生和实验生理学的创立。

在这一章，我们会提到几个重要人物，他们无一例外都是科学界的大家。

在宇宙深处寻找生命现象绝对是一项艰巨的任务，但在地球上，生命成为一种最司空见惯的现象，因为生命看起来到处都存在。但是，给生命下一个定义并非易事，特别是在古代。

古希腊哲学家柏拉图曾如此定义"人"：没有毛且能两脚走路的动物。当时就有一个人把一只公鸡身上的毛全部拔光，提到柏拉图面前说："尊敬的柏拉图先生，这就是你定义中的人。"

我们今天都把这当笑话讲，但柏拉图当初可能真是这么定义的，那毕竟是 2000 多年前，人类对宇宙及对自身的认识都很肤浅。柏拉图毕竟已经运用抽象思维来定义某一个研究对象了。实际上，直到今天，我们对生命的认识也还不完善。

从宏观的角度看，生命是能够主动地从周围的环境吸取营养成分，完成自身的进化使命并繁殖后代的物种，如动物、植物和真菌之类。在动物这个群体中，有相当一部分已经进化出了程度不等的智力，它们有占有欲、会简单思考、有心理情感特征，甚至会使些小伎俩。还有一类已进化出了高度的智慧和丰富的思想，这一个群体就是人类。

一、细胞学说的提出

一旦涉及生物学这门学科，宏观认识就显得远远不够。那仅仅是对生命现象，以及与这种现象相伴随着的各种行为的认识，更多的是外在的东西。我们的任务是探索生命现象背后的深层原因，那就必须深入其内部结构，至少要在细胞这一层面考虑问题，甚至要在分子这一层面上进行研究，那就是分子生物学。

显微镜使我们对生物结构的认识提升到了一个新水平。在这个水平上，所有一般的结构都能进行比较，并提出一个共同适用的模型。在早期的血液循环理论研究中，显微镜发挥了重要作用。细胞的发现和细胞学说的建立同样离不开显微镜。

地球的每一个角落都有千千万万个活细胞充斥其间，细胞利用少数种类的小分子合成许多种生物大分子，并最终构建生命的结构。这些物质可以是二氧化碳、水和某些无机盐。植物、细菌和其他生命的细胞就是细胞阵列中的重要一员。

1759 年，德国生物学家沃尔夫（Caspar Friedrich Wolf，1733—1794）通过精确的实验观察证明成体动物的肢体和器官是在胚胎发育过程中从一个简单的组织发展而来的，并非像早先人们想象的那样，是预先构造的机械扩大。

在生命成长的过程中，有一个有机体的发育阶段。德国诗人歌德（Johann Wolfgang von Goethe，1749—1832）也是一位生物爱好者，他说，有机界的多样性是由共同的原型所组成的。虽然歌德没有进一步解释这种原型到底是什么，但至少也启发了人们——有一个构成生命最基本的组织单元。

德国自然哲学家、生物学家奥肯认为，由球状小泡发展成的纤毛虫是构成生命的共同单位。奥肯的假说更多地还停留在猜测和思辨的基础上，但已经为学者们寻找动植物的原型构造提供了一种思路。构成生命的原型构造肯定存在，但对它的内在结构和功能，以及在生物体内所处的地位还不太清楚。

到了 19 世纪，生物学已经取得了长足发展，这主要得益于实验条件的改善。而细胞学说和微生物学就是这个世纪实验生物学的最伟大成就。19 世纪 30 年代，随着显微镜技术的改进，人们对动植物有机细胞的详细情况有了更多了解，生物学家发现细胞内部并非空洞的气孔。

英国植物学家布朗（Brownian，1773—1858）在显微镜下发现了花粉颗粒的布朗运动，而且发现了细胞里面的细胞核，细胞核这个名字就是布朗在 1831 年命名的，原意是"小坚果仁"。布朗说，植物细胞中普遍存在细胞核。紧接着，捷克生物学家普尔基尼（Johannes Evangelista Purkinje，1787—1869）在动物体内也观察到了细胞核。

　　各种细胞的外形很不一样，名称也很多，因此，就有必要提出一个统一的细胞概念来说明生命组织基本构成单位的情况。

　　细胞学说最终由德国植物学家马提亚·施莱登（Matthias Jakob Schleiden，1804—1881）和动物学家西奥多·施旺（Theodor Schwann，1810—1882）建立。

　　1838 年，施莱登发表了《植物发生论》，论文中说，植物中普遍存在的结构是细胞，而细胞是组成植物的基本生命单位。施莱登指出，无论怎样复杂的生物体，都是由细胞组成的，细胞本身不仅是一种独立的生命，而且作为植物体生命的一部分维持着整个植物体的生命。施莱登还推测，细胞核是细胞的母体，因此，在细胞的形成过程中，先形成细胞核。

　　将细胞学说推广到整个动物界乃至整个生物界，从而给出最广义的细胞学说概念的科学家是施旺。施莱登的论文发表后，施旺意识到，在植物体内起基本作用的细胞，在动物体内也有相同的作用。施旺致力于研究动物组织的基本结构，这比研究植物组织的同类结构要难很多，不过他发现，动物组织的发育与植物组织的很相似。施旺首先注意到动物体内的细胞核是普遍存在的，因而以有无细胞核作为有无细胞的判断依据。

　　1839 年，施旺发表了论文《动植物结构和生长相似性的显微研究》，论文用大量资料证明，动植物有机体的结构原则上是相似的，它们的所有组织都由细胞发展而来。施旺认为，一切动物组织均由细胞组成，细胞是一切生物的基本单位。施旺进一步指出，所有细胞，无论是植物细胞还是动物细胞，均由细胞膜、细胞质和细胞核组成。

　　正是施莱登和施旺的工作打破了动植物的界限，把两者在细胞基础上统一了起来。他们共同创立了细胞学说，从而把生命界统一起来，揭开了生命科学的新纪元。

打一个形象的比喻，如果说一般物质中的最基本构成是分子的话，那么，生命中最基本的构成就是细胞了。细胞学说在生命科学中的地位就相当于化学中的分子论。

每个细胞都是一个独立的生命单位，某些微小的生物只有一个细胞，它们就是单细胞生物，较大的生物则由许多相互协作的细胞组成。

普尔基尼把填满某些细胞的胶状液体称为"原生质"，意思是最早的生命形态。德国生物学家默勒（Hugo von Mohl，1805—1872）进一步引申推广，用"原生质"代表生命体内各种细胞的内容物。德国解剖学家舒尔兹（Max Schultze，1825—1874）特别指出，"原生质"是"生命的物质基础"，他还证明，在动植物细胞里，"原生质"都基本相似。

细胞可以分裂和繁殖，如病变组织中的细胞就是由原先的正常细胞分裂而繁殖来的。如果把一个单细胞生物分成两半，让其中一半含有完整的核，那么，有核的那一半就能生长和分裂，而没有核的那一半则不能。

德国生物学家微耳和（Rudolf Virchow，1821—1902）认识到，病理组织的细胞是由健康组织的细胞缓慢演变来的，他在细胞学说的基础上建立了细胞病理学，以说明某些疾病现象。微耳和通过研究发现，细胞并不能由原生黏液自然形成，而是从已有细胞分裂而来的。所以微耳和才说："一切细胞都来自细胞。"这一经典的句子道出了细胞在生命进程中的重要性。

我们也可以说，一切生命皆来自生命。这是千真万确的。早期的科学家还信奉生命的自然发生说，以为一堆没用任何生命迹象的粪堆里就能平白无故地产生出生命，那只是被某种表面现象遮住了双眼，那个粪堆只是载体，只是孕育生命和生命繁衍发展的温床。

二、微生物学的诞生：巴斯德的故事

　　自古以来，人们一直都在思考着一个问题，即生命是如何产生的？

　　有一种观点认为，在自然界中，有许多小生命是自动产生的，这就是生命的自然发生说。持有这一观点的人说，像苍蝇、蛆甚至老鼠之类的动物都是在肮脏的环境中自然产生的。曾经有很多人相信自然发生说。

　　到了 17 世纪，自然发生说开始遭到质疑，意大利托斯卡纳宫廷生物学家弗朗西斯科·雷迪（Francesco Redi，1626—1698）在《昆虫繁衍实验》中详细探讨了这个问题。雷迪拥有罕见的洞察力，指出腐败物中的蛆虫是通过某种渠道从外界引入的。他通过实验确定，蛆和蠕虫均来源于卵。

　　雷迪的实验设计非常简单，但能直截了当地说明问题。他用非常细密的那不勒斯纱布覆盖住腐败物，结果发现卵聚集在纱布上，这充分证明蛆虫并非自腐败物中生成。不过，雷迪还是认为水果、蔬菜和植物的叶子可以自发生长出虫子。

　　有关生命是否自发生成的争论并未平息。这种情况一直延续到了19 世纪后半叶，由于法国微生物学家、化学家路易·巴斯德（Louis Pasteur，1822—1895）和英国科学家约翰·丁达尔（John Tyndall，1820—1893）的工作，这一问题才得以解决。而正是由于巴斯德的杰出工作，才促成了微生物学这门学科的诞生。

1843 年 8 月，巴斯德考入大名鼎鼎的巴黎高等师范学院，攻读化学和物理专业。1846 年，巴斯德从巴黎高等师范学院毕业，毕业后来到了著名化学家、溴的发现者巴拉尔（Antoine Jerome Balard，1802—1876）的实验室，给巴拉尔当助手，同时攻读博士学位。

当时，法国的酿酒业非常发达，这也促使巴斯德研究酒精发酵问题，正是对发酵问题的研究，使巴斯德开创了一门崭新的学科——微生物学。

1. 拯救酿酒业

1854 年 9 月，巴斯德担任里尔工学院院长兼化学系主任，那时候，他对酒精工业产生了兴趣，而制作酒精的一道重要工序就是发酵。

当时，酒厂经常出现一个问题，即放置久了的葡萄酒和啤酒会变酸，这使法国的酿酒工业蒙受巨大损失，酿酒师为此非常苦恼。他们请巴斯德来解决这一问题。巴斯德通过显微镜的观察发现，未变酸的酒里有一种圆球状的酵母菌，而变酸的酒里的酵母菌变得很长，这表明，在酒里存在着两种不同的酵母菌，前者产生酒精，后者产生乳酸（使酒精发酵）。

巴斯德发现，发酵时所产生的酒精和二氧化碳气体均由酵母分解糖得来。这个过程即使在没有氧的条件下也能发生，他认为发酵就是酵母的无氧呼吸，控制它们的生活条件是酿酒的关键环节。

发酵过程不需要氧气，但需要活的酵母菌。因此，发酵是生物学过程而不是化学过程。在弄清楚了发酵过程的微观机制后，巴斯德就着手解决葡萄酒或啤酒的变酸问题。道理很简单，酒酿制好以后，如果能把酒中的杆状酵母菌除去，酒变酸的问题就能迎刃而解，否则它们会继续使酒变酸。巴斯德经过多次实验发现，慢慢将酒加热到 55℃，就可以杀死酒中的乳酸杆菌，再将它们密封起来，酒就不会变酸了。这就是我们常说的巴斯德杀菌法，这种方法不仅能防止葡萄酒和啤酒变酸，还能防止牛奶变酸。

为了说明自然发生说的错误，巴斯德精心设计了一个实验，他将肉汤倒入一个瓶内，加热后密封起来，过了许多天，肉汤依然完好。他由此得出结论，肉汤之所以变坏，是因为空气中的微生物进入了肉汤之中。这都是微生物惹的祸。

19世纪80年代，英国皇家研究院的丁达尔教授在实验中发现，给某些溶液消毒很费事，他经过很多次摸索后设计了一种间歇式消毒法，即先短暂加热溶液（大约一分钟），稍等一会儿后再次加热，接着将这个过程重复几次。据说，那些经过一个小时持续加热仍然无法完全消毒的溶液使用这种消毒技术，也只需五次短暂加热即可。后来，人们把这种消毒方法叫作丁达尔法。

看起来这是一个很奇怪的现象。当时的人们既感到好奇又不知道其中的奥秘。后来，德国植物学家、细菌学家费迪南德·科恩（Ferdinand Cohn，1828—1898）发现了杆菌的生活周期，才明白这种方法恰好是对症下药。

科恩是巴斯德的同事，他发现杆菌是由一种小圆颗粒（即孢子）发育而成的，杆菌虽不耐热，孢子却耐热。丁达尔法消毒恰好是趁微生物以杆菌形态存在时杀灭它们，不给它们复活的机会。

丁达尔通过实验得出结论：空气中传播着大量微生物，正是它们的存在使很多食品腐败。这些重要结论不仅消除了曾流行一时的自然发生论，还体现在其他应用上。它使得人们对于疾病传播和伤口腐烂的原因有了更充分的了解，并为巴斯德后来的研究提供了帮助，例如，在防止牛奶变酸研究中使用的"巴斯德消毒法"，将牛奶在65℃加热半小时就可以消灭导致牛奶变酸的那种通过空气传播的细菌。

丁达尔本来是物理学家，我们很多人之所以知道他主要是他首先发现和研究了胶体中的丁达尔效应，即胶体中分散质微粒的散射光特性。

微生物学的建立可能是生物学史上可以与进化论相媲美的最伟大成就之一，它确立了生物界除众所周知的植物、动物之外的另一大类生物的存在。更重要的是，它揭示了疾病产生的原因是微生物在作怪，从而指明了治疗疾病的正确途径。

2. 解决病蚕问题

1865 年，法国蔓延着一种丝蚕病，使法国南部的养蚕业和丝绸工业蒙受巨大损失。研究蚕病的委员会把解决这个棘手问题的任务交给了巴斯德，巴斯德带着显微镜来到法国南部，从患病的丝蚕及桑叶中发现了两种微小的寄生物，正是它们导致了丝蚕生病。

病蚕的身上长满棕黑的斑点，就像粘了一身胡椒粉，法国人因此把这种病叫作胡椒病。得了病的蚕，有的孵化出来不久就死了，有的挣扎着活到第 3 龄、第 4 龄后也挺不住死了。极少数的蚕结成茧子，可钻出茧的蚕蛾残缺不全，它们的后代也是病蚕。当地的养蚕人想尽了一切办法，仍然治不好蚕病。

巴斯德用显微镜观察后认为，正是这种棕黑斑点感染到桑蚕和桑叶，为了证明胡椒病的传染性，他把桑叶刷上这种致病的微粒让健康的蚕吃了，健康的蚕立刻染病。巴斯德还指出，放在蚕架上面格子里的蚕的病原微生物，可通过落下的蚕粪传染给下面格子里的蚕。

巴斯德说，消灭蚕病的方法其实很简单，那就是把所有被感染的蚕及污染的桑叶毁掉，用健康的桑蚕从头做起。这个办法挽救了法国的养蚕业。

3. 发明疫苗

从细菌学发展到免疫学，是生理学理论的巨大创新，也推动了人类文明和科学事业的进步。免疫的最早概念源于人们对天花的预防。天花是一种极为常见的流行病，在人们懂得接种免疫之前，几乎每个人都得过天花。这是一种特别可怕的疾病，许多人因此而丧失生命。幸存下来的不是毁容，就是脸上长满了麻子。

不过，人们也发现，那些得过轻微天花的人一旦病愈，以后就不会再患这种病了。这也意味着那些人已经获得了永久免疫力。这一现象启发人们，如果人为接种，就有可能获得免疫。16 世纪，中国人就已经开始接种人痘，即从轻微天花病人身上人工接染此病，从而达到预防的目的。

后来，这一方法通过丝绸之路传到了阿拉伯世界，阿拉伯人又把这一方法传到了欧洲。欧洲人如获至宝，大力宣传。但是接种人痘不怎么可靠，因为你不能保证被接种者只患了轻微的天花。

英国医生爱德华·琴纳（Edward Jenner，1749—1823）发现，那些经常在农场挤牛奶的人从来不会得天花病，这让他感到非常奇怪，后来的研究证明，农场的牛也会患一种类似于天花的病，叫作牛痘，只是比人身上的天花病轻微。而那些挤奶的人经常与得过牛痘的牛在一起，可能已经获得了免疫。于是，琴纳做了一些实验，实验结果证实确实如此。1798 年，琴纳宣布了这一重要发现。从此，接种牛痘从不列颠岛推广到了欧洲大陆。琴纳也成为人类历史上第一个征服这一疾病的医生。

疫苗是我们非常熟悉的，也可以说与我们的生活息息相关。我们从小就接种过多种疫苗，这也是现代医学的发展带来的好处，因为它能使我们免除许多疾病。

1881 年，巴斯德改进了减轻病原微生物毒力的方法，他观察到患过某种传染病并痊愈的动物，以后对该病就有了免疫力。据此用减毒的炭疽、鸡霍乱病原菌分别免疫绵羊和鸡，获得成功。这个方法大大激发了科学家的热情，人们从此知道利用这种方法可以预防许多传染病。

1882 年，巴斯德当选为法兰西科学院院士，同年开始研究狂犬病，证明病原体存在于患兽唾液及神经系统中，在此基础上制成病毒活疫苗，成功地帮助人对该病获得了免疫力。按照巴斯德免疫法的思路，医学科学家研制了防止若干种危险病的疫苗，成功地预防了伤寒、小儿麻痹（脊髓灰质炎）等疾病。

说到狂犬病，人们自然会想到巴斯德那段脍炙人口的故事。在细菌学说占据统治地位的年代，巴斯德并不知道狂犬病是一种病毒病，但以往的科学实践使他意识到，有侵染性的物质经过反复传代和干燥，会减少其毒性。他将含有病原的狂犬病的延髓提取液多次注射兔子后，再将这些减毒的液体注射狗，狗就能抵抗正常强度的狂犬病毒的感染。

1885 年，人们把一个被疯狗咬得很厉害的 9 岁男孩送到巴斯德那

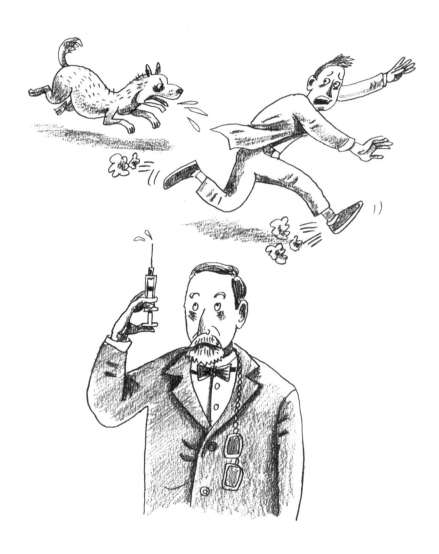

微生物学家巴斯德

里请他抢救，巴斯德犹豫了一会儿，就给这个孩子注射了毒性减到很低的上述提取液，接着注射毒性较强的提取液。巴斯德的想法是希望在狂犬病的潜伏期过去之前，能使这个孩子产生抵抗力。结果真的挽救了孩子的生命。

1889 年，巴斯德发明了狂犬病疫苗，他指出，这种病原物是某种可以通过细菌滤器的"超微生物"。当时，欧洲的狂犬病患者都涌向巴黎，因为那里有他们的救星，巴斯德的诊所因而拥挤不堪，法国政府为此专门成立了巴斯德研究所，以救治世界各地的狂犬病患者。

人们常将巴斯德同英国医生琴纳相比。琴纳发明了一种抵御天花的疫苗，而巴斯德在防治很多种疾病方面更是卓有成效，他使医学在治病救人方面显示出了无与伦比的力量，这也证明了科学的力量和在人类文明发展中所起的巨大作用。

发现胶体溶液丁达尔现象的物理学家丁达尔就曾热情洋溢地说："就流行性疾病来说，医学不久将从庸医的医术中解放出来，而具有真正的科学基础。在完成这一巨大转变的科学家中，我们首先应该记住巴斯德。"

4. 发现了旋光现象

当时，很多科学家热衷于研究晶体，巴斯德对此也很感兴趣。巴斯德喜欢酒，他注意到制酒时酒石酸的晶体会在发酵过程中沉积，于是选择酒石酸作为研究对象。其实，在发酵槽中沉积的不只是酒石酸，还有另外一种，人们把它叫作类酒石酸。但它们的化学组成相同。

让科学家感兴趣的是，酒石酸溶液和类酒石酸溶液的性质大不相同，平面偏振光通过酒石酸溶液时会产生右旋光，通过类酒石酸溶液时则没有任何旋光现象。为什么分子式相同的化合物会有截然不同的光学特性？这一时令化学家迷惑不解。

巴斯德凭直觉认为，这很可能与它们的晶体结构有关。他用镊子慢慢挑出酒石酸晶体，发现此类晶体不是完全对称的，有一面较长，这可能就是它的溶液能使平面偏振光产生右旋的原因。

巴斯德假设类酒石酸的晶体应该是对称的，这样它的溶液才不会使平面偏振光发生旋转。当他将类酒石酸晶体挑出来观察后发现，某些结晶较长的晶面在左边，某些结晶较长的晶面在右边，这时他才恍然大悟，这正是解释为什么类酒石酸的溶液没有光学活性的关键所在。

当他把所有较长的晶面在左边的晶体挑出并溶解，然后将平面偏振光通过溶液，迅即产生左旋现象；将所有较长的晶面在右边的晶体挑出并溶解，然后将平面偏振光通过溶液，迅即产生右旋现象。这意味着，类酒石酸溶液不具有光学活性，是因为它们是两种晶体的混合物，它同时具有左旋和右旋的光学特性，等量混合后相互抵消，也就是我们常说的外消旋现象。

左旋体和右旋体组成一样，看起来很相似，就像我们的左手和右手，所以我们把这种现象也叫作手性现象。

5. 科学王国里最完美无缺的人

巴斯德一生进行了多项探索性研究，取得了一系列重大成果，他是 19 世纪卓有成就的科学家之一。他用一生的精力证明了三个科学问题。①每一种发酵作用都是由于一种微生物的参与。他发现用加热的方法可以杀灭那些让葡萄酒、啤酒或牛奶变酸的微生物。很快，巴氏灭菌法便应用在各种食物和饮料上。②每一种传染病都是因为一种微生物在生物体内作怪。③传染病的微生物，在特殊的培养之下可以减轻毒力，使它们从病原体变成防病的疫苗。他意识到许多疾病均由微生物引起，于是建立起了微生物理论。

巴斯德不仅是理论上的天才，还是善于解决实际问题的高手。他于 1843 年发表的两篇论文，即《双晶现象研究》和《结晶形态》开创了对物质光学性质的研究。1856—1860 年，他提出了以微生物代谢活动为基础的发酵本质新理论，1857 年发表的《关于乳酸发酵的记录》是微生物学界公认的经典论文。1880 年后，他又成功地研制出鸡霍乱疫苗、狂犬病疫苗等多种疫苗，这些工作引起了医学实践的重大变革。

如果说牛顿奠定了经典力学的理论基础，那么巴斯德则开辟了微生物学的研究领域，他创立了一整套独特的微生物学的基本研究方法，即"实践—理论—实践"的方法。他是近代微生物学的奠基人，微生物学的创立是生物学发展史上的一个重要里程碑，这门学科足可以与进化论相媲美。从巴斯德开始，我们知道了生命世界的另一个大类，这就是微生物。

巴斯德研究了微生物的类型、习性、营养、繁殖、作用等，他的一系列工作奠定了工业微生物学和医学微生物学的基础，并开创了微生物生理学。在微生物学理论指导下，在战胜诸如狂犬病、鸡霍乱、炭疽病、蚕病等方面取得了举世瞩目的成果。自他之后，整个医学迈进了微生物学时代，并得到了空前发展。

美国学者麦克·哈特（Michael H. Hart，1932—　）所著的《影响人类历史进程的 100 名人排行榜》中，巴斯德名列第 12 位，可见其在人类历史上巨大的影响力。他也是登上法国邮票的少数科学家之一。他发明的巴氏消毒法直到今天仍在应用。世人都称赞他是"进入科学王国的最完美无缺的人"。

三、遗传学的创立：孟德尔的故事

奥地利生物学家孟德尔（Gregor Johann Mendel，1822—1884）天资聪颖，但由于家境贫寒而缺乏系统和完整的教育。1840 年，孟德尔考入奥尔米茨大学哲学院学习，后因家贫而辍学。辍学后进入奥古斯丁修道院做修士，在当时的条件下，这首先可以解决生计问题。1847年，孟德尔被任命为神父。1851 年，修道院送他到维也纳大学学习自然科学课程，在此期间，他选修了数学、物理、化学、动物学和植物学等课程，做了一些实验。1853 年，孟德尔回到修道院继续当神父，并在附近的布吕恩技术学校担任物理学和博物学的任课教师。

在维也纳大学的两年时间里，孟德尔并没有表现出过人的才华，算是按部就班地修完了课程，但这两年一定是他人生当中的重要驿站，他对科学的理解，特别是对生物学的兴趣和研究素质很可能就是这两年时间培养起来的。

1. 进化的困惑

进化确实在发生。虽然达尔文给自己的书取名《物种起源》，但在本质上，达尔文并没有解释清楚新的物种是怎样诞生的。苏格兰工程师弗莱明·詹金（Fleeming Jenkin，1833—1885）发现了这个问题，指出了达尔文理论的明显不足。

这个不足表现在对生命遗传现象的解释方面，这也是进化论容易受到攻击的软肋。自然选择毕竟缓慢，而物种的变异却一代接着一代地发生，那些有利的变异会不会在自然选择尚未起作用时就消失呢？达尔文也十分清楚，这一不足会影响进化论思想的传播，所以他后来越来越倾向于采纳拉马克关于"获得性遗传"的观点，以此来补充他的自然选择学说。

进化论揭示了生物在自然选择条件下遗传与变异的相互作用。虽然每一代物种都出现某种程度的变异，但只有那些与环境相适合的变异才被保留下来。变异确实重要，遗传同样是一个绕不过去的问题。

18世纪中叶，人们就开始进行植物的杂交实验。在后来的一个世纪，人工杂交技术有了长足发展，在这个过程中，科学家提出了性状"显性"的概念。但由于实验规模小，并没有研究几代以后的情况，更没有研究不同性状的数量比例，因而没有发现遗传规律。

2. 豌豆杂交实验

但这些科学家的工作给后继者提供了一种有益的启示。最终在遗传学领域取得突破的是孟德尔，孟德尔的研究工作奠定了遗传学的基础，也标志着遗传学的诞生。孟德尔进行遗传研究的植物是我们最熟悉的豌豆，因为它们便宜，容易种植，而且它们的授粉是可控的。

从1856年开始，孟德尔在修道院的花园里进行了8年的豌豆杂交实验，共栽培了5000多株豌豆。他认真实验，一心一意收集数据，在大量实验的基础上，他把主要精力放在定量分析上，力求得到实验结果的数量关系。

在着手实验之前，孟德尔花了两年时间培育研究所需的标本。他选择了 7 种不同的豌豆，在助手的帮助下，他开始反复种植这些豌豆，并将其中的 3000 株进行杂交。这项工作说起来容易，做起来其实非常枯燥和琐碎，在这个过程中，细致和耐心必不可少。为了防止意外授粉，必须不厌其烦地记录豌豆种子、豆荚、叶子、茎和花在生长过程中，以及在外形方面的细微差别。

孟德尔选择 7 对相对性状的豌豆进行杂交，发现杂种第一代只有一种性状得到表现。然后他使子一代自花授粉，发现了二代中有两种性状分离出来，两种性状的比例大约为 3:1。孟德尔指出，这是一种统计学意义上的规律性。例如，当高茎豌豆与矮茎豌豆杂交时，所产生的后代全是高茎的，而让这些后代相互交配培育出来的杂种第二代，高茎和矮茎的比例总是 3:1。其他性状的遗传也符合这一规律。

为了解释这一实验结果，孟德尔假定生物体内存在着一种遗传物质，他把这种物质叫作因子。每一个因子决定一种性状，它们在细胞中都成对存在，分别来自雄性亲本和雌性亲本。在纯种中成对因子是相同的，在形成配子（精子和卵子）时，成对因子相互分离，使每一个配子只含成对因子中的一个，彼此独立，不会相互中和或抵消。

当不同因子相结合时，其中一个因子占压倒性优势，这就是显性因子，它所决定的性状就是显性性状，而另一个因子就是隐性因子。只有当两个隐性因子相结合时，隐性性状才能表现出来。杂种所产生的不同配子，数量相同，相互结合的机会也完全相等。他没有看到性状的混合，所以他认为因子是颗粒状的，这就是分离定律。

依据上述假说，孟德尔成功解释了 3:1 的规律。他说，代表高茎的遗传因子是显性的，代表矮茎的遗传因子是隐性的，因此，杂交产生的第一代后代全都是高茎的。而它们相互交配生成的杂种第二代中，代表茎高矮的这对遗传因子有四种可能的结合方式：高茎和高茎、高茎和矮茎、矮茎和高茎、矮茎和矮茎。其中前三种结合方式表现出来的都是高茎，只有第四种情况才表现为矮茎，因此，高茎和矮茎之比总是 3∶1。

为了考察显性和隐性的性状遗传的普遍性问题，孟德尔又研究了其他一些性状，发现了类似的遗传规律。他用光皮豌豆和皱皮豌豆进行杂交，光皮是显性性状，皱皮是隐性性状；他又用紫花豌豆和白花豌豆进行杂交，紫花是显性性状，白花是隐性性状。结果显示，它们后代的花色性状的分配规律也正好是 3∶1。

孟德尔又对两对或多对遗传性状在后代中出现的情况进行了研究，发现各种遗传因子自由结合的机会均等。他把这叫作自由组合定律。

豌豆实验之后，为了检验结论的正确性，孟德尔又对玉米等其他植物进行了类似的实验。经过多年实验，孟德尔掌握了大量数据。他对这些数据进行了整理和总结，写出了研究论文《植物杂交实验》，论文的核心思想是，植物种子内存在稳定的遗传因子，它控制着物种的性状，每一性状由来自父本和母本的一对遗传因子所控制，它们只有一方表现出来，另一方不表现出来，不表现的一方并不消失，它在下一代会以 1∶4 的比例重新表现出来。孟德尔发现遗传定律是生物学发展史上的一个里程碑事件。

3. 寻求支持

论文《植物杂交实验》发表后，孟德尔迫不及待地给瑞士著名的植物学家耐格里（Karl Nageli，1817—1891）寄了一份，希望能够引起耐格里的注意。

早在 1844 年，耐格里就提出了生物通过内在动力发生进化的理论，耐格里说，细胞也具有其内在结构，但还不是生命的基本单元，比细胞更小的分子团组成了细胞，它们才是生命的基本单元。19 世纪 60 年代，耐格里进一步指出，某些分子团里面含有遗传物质，耐格里把它叫作细胞种质。耐格里不相信单靠自然选择这样的外力就能发生进化。从这个角度看，耐格里是进化论的反对者之一。

孟德尔之前就已经读过耐格里的论文，特别是看到了其中的细胞种质说后很有感触。孟德尔认为，自己以前做的那些豌豆的育种实验就能证

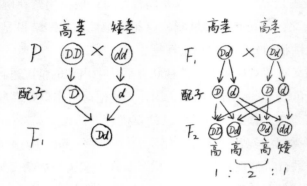

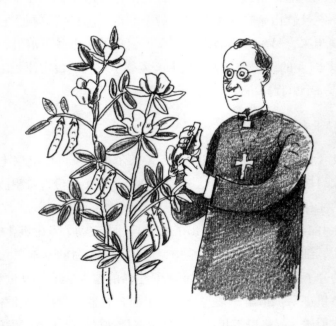

遗传学家孟德尔

明耐格里细胞种质说的正确性。这正是孟德尔把论文寄给耐格里的原因。

耐格里是孟德尔那个时代著名的学术权威，从某种意义上说，耐格里的支持对孟德尔理论的前途有至关重要的作用。可是，耐格里对孟德尔的论文并不感兴趣，他特别厌烦孟德尔论文中的那些复杂的数学计算。耐格里深受德国自然哲学的影响，十分崇尚那些恢宏的体系和富有哲理的思辨；而孟德尔的论文恰好相反，只注重细节和琐碎的事情，包括数学计算。这可能就是耐格里不感兴趣的原因。

但耐格里还是很有礼貌地回了一封信，信中建议孟德尔培育山柳属科植物，因为他怀疑孟德尔在豌豆实验中所说的纯种不一定就是纯的。孟德尔按照耐格里所说的去做实验，但他很快发现山柳属植物并不具备研究遗传性所必不可少的特点。

很明显，耐格里并未认真阅读孟德尔的论文，甚至根本就没有读。孟德尔有些灰心丧气，此后再没有进行过遗传性研究，而是转向种植良种蔬菜，从事蜜蜂、老鼠、太阳黑子之类的研究，也只是消磨时光而已。1868 年，孟德尔被选为修道院院长，整天忙于修道院的日常事务，连这些消磨时光的爱好也越来越少了。

4. 寂寞的学术

一个学者最大的寂寞就是缺乏学术上的知音。孟德尔就是这么一个人，在这一方面，达尔文却要轰轰烈烈得多。

达尔文和孟德尔一起为 20 世纪的生命科学奠定了基础：达尔文发现所有的生物都是互相关联的，归根结底，它们"源自同一个祖先"。而孟德尔的工作则从机制上为这一切是怎么发生的提供了合理解释。

达尔文和孟德尔是同一个时代的科学家，虽然生活在不同的国家，相隔万水千山，但相互之间对对方所做的工作应该有所了解。实际上，孟德尔身边就有一本德文版《物种起源》，并在上面做了详细注释。据说达尔文对豌豆的变异和培植也很感兴趣，但他好像没有读过孟德尔的论文。

就在达尔文因为自己学术上的漏洞而深感困惑时，他不知道，孟德尔的研究成果正是解惑释疑的一把钥匙。

1882 年，达尔文去世。两年后，孟德尔也在默默无闻中撒手人寰，直到生命的最后一刻，他对自己的开创性研究成果还有些怀疑，并不知道自己研究工作的重要意义。尽管他为《物种起源》做过注，还是没有意识到他的遗传学研究正好可以为生命的进化理论提供支撑。

1891 年，耐格里去世，他在遗传学研究领域的最大失误就是没有发现孟德尔的价值。比耐格里稍晚一些的德国生物学家魏斯曼（August Weissmann，1834—1914）认为，影响变异的不仅有外部因素，也有内部因素，内部因素甚至更加重要。达尔文的进化论强调了变异而忽视了遗传。实际上，遗传的稳定性对进化过程具有决定性影响。

1900 年，荷兰植物学家德弗里斯（Hugo de Vries，1848—1935）、德国植物学家科伦斯（Carl Correns，1864—1933）和奥地利植物学家丘尔马克（Erik von Tschermak，1871—1962）对他们各自的杂交实验结果进行了总结，结果几乎是同时发现了遗传学定律。在公布自己的研究成果之前，三个人不约而同地查询了前人的文献，结果令他们大吃一惊，一个叫孟德尔的奥地利人 30 多年前就发表了相关论文。

孟德尔的实验结果与他们的实验结果没有多少差别。这三位科学家非常理性地把功劳和荣誉归于孟德尔，在发表研究成果时，都认为自己的工作只是证实了孟德尔的遗传定律。荣誉应该归于孟德尔——一位从前默默无闻的修道士。

这时，距离孟德尔去世已经过去了整整 16 年。在科学发展史上，人们把这件事情叫作"孟德尔遗传定律的再发现"。从此，孟德尔被公认为近代遗传学的奠基人。

四、为实验生理学奠基

对生命现象的探究是个古老的课题，根本在于，生命现象究竟能不能用那些在非生命现象中发现的自然规律来解释？

17世纪的学术界有两种论调，一种是机械论，一种是活力论。前者认为，可以用在非生命现象中发现的自然规律来解释生命现象，他们有一系列生动形象但未必准确的类比，如把嘴比作钳子，把胃比作曲颈瓶，把静脉和动脉比作水压管，把心脏比作发条，等等。后者对此持否定态度。一种新的学科就在两种论调的争吵或争鸣中诞生，这就是实验生理学。

在牛顿力学之后，虽然机械论大行其道，但一进入生命体系中就显得非常笨拙。可以肯定的是，不能用那些在非生命过程中发现的自然规律来解释生命现象。虽然如此，由于当时再没有更好的解释，特别是化学作为一门学科还不怎么成熟，机械论还有很大市场。

转折发生在19世纪。自从拉瓦锡提出了氧化学说，将化学建立在真正科学的基础上，生理化学的研究逐渐兴盛起来。在发现了氧气、提出了氧化学说后，拉瓦锡本来准备着手研究人体生理学，却发生了法国大革命，雅各宾党人将拉瓦锡送上了不归路。

但法国有着深厚的化学基础，这就是培育实验生理学的最好土壤，这一门学科首先诞生在法国也是自然而然的。在这里要介绍两位做出突出贡献的科学家，一个是法国生理学家马让迪（Magendie，1783—1855），另一个是法国生理学家克洛德·贝尔纳（Claude Bernard，1813—1878）。

马让迪在解剖学方面很有建树，后来，他运用自己的解剖技术来研究生理学。他在用小狗进行实验时发现，脑脊髓的前神经根是运动神经，它直接与肌肉运动有关；而脑脊髓的后神经根是感觉神经，这一神经则与感觉有关。马让迪对各种形式的活力论表示质疑，他认为，运用物理化学原理能够解释生命现象。

真正奠定了实验生理学理论基础的是贝尔纳。贝尔纳出身贫苦，在教会学校里完成了初等教育后，在一家药店里当学徒。那时候他的梦想是成为一名作家，但这一梦想没有实现，还影响了工作，被药店店主解雇回家。后来，在一位高人的劝说下，他一边打工，一边在巴黎医学院学习医学。

拿到学位后，贝尔纳考取了医师资格证书，准备将来行医。那一段时间，贝尔纳忙于应聘。有一天，他的老师对他说："生理学家马让迪正想物色一个助手，你不妨去试一试。"这样，贝尔纳才成为马让迪的助手。

在马让迪那里，贝尔纳首先对消化作用进行了研究，他发现，胃不是唯一的消化器官，实际上，十二指肠在消化过程中起着更加重要的作用。由胰腺分泌出的液体，在十二指肠里帮助消化许多胃不太能分解的食物，特别是肉食。

贝尔纳还发现了肝脏中糖原的合成和分解对身体的作用。肝糖原是肝脏中一种淀粉样的物质，它由血糖（即血液中的葡萄糖）合成，又可以随时分解成葡萄糖。这是生命体系中一个典型的可逆过程。只要条件适宜，可逆过程就会保持一种动态平衡。在人体中，这一过程微妙地调节着体内的血糖平衡，使血液里的葡萄糖含量保持相对稳定。因此，肝糖原在肝脏中起血糖储备库的作用。

贝尔纳发现，有些神经使血管扩张，有些神经则使血管收缩。而血管的扩张和收缩可以控制体热的分布和温度的高低。热的时候，皮肤的血管就开始扩张，这样有利于散发热量；冷的时候，皮肤的血管就开始收缩，这样就可以保存热量。

生活中我们也会有一些类似的感受。举一个大家熟知的例子，冲热水澡的时候，如果热水的温度比较高，我们身体的毛细血管就会舒展开，这种身体的自动调节是对环境温度做出的一种应激反应，最主要的目的是散发体内的热量。完成这种自动调节功能的就是某些神经。通过自动调节，达到身体内部的自动平衡。

贝尔纳根据身体内部的自动平衡提出了生物体的内环境和外环境概念。生理学定义的内环境就是生物体各部分赖以进行生命活动的场所，而整个生物体周围的、与生物体活动有关的那一部分就属于外环境。内环境的稳定非常重要，外环境的适宜同样不可缺少。

取得这些研究成果离不开活体解剖。在动物解剖方面，贝尔纳不是一般的天才，连马让迪都不止一次地夸赞过贝尔纳，说贝尔纳的解剖技术非常高超。正是在马让迪那里，贝尔纳掌握了扎实的生理学知识，并把实验生理学推向了一个新的高度。

从 1847 年起，贝尔纳在法兰西学院任教。1855 年，马让迪去世，贝尔纳接替了马让迪的教授职位，也继承了马让迪活体解剖的传统，并卓有成效地用于研究生理学问题。他通过给活动物人工造瘘进行消化问题的研究，所谓人工造瘘就是将其消化管道通往体外。他通过给小狗进行活体解剖，研究关于糖原问题及体内的动态平衡。

令贝尔纳非常苦恼的是，他的妻子不仅不支持他的事业，还极力反对他这么做。因为她是一位虔诚的教徒，对活体解剖十分反感。她经常与贝尔纳吵架，有时候吵得天翻地覆。但贝尔纳还是我行我素，不改初衷。妻子拿这个痴迷过度和无可救药的丈夫没有一点儿办法，就经常给反活体解剖协会捐款，希望借他们的力量维护自己的信仰。

贝尔纳自有他对生命的理解，他不止一次对反对者说："只有通过实验才能建立生命的科学，我们只有牺牲了某些生命，才有可能将更多的生命从死亡中拯救出来。"

活体解剖和对事业的长期坚持成就了贝尔纳，1865 年，贝尔纳出版了《实验医学研究导论》，这是一部划时代的巨著，书中对过去实验生理学的重要成就进行了总结，在此基础上建立了生理学的崭新大厦。他指出，神秘的活力并不存在，所有的生命现象均有其物理和化学基础。在实验生理学发展史上，《实验医学研究导论》的地位举足轻重，甚至在整个生命科学史上也占有重要的地位。

贝尔纳既是法国科学院院士，又是拿破仑三世时的国会议员。他去世时，国会投票通过为他举行国葬，可见贝尔纳生前的威望和人缘之高。

第九章
从遗传因子到基因

进入 20 世纪，生物学领域取得的最伟大成就是分子生物学的诞生，从此，人类对生命的认识就进入了分子这一层次。

在此基础上，科学家不断探索纷繁复杂的生命现象，揭示生命遗传及进化的奥秘。现代遗传学就是其最重要的硕果。

一、在孟德尔研究的基础上

20世纪初，孟德尔蒙尘30多年的遗传定律突然间闪现出了迷人的光泽。1901年，孟德尔的两篇论文《植物杂交实验》和《人工授粉得到的山柳菊属的杂种》重新以德文发表。英国医生威廉·贝特森（William Bateson，1861—1926）把这两篇论文译成英文，在英国传播了孟德尔的学说。几年之后，贝特森首次提出"遗传学"一词，以定义生物遗传领域的这门新学科。为了使人们相信遗传的规律，贝特森继续做杂交实验，使人们认识到不连续性变异在遗传中的作用。

因为在当时的条件下，很多人，特别是那些科学家深受达尔文连续变异思想的影响，而根据孟德尔的学说，由于"遗传因子"的遗传作用，生物在进化过程中的变异就不连续，这与达尔文连续变异的进化思想大相径庭。所以，他们在接受孟德尔思想方面有些障碍。

孟德尔学说的一个核心概念是"遗传因子"。人们想要知道的是，"遗传因子"到底藏身何处？1879年，德国解剖学家沃尔特·弗莱明发现用苏木精可以把细胞核里的一种物质染成深色，这种物质就是染色质。3年后，弗莱明发现并描述了有丝分裂现象，弗莱明说，细胞开始分裂时染色质聚集成丝状，然后又分裂成数量相当的两半。人们后来就把染色质丝叫作染色体。

当人们开始认真考虑孟德尔的"遗传因子"概念时，就觉得没有比染色体更像"遗传因子"了。德国生物学家鲁克斯（Emile Roux，1853—1933）说染色体就是遗传物质。1902年，美国生物学家萨顿（Walter S. Sutton，1877—1916）指出，染色体同遗传因子一样，都是成对的，分别来自父本和母本。但染色体的对数很少，豌豆只有 7 对，人只有 23 对，而遗传特征的数量远远超过这个数字。萨顿猜测，一条染色体上可能有若干个遗传因子，贝特森通过豌豆实验支持了萨顿的猜测。1909 年，丹麦生物学家约翰逊（Wilhelm L. Johannsen，1857—1927）提出用基因来代替遗传因子的概念。基因的希腊文原意是"发生"的意思，用在这里倒也非常贴切。

二、摩尔根和他的《基因论》

萨顿的理论建立在猜测的基础上，没有实验根据，就不会取信于人。最终通过实验证实萨顿猜测的是美国生物学家托尼斯·亨特·摩尔根（Thomas Hunt Morgan，1866—1945），早年间，摩尔根对孟德尔的遗传理论持怀疑态度，后来的一系列研究使他认识到了孟德尔理论的重要价值。他将基因理论发扬光大，并使遗传学研究进入了细胞这一层次，正是摩尔根创立了细胞遗传学。

摩尔根的家庭属于名门望族，因此受到过良好教育。上大学时，摩尔根主修动物学，这一专业为他后来的研究生涯奠定了基础。1890年，摩尔根获得美国约翰·霍普金斯大学的博士学位。那时候，虽然他认为染色体和遗传有关，但对染色体上存在遗传因子这一说法持怀疑态度。

1908 年，摩尔根用果蝇进行遗传实验研究。他的实验说起来并不难，他让白眼果蝇和红眼果蝇交配，结果生出来的全是红眼果蝇。他又让这些红眼果蝇相互交配，生出的后代中，既有红眼果蝇，又有白眼果蝇，而且它们的比例总是 3：1。这真是太神奇了，孟德尔当年做豌豆杂交实验时就是这么一个结果。果蝇实验再次证明了孟德尔的遗传定律。

在果蝇实验中，摩尔根还发现了一个奇怪的现象，即几乎所有的

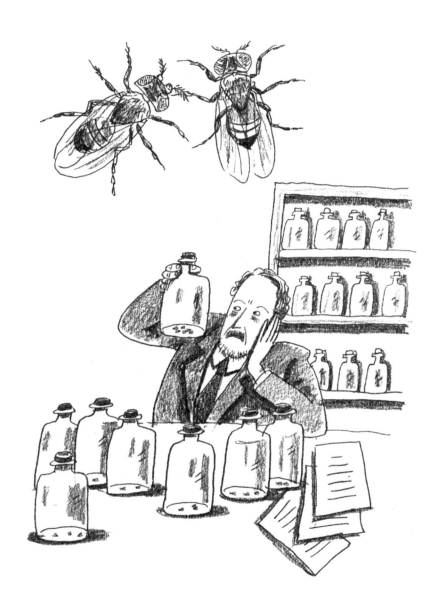

生物学家摩尔根

白眼果蝇都是雄性，这意味着白眼的遗传特征是雄性个体遗传。对此现象进行深入研究后，摩尔根提出了基因连锁的概念，从而证明了萨顿的一条染色体上存在多个基因的猜测。

1915 年，摩尔根出版了著作《孟德尔遗传机制》，他在这一具有开创性价值的著作中总结了果蝇实验的研究结果，用大量确凿的实验结果说明染色体是基因的载体。摩尔根擅长数学方法在生物学研究中的应用，他借助于数学方法建立了一个非常好的模型，精确计算了基因在染色体上的具体排列位置，给染色体-基因理论奠定了可靠的基础，推动了遗传学研究从定性描述到定量实验的过渡。

摩尔根在 1916 年发表的《进化论评论》中说，孟德尔的遗传理论是解释达尔文自然选择的钥匙，他自己只是充实和发展了这个理论，并用这个理论完善了达尔文的生命进化理论。

1926 年，摩尔根出版了他一生中最重要的著作《基因论》，该书系统展示了他的基因理论。摩尔根假定基因以直线形式排列在染色体上，他把代表某一特定性状的特定基因与某一特定染色体上的特定位置联系起来，基因就是染色体上占有一定空间的遗传单位实体，它在遗传中起重要作用，具体来说，它负责亲代到子代的性状传递，同时，基因还是个体发育的依据。

摩尔根认为，从基因到性状，属于胚胎发育的全部范围。限于当时的科学发展水平和认识能力，人们并不十分清楚基因作为一个实体的具体内涵，摩尔根还是预见到基因是一个化学实体。他说："我们仍然很难放弃这个可爱的假设，基因之所以稳定，是因为它代表着一个化学单元。"后来的生物学家或化学家的重要任务之一就是弄清楚基因的结构和功能。

现代遗传学的科学实践已经证实了摩尔根的预言。他的《基因论》也开创了细胞遗传学的新天地，为遗传学的发展树立了新的丰碑。由于在现代遗传学方面做出的突出贡献，1933 年，摩尔根获得了诺贝尔生理学或医学奖。

从摩尔根的工作中，我们深刻体会到，遗传学孕育了分子生物学，又是分子生物学的核心学科。

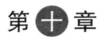

第十章

发现 DNA 的结构和功能

探索者的脚步从未停止。在寻找生命遗传的密码方面，DNA 双螺旋结构的发现是 20 世纪生命科学界最激动人心的事件之一。

DNA 就是脱氧核糖核酸，是生命过程中最重要的物质基础和遗传信息的载体。

美国生物学家摩尔根的基因理论虽然证明了染色体是基因的载体，基因是一种稳定的化学单元。但是，如果再往深探究，问题就会随之出现，基因到底是由什么物质构成的？遗传物质又是什么？

解决这个问题还有待于生物化学的进一步发展，直到 20 世纪 40 年代后期，人们才把遗传物质的基础锁定在 DNA 上。

一、核酸组成和结构基元的发现和证实

1869 年，瑞士生物化学家米歇尔（F.Miescher, 1844—1895）从脓细胞中分离出细胞核，用碱抽提后再加入酸，得到一种含氮和磷特别丰富的沉淀，米歇尔把它叫作核素。米歇尔在实验中发现，用胃蛋白酶分解细胞蛋白质的时候，细胞核缩小了一些，可是仍旧保持完整，说明这种酶不能分解细胞核。经过化学分析，米歇尔发现细胞核主要不是由蛋白质组成，而是由一种含磷的物质组成，这种物质显酸性。

1872 年，米歇尔又从鲑鱼的精子细胞核中发现了大量类似的酸性物质，有人在多种组织细胞中也发现了这类物质的存在。因为这类物质都是从细胞核中提取出来的，而且都具有酸性，因此称为核酸。

1911 年，美籍俄裔生物化学家莱文（P.A.Levene, 1869—1940）在实验中发现了两种不同的核酸：一种核酸中含有和普通糖类成分不同的核糖，叫作核糖核酸（RNA）；另一种核酸中的核糖少了一个氧原子，叫作脱氧核糖核酸（DNA）。

莱文发现，核酸的成分由四种核苷酸组成，每一种核苷酸都由碱基、磷酸和核糖三部分构成。虽然莱文发现了核酸的化学组成，但由于当时条件的限制，他对于核酸结构的测定却是错误的。他误以为核酸中四种碱基的含量相等，而提出核酸结构的"四核苷酸"假说，这一假说把复杂的核酸结构简单化了。在当时，由于没有更好的结构假说，核酸结构的"四核苷酸"假说还是被人们接受了。当时就有人提出染色体的主要成分是核酸，但人们无法理解结构如此简单的核酸能起到遗传物质的作用。

20 世纪初，化学家已经知道，蛋白质是由 20 种氨基酸的不同组合构成的复杂结构。有人设想，蛋白质有可能是遗传的物质基础。所以，在探索遗传物质的道路上，研究者们走了一段弯路。

20 世纪 20 年代，德国生理学家柯塞尔（A.Kossel，1853—1927）和他的学生琼斯（W.Johnew，1865—1935）通过研究证实了核酸的化学组成和基本结构单元，即它由四种不同的碱基，即腺嘌呤（A）、鸟嘌呤（G）、胞嘧啶（C）和胸腺嘧啶（T）及核糖、磷酸等组成。化学组成和基本结构单元看起来很简单，这种简单的单体结构是碱基-核糖-磷酸构成的核苷酸。此后进一步确定了核酸的两种存在形式，一种是 DNA，另一种是 RNA。

核酸的分子量比较大，一般由几千到几十万个原子组成，分子量从十几万至几百万不等，是一种典型的生物大分子。虽然它的基本结构单元屈指可数，但由于分子量非常大，它的空间结构及构象要复杂得多，这种复杂的结构决定了它的特殊性质。

二、DNA 是遗传的信息载体

1928 年，英国微生物学家弗雷德里克·格里菲斯（Frederick Griffith，1879—1941）在研究肺炎双球菌时发现，肺炎双球菌有两种类型：一种是 S 型双球菌，外面包有荚膜，不能被白细胞吞噬，具有强烈毒性；另一种是 R 型双球菌，外面没有荚膜，容易被白细胞吞噬，没有毒性。格里菲斯提取少量 R 型细菌，与大量已被高温杀死的有毒的 S 型细菌混在一起，注入小白鼠体内。

格里菲斯原本以为应该没有什么问题。结果却出乎意料，小白鼠全部死亡。检验它们的血液后发现了许多 S 型活细菌。这些活的 S 型细菌到底来自何处？格里菲斯反复分析后认为，一定有一种什么物质能够从死细胞中进入活的细胞中，改变了活细胞的遗传性状，把它变成了有毒细菌。这种能转移的物质，格里菲斯把它叫作"转化因子"。它能使无荚膜、无传染性的突变体转变为有荚膜、有传染性的正常型。

这件事情启发了细菌学家艾弗里（Oswald Theodore Avery，1877—1955），他认为这一工作很有意义，便立刻开始研究这种转化因子的化学成分。艾弗里等通过 10 年研究，证明了转化因子就是 DNA，这意味着遗传物质的基础是 DNA 而不是蛋白质。正是 DNA 将 R 型肺炎双球细菌转化成了 S 型双球细菌，它是这一过程中的信息载体。

可惜的是，这个重要发现没有被当时的科学界所接受，主要原因是过去错误假说的影响。以前科塞尔发现核酸时，莱文等曾错误地认为核酸是由四个含有不同碱基的核苷酸为基础的高分子化合物，其中四种碱基的含量为 1∶1∶1∶1。在这个错误假说的影响下，对艾弗里的新发现质疑声不断，很多人怀疑艾弗里分离出来的 DNA 不纯，真正起遗传作用的物质有可能是混杂在其中的蛋白质。他们说，很可能是在做实验时带入了其他蛋白质，才产生了与莱文假说不符合的现象。

面对广泛质疑，艾弗里精神压力很大，他也不敢坚持自己的实验结果，而是采取了一种模棱两可的说法："这种情况的发生可能不是核酸自有的性质，而是由于附着于核酸上的别的某些微量物质引起了遗传信息的作用。"

后来，美国生物学家德尔布吕克（M.Delbuck，1906—1981）的课题组用放射性同位素标记技术来追踪噬菌体内 DNA 和蛋白质的行踪，结果终于大白于天下，噬菌体的遗传信息载体是 DNA，而不是蛋白质。德尔布吕克发现噬菌体比细菌还小，只有 DNA 和外壳蛋白，构造简单、繁殖快，是研究基因自我复制的最好材料。所以，德尔布吕克的噬菌体研究小组开始选用大肠杆菌和它的噬菌体研究基因复制的工作。

1952 年，德尔布吕克噬菌体研究小组的成员阿尔弗莱德·赫尔希（Alfred Hershey，1908—1997）和玛莎·蔡斯（Martha Chase，1927—2003）用同位素标记法进行实验，进一步证明了 DNA 就是遗传物质基础。差不多与此同时，还有人观察到凡是分化旺盛或生长迅速的组织，如胚胎组织等，其蛋白质的合成都很活跃，RNA 的含量也特别丰富，这表明 RNA 与蛋白质的生命合成之间存在着密切的关系。

德尔布吕克研究小组的这个实验结果一公布，立即得到人们的公认。既然 DNA 是遗传的信息载体，那么它一定有复杂的结构，如果能知道它的结构，科学家就有可能知道它是如何控制遗传的，生命遗传的密码就会露出真面目。

这真是一石激起千层浪，全世界的生物学家和化学家都被这一美好研究前景所吸引，很多大学或研究机构的实验室开展这一研究，力图搞清楚 DNA 的结构。在这场学术精英的竞赛中，最终胜出的是美国生物学家詹姆斯·沃森和英国生物学家弗朗西斯·克里克。正是由于他们的工作，DNA 的双螺旋结构才清晰地呈现在我们面前。

三、结构逐渐清晰

1944 年，量子力学的奠基人、奥地利物理学家薛定谔（Erwin Schrodinger，1887—1961）出版了一本书——《生命是什么》。该书还有个副标题：活细胞的物理观。在这本篇幅不长的书中，薛定谔用量子力学的观点来论证基因的稳定性和突变发生的可能性。薛定谔本身就是数学大师，数理思维非常人能比，这使得他叙述问题娓娓道来，又严谨有序。

薛定谔说，一定有一种由同分异构的连续体构成非周期性的晶体，其中含有巨大数量的排列组合，编排成遗传密码。薛定谔认为，生命物质的运动必然服从于已知的物理学定律。

薛定谔针对生命问题提出的一些发人深省的见解对生物学家很有诱惑力，也有一部分富有才华的年轻物理学家不去研究物理学，而是转向研究生物学。克里克就是其中之一。20 世纪 50 年代后，核酸分析技术水平的不断提升及核酸提取和分离方法的不断完善，为研究核酸的结构和功能奠定了基础。

科学家对有关核酸的代谢，核酸在遗传及在蛋白质生物合成过程中的作用机理等都有了比较深入的认识。现代物理实验技术的提高为生物大分子化学的研究提供了飞翔的翅膀，特别是对相应晶体结构的测定。

莱文曾经指出，RNA 有四种碱基，而且这四种碱基的含量相等，在这个基础上莱文提出了核酸的结构模型。奥地利裔美国生物化学家查伽夫（Edwin Chargaff，1905— ）通过精密测定，发现莱文的核酸结构模型不可靠，因为他测定的结果是，四种碱基的含量并不相等。英国生物物理学家莫里斯·威尔金斯（Maurice Wilkins，1916—2004）和物理学家富兰克林（Rosalind Franklin，1920—1958）研究了 DNA 的晶体结构，给出了关于 DNA 结构的 X 射线衍射图，几乎在同一时期，美国结构化学家鲍林（Linus Carl Pauling，1901—1994）提出了 DNA 的三链模型。

四、DNA 双链模型的建构：沃森和克里克的非凡创造

看到了威尔金斯和富兰克林拍摄的 DNA 分子照片后，沃森和克里克立即对其进行了分析和研究，研究结果发表在 1953 年 4 月的《自然》杂志上。1962 年，沃森、克里克和威尔金斯由于这一研究成果共同获得诺贝尔生理学或医学奖。

沃森和克里克在论文中还提出了遗传物质 DNA 的复制机理。他们认为，DNA 分子能够准确地复制自己，即通过亲代 DNA 分子的复制生成子代 DNA 分子，这样，DNA 所贮藏的遗传信息就能够一代一代地传下去。

在《自然》上发表论文的那一年，沃森只有 25 岁，克里克稍微年长一些，也不过 37 岁。沃森获得博士学位后，来到英国剑桥大学卡文迪许实验室深造，正是在这里，他碰到了本来是研究物理的克里克。两个人原来所学专业不同，研究方向也相去甚远，唯一的共同之处是对生命本质及遗传密码的兴趣，浓厚的兴趣拉近了两个人的距离，包括他们的研究方向。他们认为，只有正确地解读出 DNA 的分子结构，

才有可能破解生命遗传的密码。从那时起，他们就开始合作研究。

　　DNA 结构的发现是科学史上最具传奇色彩的故事。发现它的方法是模型建构法，即类似于拼图游戏中常用的"拼凑"法。不过这需要出色的空间感觉、极强的想象力和逻辑推理能力。沃森 16 岁就从芝加哥大学毕业，获得动物学学士学位，22 岁时取得博士学位。克里克 21 岁从伦敦大学毕业，学的是物理专业。

　　人们已经知道 DNA 是一种细长的高分子化合物，有关 DNA 的研究相当热门，很多学者以此为时尚，争相在 DNA 的结构迷宫里展开竞赛。这又进一步催生了对生物化学的研究热潮。在研究 DNA 结构的科学家中，沃森和克里克是工作做得最出色的两位。当时，世界上最著名的研究小组有两个，一个是以物理学家威尔金斯和化学家富兰克林为首的英国皇家学院研究小组，他们主要用 X 射线衍射来研究 DNA 的结构；另一个是以化学家鲍林为首的美国加州理工大学研究小组，他们主要用模型建构法研究 DNA 结构。在这之前，鲍林已经用模型建构法发现了蛋白质的 α 螺旋结构。

　　1951 年 2 月，在意大利举行的国际生物大分子结构会议上，威尔金斯展示了他和富兰克林拍摄的一张非常精美的 DNA 的 X 射线衍射照片，一直对 DNA 结构有浓厚兴趣的沃森看到这张照片时，就想根据照片制作一个 DNA 模型。他把这一想法告诉了克里克，于是，两个人开始行动。

　　制作 DNA 分子结构模型的工作就在此背景下开始，他们仿照著名化学家鲍林构建蛋白质 α 螺旋模型的方法，根据结晶学数据，用纸和铁丝搭建脱氧核苷酸，并进一步延伸它们的结构。这看起来像是拼模型游戏，但又不是一般意义上的游戏。它是物质性质、化学理论、空间想象力和对 X 射线衍射照片理解力的综合运用。

　　后来，他们完成了以脱氧核糖和磷酸交替排列为基本骨架、碱基排在外面的双螺旋结构，同时也完成了以脱氧核糖和磷酸交替排列为基本骨架、但碱基排在内部且同型碱基配对的双螺旋结构。

　　在此之前，查伽夫对不同物种中 DNA 的碱基构成进行了分析。他发现，在实验误差范围内，腺嘌呤的含量总是和胸腺嘧啶一样，鸟嘌吟的含量总是和胞嘧啶一样。这一发现让查伽夫大为惊异。

1952 年，查伽夫访问剑桥大学，在做学术报告时介绍了他对人、猪、牛、羊、细菌和酵母等不同生物 DNA 进行分析的结果。查伽夫的结果表明，虽然在不同生物的 DNA 之间，4 种脱氧核苷酸的数量和相对比例很不相同，但无论哪种物质的 DNA 中，都有一个共同特点，那就是 A=T 和 G=C，这就是 DNA 化学组成的"查伽夫法则"，即碱基互补配对原则。学术报告之后，查伽夫专门到卡文迪许实验室访问，并向沃森和克里克详细解释了 A：T=G：C=1：1 的法则。

之后，理论化学家通过计算表明，DNA 的 4 种脱氧核苷酸中，A 与 T 成键，G 与 C 成键。这恰与"查伽夫法则"相一致。

DNA 分子结构模型已经呼之欲出。沃森和克里克用纸板做成了 4 种碱基的模型，以朝向中心配对的方向将纸板粘贴到骨架上，把两个单链进行了比画后发现，只有两条单链的走向相反才能使碱基完美配对，这正好与 X 射线衍射资料一致。

完整的 DNA 分子结构模型就这样搭建出来了。根据这个模型，DNA 分子是一个双螺旋结构，每一个螺旋单位包含 10 对碱基，长度为 34 埃[①]，螺旋直径为 20 埃。1953 年 4 月 15 日，沃森和克里克关于该模型的第一篇论文在《自然》上发表。

DNA 分子双螺旋结构模型的发现，是生物学和化学发展史上的里程碑事件，在科学上也具有深远影响。它奠定了分子遗传学的基础，为 DNA 复制提供了构型上的解释，消弭了多年来人们对 DNA 作为基因物质基础的疑虑。实际上，碱基互补配对不仅存在于 DNA 中，也存在于 RNA 中，只不过在 RNA 中与腺嘌呤互补的碱基不是胸腺嘧啶，而是尿嘧啶。

沃森和克里克从双螺旋结构模型中发现，两股链中，A 与 T 之间以及 G 与 C 之间的键联系在一起，这两条链是互补的，即 A 总是与 T 对应，G 总是与 C 对应。这意味着，如果知道了一条链的构成，就可以写出另一条链的序列。沃森和克里克还指出，这样的碱基互补配

---

① 1埃=10^{-10}米。

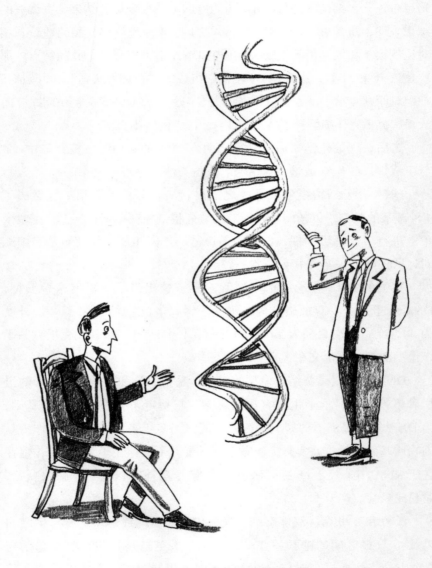

DNA的双螺旋结构是不是很神奇

对可能是复制的基础。

碱基互补配对使得相关碱基的游离端像两块拼板一样互相连接在一起，且相互共面，使它们相互连接起来的那种特殊的力就是氢键，正是氢键作用构成了 DNA 双螺旋结构中的碱基互补。在生物分子中或生物分子之间，氢键的存在至关重要。在 DNA 的脱氧核苷酸序列中，A 与 T 之间有 2 个氢键，G 与 C 之间有 3 个氢键，它们将两条链紧密相连。

这种联系使两条链的碱基部分相对，这暗示两条链是反向平行关系。由于两条多核苷酸链之间特殊的结构关系，相连的片段就被拧成了卷曲的螺旋，形状很像螺旋上升的楼梯，碱基对构成了楼梯的台阶，垂直于公共轴螺旋上升。磷酸-核酸骨架则形成了楼梯的扶手。

查伽夫从实验角度提出了碱基互补，沃森和克里克提出同一假说则更多的源于直觉和空间想象。他们的思想极富远见，均创造性地揭示了自然的序列和生命的结构。DNA 双螺旋结构的发现是分子生物学领域的划时代事件，从那之后，对生命科学的研究就进入了分子这一层次，沃森和克里克以及那个时代众多科学家的工作共同奠定了分子生物学的基础。通过 DNA 核苷酸顺序的分析测定，人们已经知道，一个 DNA 分子可以携带若干个遗传基因。

五、结构的延伸

目前，我们对 DNA 结构概貌的认识大致如下。DNA 的结构一般可划分为一级结构、二级结构、三级结构和四级结构四个水平。

DNA 的一级结构是指构成核酸的四种基本组成单位，即脱氧核糖核苷酸，通过 3'，5'-磷酸二酯键彼此连接起来的线形多聚体。

DNA 的二级结构是指两条脱氧核苷酸链反向平行盘绕所形成的双螺旋结构。DNA 的二级结构分为两大类：一类是右手螺旋，另一类是左手螺旋。也有的 DNA 为单链，一般见于较低等生物，如大肠杆菌噬菌体等。

DNA 的三级结构是指 DNA 中单链与双链或双链之间相互作用形成的三链或四链结构，也称为超螺旋结构。DNA 的超螺旋结构包括正、负超螺旋两大类。

超螺旋是克服张力而形成的。当 DNA 双螺旋分子在溶液中以一定构象自由存在时，双螺旋处于能量最低状态，常把这种状态称为松弛态。如果使这种正常的 DNA 分子额外地多转几圈或少转几圈，就使双螺旋产生张力，如果 DNA 分子两端是开放的，这种张力可通过链的转动而释放出来，DNA 就恢复到正常的双螺旋状态。但如果 DNA 分子两端是固定的，或者是环状分子，这种张力就不能通过链的旋转释放掉，只能使 DNA 分子本身发生扭曲，以此抵消所产生的张力，这就形成了超螺旋，实际上就是双螺旋的螺旋。

四级结构是 DNA 存在的一种形式。DNA 的四级结构是指在 DNA 双螺旋的基础上，进一步扭曲盘绕所形成的特定空间结构。超螺旋结构是四级结构的主要形式，在一定条件下，正、负超螺旋可以相互转变。

DNA 分子双螺旋结构稳定的原因在于，在双螺旋结构内侧，通过氢键形成的碱基对使两条脱氧核苷酸长链稳固地并联起来。同时，碱基对之间还有纵向相互作用力，这种作用力进一步加固了 DNA 分子的稳定性。各个碱基对之间的纵向相互作用力叫作碱基堆积力，它是由芳香族碱基 π 电子间的相互作用引起的。现在普遍认为，碱基堆积力是稳定 DNA 结构最重要的因素。此外，双螺旋外侧带负电荷的磷酸基团与带正电荷的阳离子之间形成离子键，它可以减少双链间的静电斥力，这对 DNA 双螺旋结构也有一定的稳定作用。

六、遗传密码的阐释和应用

　　由于碱基对的数量不同，碱基对的排列顺序也千变万化，这就构成了 DNA 分子的多样性。每一个 DNA 分子中，碱基对特定的排列顺序包含着特定的遗传信息，最终导致生命的不同特征。

　　自从 DNA 双螺旋结构确定以来，随着遗传学的分子机理，即 DNA 复制、遗传密码、遗传信息传递法则以及基因表达的调控相继被揭示，人们已完全认识到掌握所有生物命运的东西就是 DNA 和它所包含的基因，生物的进化过程和生命过程之所以不同，就是因为 DNA 和基因运作的轨迹不同。

　　1985 年，莱斯特大学的亚历克·杰弗里斯（Sir Alec John Jeffreys，1950—）教授发明利用 DNA 对人体进行鉴别的办法；从 1988 年起，DNA 开始应用在司法领域；1994 年 7 月 29 日，法国法律规定了使用基因标记的条件。

　　每一个人拥有约 400 万亿个细胞，这些细胞分布在皮肤、肌肉、神经等组织中，除了红细胞外，人体细胞都含有 46 条染色体。根据 DNA 可以断定两代人之间的亲缘关系，因为一个孩子总是分别从父亲和母亲身上接受一半基因物质。

　　当然，人们完全可以质疑 DNA 的可信度，两个人的染色体会不会相似？根据科学试验，这种可能性只有千万分之一，概率确实非常小。这是质疑之一。另一个让人担心的是，利用 DNA 对人体进行鉴别的时候会不会出错？客观地说，在所有过程中有可能出现差错，但最主要是在提取和化验标本的时候，标本也可能受到另一个人 DNA 的污染。为了保证 DNA 的可靠性，必须在提取标本和化验分析时严格把关。

由于人体约有 30 亿个碱基对构成整个染色体系统，而且在生殖细胞形成前的互换和组合是随机的，所以世界上没有任何两个人具有由 30 亿个核苷酸组成的完全相同的序列，这就是人的遗传多样性。通过遗传标记的检验与分析来判断父母与子女是否是亲生关系，称之为亲子试验或亲子鉴定。尽管存在遗传多样性，但每一个人的染色体只能来自其父母，这就是 DNA 亲子鉴定的理论基础。

如果检测到某个 DNA 位点的等位基因（一对染色体同一位置上的一对基因称为等位基因），一个与母亲相同，另一个就应与父亲相同，否则就有问题。

做鉴定亲子关系用得最多的是 DNA 分型鉴定。人的血液、毛发、唾液、口腔细胞等都可以用于亲子鉴定，十分方便。利用 DNA 进行亲子鉴定，只要检测十几至几十个 DNA 位点就可以，如果全部一样，就可以确定为亲子关系，如果有 3 个以上的位点不同，则可排除亲子关系，有一两个位点不同，则应考虑基因突变的可能，加做一些位点的检测进一步辨别。进行 DNA 亲子鉴定，否定亲子关系的准确率几近 100%，肯定亲子关系的准确率可达到 99.99%。

七、基　因　工　程

DNA 是一种长链聚合物，其中的碱基沿着 DNA 长链排列而成的序列，可组成遗传密码，指导蛋白质的合成。我们把读取密码的过程称为转录。

重组 DNA 是一种人工合成的脱氧核糖核酸。它是将一般不同时出现的 DNA 序列组合到一起而产生的。从遗传工程的角度看，重组

DNA 是把分离纯化或人工合成的 DNA（目的基因）添加到已有生物的基因组中，其目的是为了改变其原有性质，或获得其他性质，比如免疫。重组 DNA 与遗传重组不是一回事。它不是重组细胞内或染色体上已经存在的基因组，而完全是通过外部操作实现 DNA 的重组。重组蛋白质是由重组 DNA 合成的蛋白质。

DNA 重组技术是指采用人工手段将不同来源、含某种特定基因的 DNA 片段进行重组，以达到改变原始生物基因类型，进而获得特定基因产物的技术。1972 年，美国科学家保罗·伯格（Paul Berg，1926—）首次成功地重组了世界上第一批 DNA 分子，这一工作标志着基因工程的重要开端。它日益成为现代生物技术和生命科学的基础与核心。

1973 年，生物化学学家科恩（Stanley Cohen，1922—）和玻意尔（Herbert W. Boyer，1936—）第一次完整地建立起了基因重组和表达体系。1974 年，他们发表了相应的研究论文，论文描述了分离和放大基因或 DNA 片段，然后精确地把它们插入大肠杆菌细菌细胞中，由此制造出转基因大肠细菌。生物化学家沃纳·阿尔伯（Werner Arber，1929—）、丹尼尔·那森斯（Daniel Nathans，1928—1999）和汉弥尔顿·史密斯（Hamilton O. Smith，1931—）发现了限制性内切酶，大大提高了重组 DNA 技术的可操作性，为此他们获得了 1978 年的诺贝尔生理学或医学奖。

知道了 DNA 的重大作用和价值后，生命科学家就想，能不能在某些与人类利益密切相关的领域打破自然遗传的铁律，比如说通过基因调控手段，让患病者的异常基因回归正常状态，从而达到治病目的，这就是基因疗法。

科学家也可以把不同来源的基因片段进行"嫁接"，以产生新的品种，这就是转基因技术，用这一技术生产的农产品就是转基因作物，如转基因玉米。

迄今，DNA 重组技术已经获得了丰硕成果，并把人们带入一个不可思议的境地。DNA 重组技术最大的应用领域在医药方面，包括活性多肽、蛋白质和疫苗的生产、疾病发生机理、诊断和治疗、新基因的分离以及环境监测与净化。

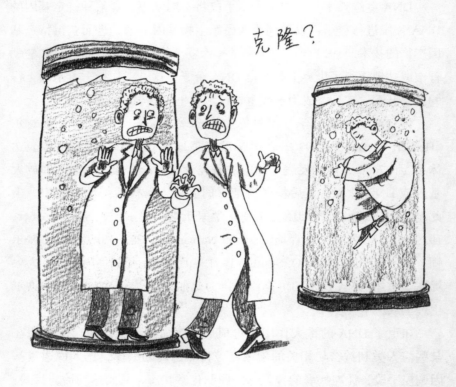

克隆技术是一把双刃剑，目前世界范围内关于要进行克隆人实验和坚决禁止克隆
人实验的论争，就是克隆技术直接给人类带来的一个社会问题

1997 年，克隆羊多利的出现意味着人类克隆自身已经不存在技术障碍。不过，科学技术也是一把双刃剑，它在造福社会的同时也有可能带来灾难或制造麻烦。一方面，基因技术向人类展示了它那"魔术师"般的魅力；另一方面，也有大量科学家对这种技术的发展表示担忧。

八、没有核酸，就没有生命

现在我们已经知道，各种生物体的细胞内部都有核酸，核酸分子结构的不同决定了其生物性状的表达不同。核酸的结构无疑蕴藏着大量的遗传信息，它通过指导蛋白质合成来表达生物的遗传性状。所以，大量事实证明，核酸是一切生物的遗传物质，与生物体遗传变异有密切关系。

我们已经知道了核酸，对它们的组成、结构和功能有了清晰的理解，对核酸、蛋白质结构和功能的不同及相互关系也基本清楚了。生命是蛋白质存在的形式，蛋白质是生命的基础。

在生命过程中，核酸之所以比蛋白质更重要，在于生命的重要性就是能自我复制，而核酸就是能够自我复制的单元。蛋白质根据核酸发出的指令进行合成。

病毒也以核酸为主体，壳体蛋白只不过充作其外壳，作为与外界环境的界限而已，当病毒进入寄生细胞繁殖子代时，就把外壳留在细胞外，只有核酸物质进入细胞内，并使细胞在核酸控制下为其合成子代的病毒。所以说，没有核酸，就没有蛋白质，也就没有生命。

第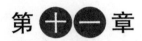章

生命物质的合成及性能

蛋白质是构成生命的重要基石，蛋白质与生命及各种形式的生命活动紧密联系在一起。可以说，没有蛋白质，就没有生命的形成，更没有人类的出现和丰富多彩的社会万象。

组成蛋白质的基本单元是氨基酸，氨基酸通过脱水缩合形成肽链，其中含有我们最熟悉的酰胺键（或肽键）。蛋白质是由一条或多条多肽链组成的生物大分子，每一条多肽链最多含有数百个氨基酸残基，各种氨基酸残基按一定的顺序排列。

叶绿素是我们最熟悉的物质，它的诞生意味着光养生物的出现，叶绿素的主要成分是卟啉镁，其结构是一种复杂的扁平碟状分子，它的特异功能是捕获太阳光，进行光合作用。

一、合成蛋白质

19 世纪末，生物化学家已经知道，蛋白质是由氨基酸组成的大分子物质，就像纤维素是由葡萄糖、橡胶是由异戊二烯构成的那样。不过也有不同，纤维素和橡胶分别只由一种基本结构单元组成，而蛋白质却由许多种不同的氨基酸组成。这也意味着，构成蛋白质的氨基酸的种类不同，蛋白质的结构随之发生变化。要弄清楚蛋白质的结构，必须从氨基酸这一基本单元着手。

氨基酸相互缩合的产物就是多肽，多肽链是蛋白质链的重要片段。在蛋白质链中，所有氨基酸都是 L 型（左旋类型）的。蛋白质中的侧链是把相邻的肽链拉在一起的重要因素。当一条链上带负电荷的侧链靠近相邻那条链上带正电荷的侧链的时候，它们就会形成静电键合。侧链上也有氢键，它可以起连接的作用。像胱氨酸这样的双头氨基酸可以把它的一个氨基-羧基结构插到一条链上，而把另一个氨基-羧基结构插到另一条链上。这样，两条链就被侧链上的两个硫原子连在一起而形成二硫键。

许多多肽链连在一起能够加强蛋白质的纤维。至此我们就会明白，为什么那些纤细、看起来不怎么结实的蜘蛛网会那么坚韧，为什么角质能形成像指甲、老虎的爪子、鳄鱼的鳞、犀牛的角那么坚硬的结构了。

虽然组建蛋白质长肽链的氨基酸只有 20 种，但构成蛋白质的氨基酸的数量可以很多，因此在理论上，蛋白质的种类是无穷多的。像人血白蛋白这样的蛋白质，就由 500 多个氨基酸组成，这些氨基酸可能

的排列方式高达 10^{600} 种，我们根本无法想象这个数字有多么庞大，可以明确的是，它比宇宙中已知的所有亚原子粒子还要多得多。

由此可见蛋白质的复杂。虽然蛋白质水解的最终产物都是 α-氨基酸，而且只有不到 20 种，而且还都是左旋的（其中的甘氨酸没有旋光性除外）。但我们也只是知道这些结果而已。至于这些氨基酸是按照怎样的序列构成蛋白质的，以及它们在生命过程中发挥了怎样的作用，确实是一个非常复杂的问题。所以，蛋白质化学研究面临的困难重重。

英国生物化学家桑格（Frederick Sanger，1918—2013）为此做出了开创性的工作。1953 年，桑格和他的研究小组成功破译了胰岛素的结构，胰岛素是一种比较小的蛋白质，分子量只有 6000。这是生物化学发展史上人类第一次弄清楚了一种重要蛋白质的分子结构。由于这项成就，桑格获得了 1958 年的诺贝尔化学奖。

在桑格研究思路的启发下和工作基础上，一些更大的蛋白质分子结构陆续被攻克。1959 年，化学家确定出，核糖核酸酶这种蛋白质分子是一个含有 124 个氨基酸的肽链。1960 年，科学家弄清楚了烟草花叶病毒的蛋白质的 158 个氨基酸。1964 年，人们知道胰蛋白酶含有 223 个氨基酸。

到 1967 年，这种测序技术实际上已经自动化了。瑞典血统的澳大利亚生物化学家埃德曼（P. Edman，1916—1977）设计了一种"测序器"，只需要 5 毫克纯蛋白质就能把氨基酸一个一个地分离和辨认出来。肌红蛋白链的 60 个氨基酸就是用这种方法测出来的，整个测序工作只用了 4 天时间。

弄清楚了多肽链上的氨基酸排列次序，才有可能按照这个次序把相应的氨基酸再连接起来，这就是多肽的合成。从多肽合成到蛋白质的合成也就跨越那么一小步。这项工作说起来容易，实际上却要艰难得多。

在实验室里最先合成的蛋白质是催产素，它是人体内具有重要生物功能的一种激素。催产素是一种非常小的蛋白质分子，只含有 8 个氨基酸。1953 年，美国化学家维格诺德（Vineent Du Vigneaud，1901—1978）成功地合成了一个和催产素分子完全一样的肽链，这种人工合成的肽确实具有那种天然激素所有的特性。维格诺德因此获得了1955年的诺贝尔化学奖。

此后，一些更复杂的蛋白质分子陆续被合成出来，但进展还是十分缓慢，因为每接上一个氨基酸，都要面临着产物的分离、纯化等步骤，还有副反应所带来的最终产率的越来越小。总之，这个办法非常费劲，远不如大自然合成的那么轻松和高效。

1959年，美国生物化学家梅里菲尔德（Robert Bruce Merrifield，1921—）所领导的研究团队开创了一个新方向，即把想要合成的那个肽链的头一个氨基酸固定在聚苯乙烯树胶的小颗粒上，这些小颗粒在合成实验的溶液里并不溶解，只要过滤就能把它们分离出来。然后，再加上含有第二个氨基酸的溶液，这个氨基酸就会接到第一个氨基酸的上面。此后再过滤，再加一个。这样的合成步骤既简单又迅速，还能实现自动化。让肽链按照化学家的意愿增长，这是不是有些神奇？

1965年，用这种方法合成了胰岛素分子。1969年，又合成了核糖核酸酶，这一分子的肽链更长，共含有124个氨基酸。1970年，美籍中国化学家李卓浩（1913—）合成出了人类生长激素，其含有的氨基酸数量多达188个。系列蛋白质分子的成功合成意味着人类在探索生命奥秘之路上又往前迈出了一大步。

化学家的任务之一是弄清楚自然的原子是怎样从地球形成之初的环境中通过排列组合而形成生命分子的。为什么那些原子当初相当精密地组合成了复杂的有机物？这其中就包括酶。

特别重要的是，酶是生命代谢的核心。任何活细胞中发生的成千上万的化学反应，几乎都是在酶的催化之下完成的。离开了酶，这些反应很难发生。而且，特别让我们惊异的是，酶催化的这些反应都是在非常温和的条件下进行的。但是，一旦酶出现了缺陷，就有可能危及生命，已经知道几百种致命的或严重致残的遗传病就是由于单一的酶缺陷造成的。

酶的专一性真是个奇迹。它出色地体现了生物催化剂的优势，其优势在于它远远胜于人类发明的最好的催化剂。化学家受此启发，为了工业目的大规模制造酶已经成了现代生物技术的重要分支。

二、发现叶绿素的结构和性能

1817 年，法国化学家佩尔蒂埃（Pierre Joseph Pelletier，1788—1842）和卡旺托（Joseph Bienaimé Caventou，1795—1877）从植物中分离出最重要的一种成分，正是这种成分才使植物成为绿色，他们把这种成分叫作叶绿素，大意是来自绿色植物的色素。他们二人还发现了奎宁、士的宁和咖啡因等。

1865 年，德国植物学家萨克斯（Julius von Sachs，1832—1897）发现，叶绿素并不是普遍分布在整个植物细胞里，而是局限在比细胞还小的一些个体内，人们后来就把这些比细胞还小的东西叫作"叶绿体"。

从那时起，人们就知道，光合作用是在叶绿体内进行的，叶绿素是光合作用的基础。但是，仅仅叶绿素本身还不够，因为无论怎么仔细地提取，单靠提取出来的叶绿素本身仍然不能在光合作用中扮演重要角色，即不能在试管里对二氧化碳和水作用生成葡萄糖的反应起催化作用。

叶绿体不仅含有叶绿素，还含有整套的酶和有关的物质，它们恰如其分地、交错地排列着。叶绿体甚至还含有细胞色素。叶绿素捕捉到的太阳能，靠细胞色素通过氧促磷酸化转变为 ATP。

化学家感兴趣的是叶绿素的结构。可是从发现叶绿素以来，在将近一个世纪的时间，他们都没有取得重要进展。直到 1906 年，德国化学家威尔斯泰特（R. Willstatter，1872—1942）才发现，叶绿素分子的一种主要成分是镁（Ⅱ），说起来镁也是一种非常普通的元素。威尔斯泰特就是由于这个发现，以及其他有关植物色素的工作获得了1915年的诺贝尔化学奖。

之后，威尔斯泰特和化学家费歇尔（Emil Fischer，1852—1919）继续研究叶绿素的分子结构，通过提取、分离、纯化等一系列手段，到20世纪30年代，终于弄清楚了它的结构，其分子结构的骨架是卟啉环，与血红素的卟啉环结构一模一样。主要的不同在于：在血红素中，卟啉环的中心是铁（Ⅱ），而叶绿素中卟啉环的中心是镁（Ⅱ）。

好奇的读者可能会问，叶绿素来自植物，血红素来自动物，为什么都是卟啉环呢？其实，这恰恰是问题的实质所在。笔者认为，这个问题的答案很可能要到生命的源头去寻找，这是"生命同源"留给我们的重要信息。

威尔斯泰特和费歇尔的这一工作具有非凡的意义，它为我们寻找生命起源提供了重要线索，也为后来人工合成这个环状分子提供了可以参考的途径。

合成任务最终由美国化学家伍德沃德（R. S. Woodward，1917—1979）完成。时间已经到了1960年。那一年，伍德沃德首次在实验室合成了一种分子，分子组成和威尔斯泰特与费歇尔得到的那种卟啉环分子完全相符。更加重要的是，从绿色植物分离出来的叶绿素有什么性质，这个分子就有什么性质。伍德沃德因此获得了1965年的诺贝尔化学奖。

伍德沃德是当之无愧的合成大师，从他取得的几个重要成就中可窥见一斑。在这之前，1945年，他合成了奎宁；1947年，他合成了士的宁；1951年，他合成了胆固醇；而1965年叶绿素分子的合成最具影响力。

下一个问题是叶绿素在光合作用中起什么作用。生物化学家最初猜想，植物细胞利用二氧化碳和水通过光合作用合成葡萄糖（$C_6H_{12}O_6$），然后再结合来自土壤中的氮、硫、磷等无机元素，从而形成植物体的各种组成物质。在这一方面，很多化学家做了大量基础性的奠基工作。在此基础上，美国生物化学家卡尔文（Melvin Calvin，

1911—1997）所领导的研究小组完成了这一艰难困苦的工作。

他们利用碳原子的放射性标记，发现三种含磷酸化合物在其中起至关重要的作用。第一种是二磷酸核酮糖（这是一种五碳化合物），第二种是三碳化合物磷酸甘油，第三种是磷酸景天庚醛糖。

具体来说，反应途径可以这样描述：二氧化碳先和二磷酸核酮糖反应形成一种六碳化合物，它很快分解形成磷酸甘油，在磷酸甘油形成过程中，磷酸景天庚醛糖和其他一些化合物也加入进来。实际上发生的是一系列反应。两个磷酸甘油结合而形成六碳的磷酸葡萄糖。与此同时，二磷酸核酮糖得以再生，进而继续下一个循环。几个循环运转的结果是，每一个循环都从二氧化碳分子抓来一个碳原子，并用这个碳原子构建一个磷酸葡萄糖分子。从能量的观点看，完成这样的循环需要能量，而能量的供应者就是阳光。当然，水也参与其中。

水是我们最熟悉的分子，因为水是自然界最重要的物质。水分子中的氢和氧是构建植物体内碳水化合物的重要元素，但前提是水必须首先分解成这两种元素。在这之前，人们已经知道，由于叶绿素的催化作用，阳光就能把水分子分解成氢和氧，这个过程叫作"光分解作用"。这是大自然在温和条件下把普通光能变成化学能的重要方式之一。

水是一种相当稳定的物质。你家里的一缸水，或你家乡的一湖水，过了很长时间，即使腐败变质，里面的水分子还是水分子，除非它挥发掉，否则将永远待在那里。

让水分解成氢和氧非常困难。如果采取极端措施（即我们通常所说的做功），大致有两个选择，一个是高温（$\geqslant 2000℃$），另一个是电解。这两种方法虽然能够做到，但不是自然的选择。当然，你也可以想象，向水中加入一种物质，使其分解成氢气和氧气也很好。这算是第三个选择。

如果你能合成或发现一种价廉的物质，在非常温和的条件下使水分解，那或许会极大影响我们的生活，至少会影响我们社会的产业选择和生态选择。这个梦想一旦实现，将会成为这个时代最激动人心的科学事件之一。

在植物生命的成长过程中，叶绿素悄无声息地就把水分解成了它的组成元素，这个过程所需要的无非是可见光这样微弱的能量。植物利用它所吸收的光能的效率至少是30%。这已经非常高了，因为自然光能看起来无穷无尽，植物利用太阳能几乎不需要什么成本。

人工干预则是另一回事。在借助于科学技术利用太阳能方面，我们当然希望效率越高越好，最好接近100%。不过，目前来说这仅仅是一个幻想。我们顺着这种思路想下去，如果人类真能像植物那样有效地利用太阳能，就再也不会为食物和能源这两样东西而焦虑了。

水分子分解后产生的一部分氢原子进入二磷酸核酮糖循环，一部分氧原子以单质的形式释放到空气中，其余的氢和氧又重新化合成水。在这个过程中，它们释放出阳光分解水分子时交给它们的多余能量。这些能量转移给像ATP这类的高能磷酸化合物。贮存在这些化合物中的能量被用来推动二磷酸核酮糖循环。卡尔文由于阐明了光合作用所涉及的化学反应而获得了1961年的诺贝尔化学奖。

参考文献

贝尔纳 .1959. 历史上的科学 . 伍况甫，等，译 . 北京：科学出版社 .

陈蓉霞 .1996. 进化的阶梯 . 北京：中国社会科学出版社 .

达尔文 .2001. 物种起源 . 舒德干，等，译 . 西安：陕西人民出版社 .

戴维·林德伯格 .2001. 西方科学的起源 . 王珺，等，译 . 北京：中国对外翻译出版公司 .

杜石然，等 .1982. 中国科学技术史稿（上、下册）. 北京：科学出版社 .

威廉·哈维 .2007. 心血运动论 . 田洺译 . 北京：北京大学出版社 .

托马斯·赫胥黎 .1971. 人类在自然界中的位置 .《人类在自然界的位置》翻译组，译 . 北京：科学出版社 .

托马斯·赫胥黎 .2007. 天演论 . 严复译 . 北京：人民日报出版社 .

克里斯蒂安·德迪夫 .1999. 生机勃勃的尘埃：地球生命的起源和进化 . 王玉山，等，译 . 上海：上海科技教育出版社 .

老多 .2010. 贪玩的人类：那些把我们带进科学的人 . 北京：科学出版社 .

李约瑟 .1988. 中国科学技术史 . 中国科学技术史翻译小组，译 . 北京：科学出版社 .

李难 .1990. 生物学史 . 北京：海洋出版社 .

林成滔 .2005. 科学简史 . 北京：中国友谊出版公司 .

洛伊斯·N. 玛格纳 .2016. 生命科学史 . 刘学礼，等，译 . 上海：上海人民出版社 .

摩尔根 .2007. 基因论 . 卢惠霖，译 . 北京：北京大学出版社 .

潘永祥 .1984. 自然科学发展简史 . 北京：北京大学出版社 .

乔治·布封 .2011. 自然史 . 陈焕文，译 . 南京：江苏人民出版社 .

清华大学自然辩证法教研组 .1982. 科学技术史讲义 . 北京：清华大学出版社 .

让·泰奥多利德 .2000. 生物学史 . 卞晓平，张志红，译 . 北京：商务印书馆 .

申漳 .1981. 简明科学技术史话 . 北京：中国青年出版社 .

斯蒂芬·F. 梅森 .1980. 自然科学史 . 周煦良，等，译 . 上海：上海译文出版社 .

斯蒂芬·杰·古尔德 .1997. 自达尔文以来 . 田洺，译 . 北京：生活·读书·新知三联书店 .

汤浅光朝 .1984. 解说科学文化史年表 . 张利华，译 . 北京：科学普及出版社 .

王永胜，等 .2007. 生物学核心概念的发展 . 北京：人民教育出版社 .

吴国盛 .1996. 科学的历程（上、下册）. 长沙：湖南科学技术出版社 .

吴相钰，陈守良，葛明德 .2014. 陈阅增普通生物学 . 北京：高等教育出版社 .

席德强 .2012. 生物学简史 . 北京：北京大学出版社 .

埃尔温·薛定谔 .2007. 生命是什么 . 罗来鸥，罗辽复，译 . 长沙：湖南科学技术出版社 .

亚·沃尔夫 .1995. 十八世纪科学、技术和哲学史 . 周昌忠，等，译 . 北京：商务印书馆 .

亚·沃尔夫 .1985. 十六、十七世纪科学、技术和哲学史 . 周昌忠，等，译 . 北京：商务印书馆 .

杨天林 .2009. 史前生命 . 银川：宁夏人民出版社 .

杨天林 .2010. 文明的历程 . 北京：现代教育出版社 .

中国大百科全书出版社《简明不列颠百科全书》编辑部 .1986. 简明不列颠百科全书 . 北京：
  中国大百科全书出版社 .

《自然科学大事年表》编写组 .1975. 自然科学大事年表 . 上海：上海人民出版社 .

阿西莫夫 .1979. 人体和思维 . 阮芳赋，张大卫，等，译 . 北京：科学出版社 .

阿西莫夫 .1979. 宇宙、地球和大气 . 王涛，黔冬，等，译 . 北京：科学出版社 .

阿西莫夫 .1979. 生命的起源 . 周惠民，等，译 . 北京：科学出版社 .

沃森 .1984. 双螺旋——发现 DNA 结构的故事 . 刘望夷，等，译 . 北京：科学出版社 .

丹皮尔 .1975. 科学史及其与哲学和宗教的关系 . 李珩，译 . 北京：商务印书馆 .

后　记

　　本套丛书的写作花费了近三年时间，但与此有关的积累和准备工作远超过十年。对文学的爱好和对科学的执着使我找到了一个好的契合点，那就是尽可能用文学的语言讲述科学发展的历程及著名科学家的故事。工作之余，我的几乎所有业余时间的写作都与科学和文化有关。

　　此时此刻正是北方的春天，窗外渐浓的绿色和灿烂阳光似乎传递着自然的某种气息和对生命的某种祈盼。我首先要感谢科学出版社科学人文分社的侯俊琳社长，没有他的发现和耐心细致的督促，就不会有系统的"科学的故事丛书"的出现。

　　2015 年春天，当俊琳社长与我讨论关于丛书的策划和内容时，我深深感到一位出版人的远见和博大胸怀。这是一件非常有意义、也很有吸引力的工作。我认为，我们的一切发展都必须以脚下的历史为根基。只有在传承科学积淀和历史文化的基础上，我们才能将人类的科学文化发扬光大，并进一步开创美好的未来。以往，在自然哲学和自然科学方面，我们忽视了对历史的关注，本套丛书的出版就是为了弥补这方面的不足。

　　书中配了适量有趣的漫画插图，线条流畅、幽默风趣，与文字配合默契，使所叙述的故事更加生动、直观和亲切，使读者平添一种身临其境的感觉。本套丛书面向的是那些具有中学以上文化程度的读者，他们对数学、物理学、化学、生物学、天文学、地理学和自然的基础知识有一定了解和理解，同时渴望知道科学的起源，渴望走近源头汩泪不息的溪流。

　　感谢所有为本套丛书的出版付出心血的人，感谢科学出版社相关领域的专家和审稿人为丛书的面世所做的大量工作，作者从中受益良多。特别感谢本书的责任编辑朱萍萍、张莉、田慧莹、程凤、张翠霞、刘巧巧等老师，他们本着精益求精的原则，对书稿的质量进行了严格把关，在审读、加工和校对的各个环节都表现出了高度的专业精神和责任感。感谢中国科学院自然科学史研究所张柏春所长和关晓武研究员的关心和支持，感谢潘云唐、郭园园、刘金岩、樊小龙、徐丁丁、崔衢、李亮、鲍宁等专家对丛书的仔细审阅和提出的建设性意见。

　　在此想说明的是，在篇幅有限的作品中，我特别注意文字的可读性、知识的教谕作用和思想的启蒙价值。可以说，书中的每一个单元都是一篇科学散文，我的初衷就是走进历史深处、挖掘科学文化。书中也表达了我在科学教育、科学研究及阅读、写作过程中产生的一些想法和观点，错误和不当之处在所难免，希望富有见解的读者和学者批评指正。

杨天林

2018 年 3 月